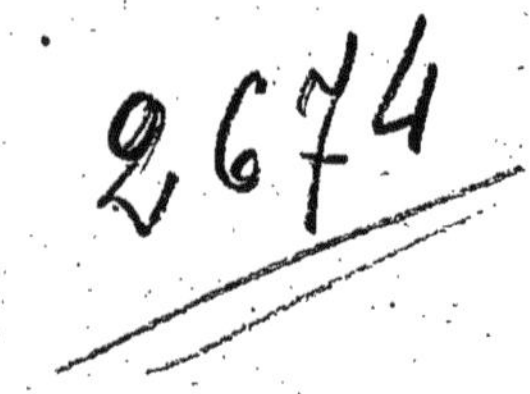

PRÉCIS

D'ANATOMIE TOPOGRAPHIQUE

4495-93. — Corbeil. Imprimerie Crété.

N. RUDINGER
PROFESSEUR D'ANATOMIE A L'UNIVERSITÉ DE MUNICH

PRÉCIS D'ANATOMIE TOPOGRAPHIQU[E]

ÉDITION FRANÇAISE AVEC NOTES ET ADDITIONS

Par Paul Delbet
INTERNE DES HÔPITAUX DE PARIS
AIDE D'ANATOMIE DE LA FACULTÉ DE MÉDECINE

Préface par A. LE DENTU
PROFESSEUR A LA FACULTÉ DE MÉDECINE DE PARIS
CHIRURGIEN DE L'HÔPITAL NECKER
MEMBRE DE L'ACADÉMIE DE MÉDECINE

Avec 68 figures intercalées dans le texte, en partie imprimées en couleu[r]

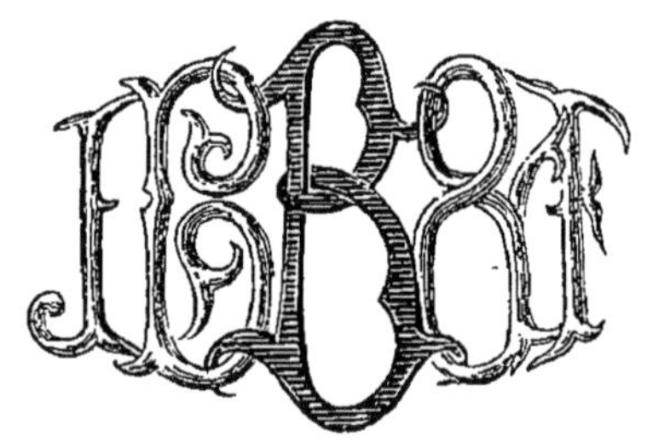

PARIS
LIBRAIRIE J.-B. BAILLIÈRE ET FILS
19, rue Hautefeuille, près du boulevard Saint-Germain
1894

PRÉFACE

Le professeur Rüdinger, de Munich, auteur d'un traité d'anatomie topographique, a eu l'idée de résumer en un petit volume ses leçons du semestre d'été de 1891, sténographiées par son assistant, remaniées et complétées par lui-même.

« Je n'ai pas eu la prétention », dit-il dans une courte préface, « d'apprendre l'anatomie à ceux qui ne la savent pas, mais j'ai voulu éviter aux élèves la peine de manier de volumineux traités à la table d'amphithéâtre et faciliter aux praticiens la revision, en quelques secondes, de la région sur laquelle ils ont à opérer. » Adoptant la pensée directrice de l'auteur allemand, MM. J.-B. Baillière ont pensé qu'il serait bon de mettre à la disposition du public français une traduction de ce cours d'anatomie topographique, et ils ont confié ce travail, délicat comme toutes les traductions, à mon ancien interne, M. Paul Delbet, aide d'anatomie de la Faculté. Je n'hésite pas à dire qu'ils ont eu la main heureuse, car M. Delbet a porté dans l'exécution de sa tâche la conscience et le discernement que je lui connais.

Il a été consciencieux par le soin avec lequel il s'est attaché à bien saisir et à rendre fidèlement la pensée de l'auteur. Ceci est le rôle et le devoir de tout bon traducteur. Il a fait preuve de discernement en donnant au style une allure vraiment française, en expliquant dans de courtes notes la terminologie allemande assez souvent différente de la nôtre, et surtout, en intercalant dans le texte original de discrètes additions, destinées à en tempérer la sécheresse parfois excessive. Afin que toute équivoque soit évitée, ces additions sont placées entre crochets [ ].

Comme la façon de comprendre et de délimiter certaines régions n'est pas exactement la même en Allemagne qu'en France et que le lecteur aurait pu se trouver entrainé dans une voie différente de celle où se tiennent les classiques français, M. Paul Delbet a cru nécessaire de remanier parfois le mode d'exposition de l'anatomiste bavarois, tout en respectant ses idées et en cherchant beaucoup plus à les accommoder aux nôtres qu'à les modifier dans le fond. Ses retouches ont porté particulièrement sur les régions de l'aisselle, de l'aine et rétroparotidienne.

Pour la splanchnologie, un travail du même genre aurait exposé le traducteur, transformé en une sorte de commentateur, à trop défigurer le plan de l'auteur, à changer trop foncièrement sa méthode.

M. Paul Delbet a préféré laisser intacte cette partie de l'ouvrage, et je ne puis qu'approuver son scrupule. Le lecteur y gagnera de se sentir par moments comme transporté en pays étranger et il éprouvera peut-être certaines sensations comparables à celles que procurent les voyages, sans compter que les comparaisons avec les parties correspondantes des ouvrages français seront pour lui d'un intérêt réel.

Donc, traduction littérale par places, traduction parfois élargie par des additions utiles auquelles l'auteur devra de voir son œuvre mieux adaptée au courant d'idées où se meut chez nous l'anatomie chirurgicale, traduction tournant à la paraphrase là où le simple passage d'une langue dans une autre eût été impossible et aurait pu soulever de sérieuses objections, tel est le livre en tête duquel je me fais un plaisir d'inscrire ces lignes de présentation, livre resté élémentaire, comme celui dont il est la reproduction amplifiée, mais de plus grande envergure, grâce aux remaniements du traducteur.

La critique pourra se demander si ces remaniements n'ont pas fait perdre à l'ouvrage allemand son cachet d'originalité. Elle se demandera peut-être encore plus si cet ouvrage valait qu'on le fît connaître aux étudiants et aux praticiens français qui ont déjà à leur disposition des traités comme ceux de Malgaigne, de Richet, de Tillaux. C'est que chez nous l'anatomie topographique s'est taillé, à côté de l'anatomie descriptive, une très large place. Créée et cultivée dans de grandes proportions par d'éminents chirurgiens anatomistes français, elle est devenue une sorte de science à part, science hybride il est vrai, au cadre très élastique, constituée par des emprunts faits à presque toutes les branches des sciences médicales, si bien que, dans une boutade de mauvaise humeur et de jalousie, un anatomiste pur pourrait la définir ainsi :

« Un assemblage de notions incomplètes d'anatomie, de physiologie et de pathologie, incapable d'apprendre ni l'anatomie, ni la physiologie, ni la pathologie à ceux qui ne les savent pas à l'avance. »

Pour être équitable, il devrait ajouter que ces notions sont groupées d'une certaine façon, qu'elles servent de prétexte, ou mieux d'introduction, à certains rapprochements entre l'anatomie et la pathologie et que l'écrivain qui fait ces rapprochements fournit au lecteur la méthode d'application d'un grand nombre de notions théoriques fondamentales à la clinique et à la médecine opératoire. De là l'importance qu'ont prise dans nos traités d'anatomie topographique les déductions pathologiques. Celles-ci semblent être le but unique où ils tendent; en tout cas, elles en représentent une très grande partie, tellement grande que, dans certains ouvrages, comme celui de Malgaigne (1), elles se développent en larges et intéressantes considérations d'ordre principalement critique, d'où résulte un effacement frappant de la partie purement anatomique.

A vrai dire, l'essence de l'anatomie topographique ne comporte pas nécessairement de pareilles proportions. Elle ne comporte pas non plus nécessairement l'adjonction des déductions pathologiques aux chapitres d'anatomie qui en forment la matière.

Quoiqu'on doive reconnaître au procédé des auteurs français l'avantage de présenter à l'esprit du lecteur des rapprochements qui n'en jailliraient peut-être pas spontanément, quoiqu'on puisse encore faire valoir en sa faveur cet argument très général que toute occasion est bonne pour apprendre, n'est-il pas permis de penser qu'un ouvrage d'anatomie topographique peut être réduit à ce qui forme la principale substance de tous, à des notions d'anatomie exposées suivant un plan particulier? Si l'on se souvient que l'anatomie topographique est essentiellement l'étude des superpositions de plans et des groupements d'organes, on doit admettre logiquement que les déductions pathologiques puissent être exclues d'un ouvrage qui lui est consacré sans que celui-ci

(1) Malgaigne, *Traité d'anatomie chirurgicale et de chirurgie expérimentale.*

perde forcément son caractère d'ouvrage d'anatomie chirurgicale. Il sera moins chirurgical qu'un autre où elles figureraient, mais il n'en sera pas moins un exposé de la topographie du corps humain et n'en fournira pas moins à la chirurgie une base utile.

Ces considérations sont directement applicables au livre de Rüdinger et à son édition française. L'un et l'autre sont purement anatomiques; l'un et l'autre visent à ceci : faciliter l'étude de l'anatomie topographique, en mettant entre les mains des élèves un volume peu encombrant, aisément transportable, élémentaire et pourtant assez développé pour ne pas être accusé d'être un simple composé d'énumérations sèches et sans intérêt.

Des figures très multipliées, empruntées pour la plupart au texte original, dont un bon nombre sont tirées en couleur, aident à l'intelligence des descriptions. L'impression, le format témoignent du soin qu'a mis l'éditeur, M. Baillière, à cette publication.

Si l'auteur et le traducteur confinent leurs prétentions dans une mesure modeste, on n'en a pas moins le droit de leur souhaiter le succès, puisque, avant tout, ils ont pensé et voulu faire œuvre utile.

A. Le Dentu.

Août 1893.

PRÉCIS

D'ANATOMIE TOPOGRAPHIQUE

MEMBRE SUPÉRIEUR

1. Région sous-claviculaire et région costale antérieure et supérieure.

La région sous-claviculaire est située à la partie antérieure et supérieure du thorax. Elle est nettement limitée : en haut, par la clavicule, facile à voir et à sentir même sur les individus les plus chargés de graisse, — en dedans, par la poignée du sternum, — en dehors, par le bord antérieur du deltoïde ; — en bas, elle s'étend jusqu'au bord supérieur de la glande mammaire chez la femme. Chez l'homme, chez les individus jeunes des deux sexes, la région ne possède pas à sa partie inférieure de limite précise (1).

Faire sur la peau de cette région trois incisions disposées de manière à former une sorte de volet qu'on puisse rabattre en dehors. En le relevant, on met à nu la couche de tissu cellulo-adipeux sous-cutanée, dans laquelle rampent les rameaux sus-claviculaires du plexus cervical, descendants du cou dans la région en passant au-dessus et en avant de la clavicule ; plus en

(1) Cette région correspond à la région clavi-pectorale de M. Tillaux. M. Tillaux réserve le nom de *creux sous-claviculaire* à l'espace compris entre la clavicule, le thorax et le bord supérieur du petit pectoral.

dedans les branches perforantes des vaisseaux mammaires internes et des veines cutanées.

Relever alors le tissu cellulo-adipeux en une seule couche parallèlement à la peau. On met à nu l'aponévrose du grand pectoral, aponévrose mince au niveau du muscle [plus épaisse et plus résistante au moment où elle passe du grand pectoral sur le deltoïde]. Cette aponévrose se fixe, en haut, à la clavicule et se continue en bas et en dehors avec l'aponévrose axillaire.

Au-dessous de l'aponévrose le grand pectoral. Ce muscle se compose de deux portions : l'une inférieure sterno-costale, l'autre supérieure, claviculaire. Entre la portion sterno-costale et la portion claviculaire, entre le bord supérieur du grand pectoral et le bord antérieur du deltoïde, deux gouttières. La dernière de ces gouttières, sillon ou gouttière deltoïdo-pectorale, s'élargit à sa partie supérieure et forme une dépression triangulaire limitée en haut par la clavicule ; c'est la fosse de Mohrenheim ou trigone deltoïdo-pectoral. Le sillon et la fosse qui lui fait suite logent la veine céphalique. [Cette veine est accompagnée par des lymphatiques sur le trajet desquels Blandin a décrit des ganglions ; et par une artériole, branche de l'acromio-thoracique. Dans le trajet qu'elle parcourt entre le grand pectoral et le deltoïde j'ai constamment trouvé cette veine logée dans une sorte de dédoublement de l'aponévrose superficielle. M. Testut (1) figure cette disposition.] A la partie supérieure du grand pectoral, la veine disparaît, s'enfonçant dans la profondeur derrière le muscle. [A ce moment on voit souvent s'en détacher un rameau vertical qui monte s'anastomoser avec la veine jugulaire antérieure en passant devant la clavicule. On peut la reconnaître sur le vivant. La veine céphalique peut perforer le muscle sous-clavier ou passer entre l'insertion costale de ce muscle et la clavicule pour aller se jeter plus haut dans la veine sous-clavière (2). Toutes ces anomalies trouvent leur application en médecine opératoire.]

Pour étudier le trajet ultérieur de la veine céphalique, inciser le grand pectoral à son insertion claviculaire et le rejeter

(1) Testut, *Traité d'anatomie.*

(2) Farabeuf, *Précis du manuel opératoire :* Ligature de l'axillaire sur la clavicule.

en avant. On met en évidence les vaisseaux et les nerfs qui pénètrent dans le grand pectoral par sa face profonde, et immédiatement sous-jacente à ce muscle une aponévrose profonde [aponévrose clavi-pectorale] étendue du bord supérieur du petit pectoral au sous-clavier. Elle enveloppe le sous-clavier dans une sorte de gaîne qui se fixe à la face inférieure de la clavicule [immédiatement en avant et en arrière des insertions de ce muscle, c'est-à-dire aux lèvres antérieure et postérieure de la gouttière du sous-clavier]. En dehors, il faut considérer comme un simple renforcement de cette aponévrose antérieure, un ligament solide et facile à sentir, le ligament coraco-claviculaire. C'est de ce ligament qu'on doit faire partir l'incision dans la ligature de l'axillaire au-dessous de la clavicule. La veine céphalique en se portant dans la profondeur traverse cette aponévrose. Un peu en dedans de la veine, on rencontre immédiatement au-dessus du bord supérieur du petit pectoral, l'artère acromio-thoracique, qui, se divisant immédiatement en acromiale et thoracique antérieure, se distribue aux deux pectoraux, au deltoïde et à la région susacromiale. De plus l'aponévrose est perforée par les nerfs thoraciques antérieurs, pénétrant dans le grand et le petit pectoral par leur face profonde.

[Les classiques français décrivent pour les muscles pectoraux deux nerfs : le nerf du grand et le nerf du petit pectoral. Le premier passe devant l'artère axillaire, le second derrière ce même vaisseau. Les deux nerfs s'unissent par une anastomose en arcade qui embrasse dans sa concavité dirigée en haut, le côté inférieur de l'artère. — Les Allemands décrivent simultanément ces deux nerfs sous le nom de *Nervi thoracici anteriores*. Toutefois le seul nerf du grand pectoral perfore l'aponévrose dans la région qui nous occupe. — Quelques filets se détachant de l'arcade anastomotique des deux nerfs se rendent aussi au grand pectoral, mais seulement après avoir perforé le petit pectoral (Henle).

Les vaisseaux et nerfs qui perforent l'aponévrose sont placés, au moment de leur émergence, le nerf en dehors, l'artère au milieu, la veine en dedans (1).

(1) FARABEUF, *Cours de la Faculté*, 1890.

Cette région étudiée, mettre à découvert le sous-clavier en fendant la paroi antérieure de sa loge par un coup de scalpel rasant la clavicule.

Le muscle matelasse la clavicule, protégeant contre une compression osseuse les gros vaisseaux, particulièrement la grosse veine sous-clavière, veine à parois minces, pénétrant dans la région entre la clavicule et la première côte. Le sous-clavier est le tenseur de l'aponévrose; comme tel il favorise la circulation. En soulevant l'aponévrose il permet l'ampliation de la veine [un tissu cellulaire dense fait adhérer aponévrose et vaisseaux].

Enlevons l'aponévrose au niveau de l'insertion du petit pectoral. Cette insertion se fait à l'apophyse coracoïde. Sur la même apophyse viennent s'insérer la courte portion du biceps et le coraco-brachial. — Dégageons l'insertion de ces muscles. On pénètre dans un triangle limité par la paroi thoracique, le petit pectoral et le sous-clavier, c'est le trigone cléido-pectoral. On y trouve en dedans et en avant, entouré d'un tissu cellulaire dense, la veine axillaire, ou mieux le commencement de la veine sous-clavière, immédiatement en dehors et en arrière l'artère [celle-ci est croisée de bas en haut et de dehors en dedans par la partie terminale de la veine céphalique venant se jeter dans la veine axillaire. La veine céphalique reçoit au niveau de sa terminaison la veine circonflexe humérale qui croise l'artère en passant devant elle (Pr. Farabeuf)]. En tirant fortement la clavicule en haut, on peut voir l'artère, continuant son trajet, aller s'engager dans la fente limitée en avant

a, partie sterno-costale du grand pectoral. — *b*, portion claviculaire du grand pectoral. — *c*, extrémité humérale du grand pectoral coupée et rejetée en dehors. — *d*, petit pectoral. — *e*, grand dorsal, limite postérieure de la base de l'aisselle. — *f*, grand rond venant s'accoler au grand dorsal. — *g*, muscle sous-scapulaire. — *h*, bord antérieur du deltoïde. — *i*, coraco-brachial. — *k*, courte portion du biceps se détachant de l'apophyse coracoïde avec le précédent. — *l*, long chef du biceps brachial. — *m*, triceps brachial. — *n*, grand dentelé. — *o*, sous-clavier passant devant l'artère et la veine pour aller s'insérer en dedans à la 1re côte. — *p*, aponévrose coraco-claviculaire adhérente au muscle sous-clavier. — *q*, première côte sur laquelle repose la veine sous-clavière. — *r*, muscle intercostal externe. — *s*, glande thyroïde. — *t*, tronc brachio-céphalique tiré en haut et en dehors par-dessous la glande. — *u*, coupe frontale de la trachée. — 1, artère sous-clavière. — 2, veine sous-clavière. — 3, plexus cervical inférieur. — 4, artère axillaire. — 5, tronc nerveux embrassant l'artère axillaire. — 6, veine axillaire constituée par la réunion des deux veines humérales et de plusieurs petites branches. — 7, veine céphalique venant se jeter dans la sous-clavière en passant par-dessus le petit pectoral. — 8, artère humérale. — 9, veine

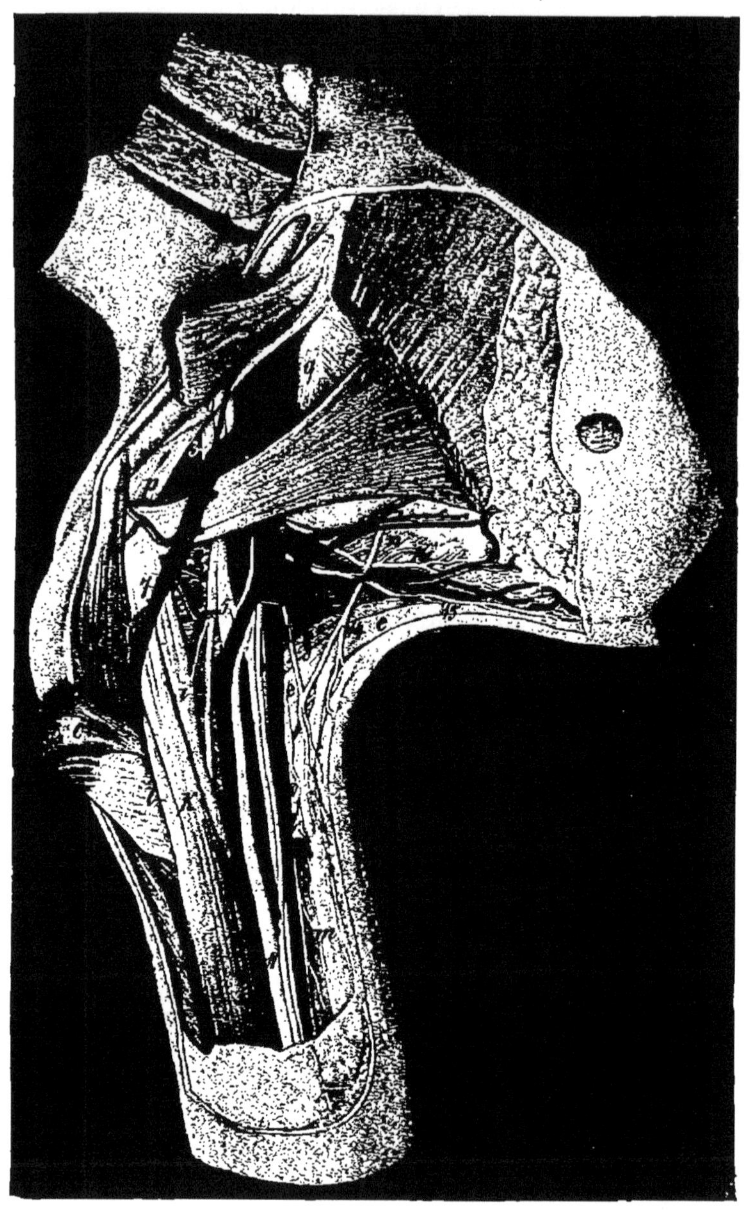

Fig. 1. — *Les différents organes du creux axillaire dans la fosse sous-claviculaire et dans la moitié supérieure du bras.*

humérale externe. — 10, veine humérale interne. — 11, nerf médian. — 12, nerf cubital et brachial cutané interne. — 13, musculo-cutané. — 14, accessoire du brachial cutané interne formé par l'anastomose du 2e nerf intercostal avec un rameau venu du plexus brachial. — 15, nerf du grand dorsal. — 16, nerf thoracique postérieur ou respiratoire externe, destiné au grand dentelé.

par le scalène antérieur, en arrière par le scalène moyen (portion du scalène postérieur des classiques français, qui s'insère à la première côte). En haut et en dehors, les troncs nerveux constituant le plexus brachial accompagnent l'artère. Ils émergent de la fente interscalénaire d'abord distants des vaisseaux, puis s'en rapprochent en descendant. L'artère est alors côtoyée en dedans et en dehors par les deux racines correspondantes du médian. Ces deux racines se réunissent dans l'aisselle devant le tronc artériel, lui formant un véritable collier.

De tous ces rapports, il résulte que pour lier l'artère il faut récliner la veine en dedans, les nerfs en haut et en dehors.

Derrière le paquet vasculo-nerveux se trouvent les digitations les plus élevées du grand dentelé doublant les premières côtes. En mettant le muscle à découvert aussi loin que possible, on aperçoit descendant sur la face externe, le nerf thoracique long ou respiratoire externe [de Ch. Bell], d'où se détachent autant de filets que le muscle a de digitations.

Arrivé au niveau de ces plans profonds, il est facile de se rendre compte que tout l'espace situé sous la clavicule derrière les pectoraux ne représente qu'une portion du creux de l'aisselle. C'est une sorte de défilé qui fait communiquer avec le creux sus-claviculaire la partie inférieure de l'aisselle, cavité vaste et spacieuse quand le bras est en abduction.

2. Fosse axillaire.

Mettre le bras en abduction. On tend par cette manœuvre les muscles qui du thorax se dirigent vers le bras, et on voit se former entre eux une excavation, dépression axillaire, qui forme la base du creux de l'aisselle. Une incision antéro-postérieure pratiquée sur la face interne du bras, au-dessous du point d'insertion du grand dorsal et du grand pectoral ; une incision transversale, perpendiculaire à la première, suivant le bord inférieur de ce muscle, une troisième incision parallèle à la première longeant le thorax, et se prolongeant en arrière jusqu'au grand dorsal, permettent de relever un lambeau cutané dont la base reste adhérente au bord inférieur du grand dorsal. Dans cette région le tissu cellulo-adipeux sous-cutané présente une pigmentation assez accentuée, pigmentation due au développement énorme des glandes sudoripares. Dans ce tissu cellulo-adipeux on rencontre des nerfs destinés à la peau ; ce sont des branches de l'accessoire du brachial cutané interne (1), s'anastomosant avec des filets sensitifs du deuxième et troisième nerf intercostal (2). Tendre fortement le tissu cellulo-adipeux de la région et le détacher peu à peu par sa face profonde. On met à nu l'aponévrose qui ferme en bas le creux de l'aisselle. Cette aponévrose est percée d'orifices par lesquels pénètrent dans l'aisselle des vaisseaux lymphatiques et des veines superficielles. Parfois l'aponévrose est renforcée par des fibres étendues du grand pectoral au grand dorsal (*Langer'schen Ackselbogen*, arc axillaire de Langer).

Avant de pénétrer dans la profondeur, libérer et disséquer les muscles environnants, d'abord le grand pectoral, puis le grand dorsal, et enfin au-dessous du grand pectoral le petit pectoral. — Pour préparer les organes contenus dans la cavité axillaire, le meilleur procédé consiste à commencer la dissection sur la partie supérieure du bras. — On incise profondément dans le sillon qui sépare le bord inférieur du grand pectoral situé en avant, du muscle coraco-brachial qui lui est immédiatement accolé en arrière. En même temps que le coraco-brachial, on met à nu la courte portion du biceps confondue pour ainsi dire avec le muscle précédent. Immédiatement au-dessous de la gaine aponévrotique de ces muscles on rencontre des ganglions lymphatiques superficiels entourés de graisse qu'il faut conserver en partie, et un peu plus profondément, derrière le bourrelet musculaire du coraco-brachial, les vaisseaux et les nerfs. Le nerf brachial cutané interne (3) est le plus superficiel et le plus antérieur. La veine axillaire formée par la coalescence des veines humérale interne et externe, est placée immédiatement en arrrière ; elle est entourée de ganglions lymphatiques. La veine axillaire est l'organe dange-

(1) *Nervus cutaneus brachii internus.*

(2) *Nervus intercosto-humeralio* (Rüdinger. Hyrtl).

(3) *Nervus cutaneus brachii medius seu internus major.*

reux de la région et il faut éviter à tout prix sa blessure dans les opérations. — Si on se porte plus en arrière, on n'arrive pas encore sur l'artère, mais sur les gros troncs nerveux qui l'entourent. Le nerf médian se forme devant l'artère par la réunion de ses deux racines. De sa racine interne se détachent le nerf brachial cutané interne (1) qui se place immédiatement devant l'artère, et le nerf cubital qui se porte à son côté interne. De la racine externe du médian, se détache le nerf musculo-cutané, ce nerf passe devant le sous-scapulaire et pénètre dans le coraco-brachial auquel il donne des branches et qu'il perfore (nerf perforant de Casserius). Derrière l'artère, on rencontre le nerf radial gagnant la face postérieure du bras. En écartant ces nerfs, l'artère devient accessible. La libérer de la graisse et du tissu cellulaire voisin avec un instrument mousse. Procéder de la même manière quand on pratique la ligature sur le vivant.

Des troncs artériels et nerveux se détachent les branches qui se rendent aux parois de l'aiselle. Sur la face externe du grand dentelé descend le nerf thoracique postérieur (2) avec les vaisseaux qui l'accompagnent. En arrière, le long du bord du grand dorsal, on rencontre, très rapprochée du muscle, l'artère et la veine scapulaire inférieure. L'artère descend sur la face antérieure du muscle sous-scapulaire, ne tarde pas à se diviser en deux branches, une branche externe et une branche interne. La branche externe (3), artère circonflexe scapulaire, contourne le bord antérieur de l'omoplate pour gagner sa face postérieure; la branche interne (4) descend sur la paroi thoracique. L'artère est côtoyée à son origine par le nerf du grand dorsal placé en avant et en dedans d'elle. Quand on extirpe des ganglions axillaires malades, il faut éviter avec grand soin la blessure du nerf, dont la section entraînerait une paralysie du grand dorsal.

Chaque artère est accompagnée de deux veines.

En coupant le bord inférieur du grand pectoral dans une cer-

(1) *Nervus cutaneus medius.*

(2) *Nervus thoracus longus. Respiratoire externe* de Ch. Bell.

(3) *Arteria circunflexa scapulæ.*

(4) *Arteria thoracico-dorsalis.*

taine étendue et en relevant les lèvres de l'incision en dehors et en dedans, on peut suivre plus haut les vaisseaux et reconnaître l'origine des petites branches vasculaires ou nerveuses, particulièrement des artères et veines acromio-thoracique et thoracique postérieure et des nerfs des pectoraux, tous organes dont la description a été donnée avec celle de la région sous-claviculaire.

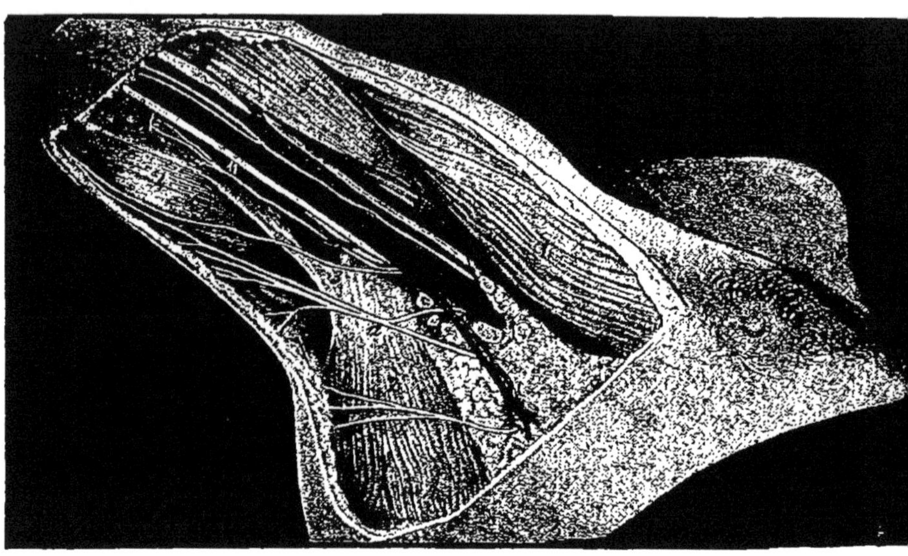

Fig. 2.—*Base du creux axillaire du côté droit et portion avoisinante du bras après dissection de l'aponévrose.*

1, bord inférieur du grand pectoral limitant en avant le creux de l'aisselle. — 2, bord inférieur du grand dorsal limitant cette cavité en arrière. — 3, faisceau tendineux unissant le grand dorsal au triceps. — 4, muscle triceps brachial. — 5, biceps brachial. — 6, coraco-brachial. — 7, artère brachiale, suite de l'axillaire dont la partie terminale est visible à la base de l'aisselle. L'artère brachiale se divise ici prématurément en radiale et cubitale. Disposition anormale. — 8, veine brachiale interne. — 9, veine brachiale externe. — 10, nerf médian. — 11, nerf cubital. — 12, accessoire du brachial cutané interne émergeant du milieu de la graisse qui entoure les ganglions lymphatiques.

Dans la profondeur de l'aisselle, il nous reste encore à décrire le nerf axillaire ou circonflexe de l'aisselle. Il passe dans une boutonnière limitée en dehors par l'humérus recouvert par la capsule articulaire, en bas par le grand dorsal et le grand rond, en haut par le sous-scapulaire, en dedans par la longue portion du triceps [c'est le trou quadrilatère de Velpeau]. Le nerf contourne la face postérieure de l'humérus et va s'épanouir à la face profonde du deltoïde. Il donne un petit rameau à l'épaule (rameau cutané de l'épaule) (1); accompagnant le nerf, la grosse artère circonflexe postérieure flanquée de deux veines. — Devant l'humérus s'enroule la petite artère circonflexe antérieure avec les veines qui l'accompagnent. Dans toutes les opérations au voisinage du col huméral, nécessitant une section verticale du deltoïde, il faut éviter avec soin de couper ces vaisseaux et ces nerfs.

Les gros vaisseaux et les nerfs étant isolés, on enlève complètement la graisse. On prend connaissance des ganglions lymphatiques qu'elle renferme.

[D'après M. Kirmisson (2) les ganglions lymphatiques de l'aisselle forment trois groupes, dont deux sont superficiels et un profond, mais tous trois sous-aponévrotiques. Les groupes superficiels suivent les branches collatérales de l'artère et de la veine axillaire. Ils se distinguent en antérieur et postérieur. Le groupe antérieur est situé sous le bord inférieur du grand pectoral, les ganglions sont appendus aux branches des deux veines thoraciques longues. Le groupe postérieur longe le bord antérieur du muscle grand dorsal; ils suivent la direction des vaisseaux et nerfs scapulaires inférieurs.

Le groupe profond est constitué par une chaîne commençant sur la face externe du grand dentelé et montant jusqu'au creux sus-claviculaire. Les ganglions occupent le côté postérieur et interne de la veine axillaire.

M. Poirier qui, a repris l'étude de ces ganglions (3), admet également l'existence de trois groupes : Un groupe externe et brachial qui suit sur la paroi externe de l'aisselle la direction des vaisseaux axillaires. — Un groupe interne et antérieur ou pectoral qui occupe l'angle antéro-interne de la pyramide axillaire et reçoit les lymphatiques de la région mammaire. — Un groupe interne et postérieur, situé le long de bord axillaire de l'omoplate vers l'angle postéro-interne de la cavité axillaire. Il reçoit les lymphatiques de la région scapulaire, lombaire, thoracique externe et postérieure.

(1) *Nervus cutaneus brachii posterior superior.*
(2) KIRMISSON, *Sociét. anat.*, 1887.
(3) POIRIER, Anat. de l'aisselle, *Progrès médical*, 1888.

Chacun de ces groupes comprend des ganglions sous-cutanés ou superficiels et des ganglions sous-aponévrotique et profonds.]

Passer ensuite à l'étude des muscles et des aponévroses qui entrent dans la constitution des parois. Ces parois se distinguent en parois interne, postérieure et antérieure. [On décrit en outre, en France, depuis Malgaigne une quatrième paroi vasculaire et articulaire (1).] La paroi interne est formée par le grand dentelé, recouvert par une mince aponévrose. Sur cette paroi rampent les vaisseaux thoraciques longs et le nerf du grand dentelé. La paroi postérieure est formée par le sous-scapulaire, le grand

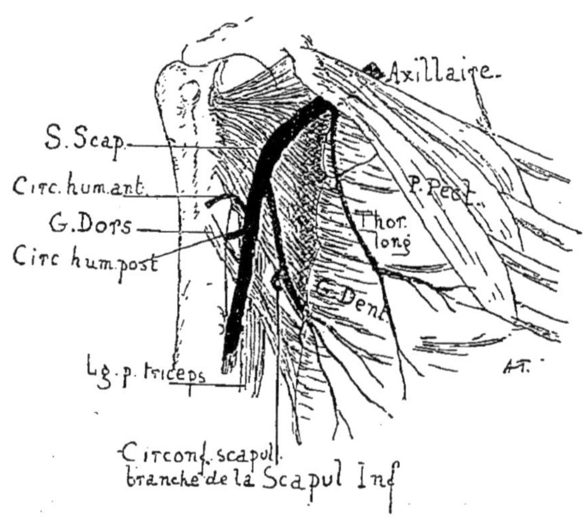

Fig. 3. — *Artère sous-scapulaire.* (*L'origine des artères est seule figurée.*)

rond et le grand dorsal, doublés d'une lame aponévrotique. [La paroi musculaire est incomplète. Entre le bord inférieur du sous-scapulaire en haut, et le bord supérieur du grand dorsal en bas existe une fente allongée transversalement. Cette fente est divisée par la longue portion du triceps montant derrière les deux muscles précédents en deux orifices : l'un externe, n'est autre que l'orifice quadrilatère de Velpeau ; l'autre interne, est complété en dedans par le bord antérieur du scapulum. Le premier laisse passer l'artère circonflexe postérieure et le nerf circonflexe : de même le second laisse passer la branche externe de l'artère sous-scapulaire,

(1) Poirier, *loco citato.*

que, par analogie, les auteurs allemands désignent sous le nom d'artère circonflexe scapulaire.]

La paroi antérieure est formée par la courte portion du biceps et le coraco-brachial, et sur un plan plus antérieur par la région sous-claviculaire déjà décrite.

[A la paroi antérieure, appartient l'aponévrose clavi-coraco-axillaire, ligament suspenseur de l'aisselle de Gerdy. Cette aponévrose descend de la face inférieure de la clavicule, embrasse le petit pectoral dans un dédoublement, puis se fixe à la paroi de l'aisselle. Forte au-dessus du petit pectoral, elle est plus mince au-dessous. M. Poirier (1) décrit le ligament suspenseur comme placé de champ et présentant des insertions supérieures beaucoup plus étendues (2).

Quant à la base, elle serait formée, pour les classiques, par une aponévrose se continuant en arrière avec l'aponévrose du grand dorsal, en avant avec l'aponévrose du grand pectoral, en dehors avec l'aponévrose du bras, en dedans avec l'aponévrose du thorax. D'après M. Poirier, cette aponévrose fait défaut; les aponévroses du grand pectoral et du grand dorsal s'arrêtent au bord inférieur des muscles correspondants; l'aponévrose du bras s'arrête entre le grand pectoral et le grand dorsal limitée par un bord tranchant (arc brachial de Langer). La base de l'aisselle ne serait fermée que par le fascia superficialis épaissi.]

Dans la traversée de l'aisselle, vaisseaux et nerfs sont rassemblés en faisceau ainsi qu'on peut s'en assurer par une coupe sur sujets congelés. Cette coupe permet de comprendre comment une plaie, par arme blanche ou par arme à feu, peut traverser l'aisselle en respectant les vaisseaux et les nerfs.

3. **Région deltoïdienne.**

La région qui correspond au deltoïde présente un intérêt particulier : car c'est à travers ce muscle ou le long de son bord antérieur qu'il faut pénétrer pour atteindre l'articulation de l'épaule, et

(1) Poirier, *loc. cit.*
(2) Poirier, *Progrès médical.*

dans ce trajet on peut blesser plusieurs organes importants. La palpation permet d'apprécier à travers le muscle la forme des saillies osseuses qui environnent l'articulation : en avant l'apo-

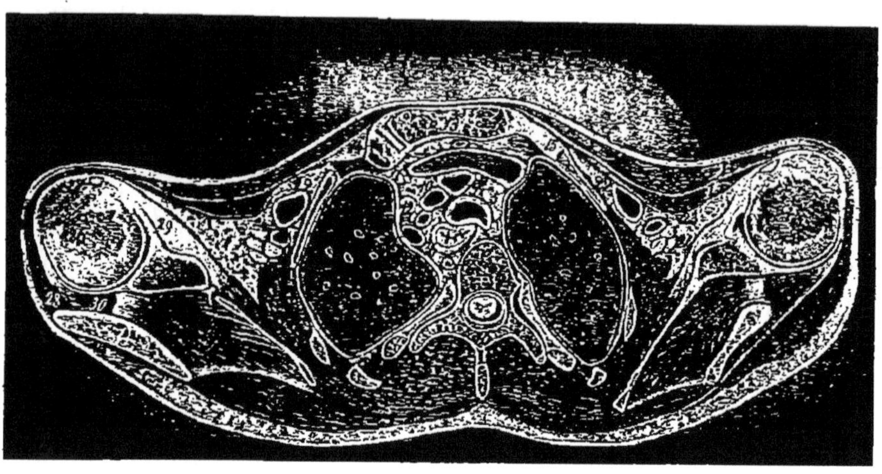

Fig. 4. — *Coupe horizontale du thorax pratiquée au niveau de la première côte et de l'articulation de l'épaule chez un adulte, segment inférieur vu d'en haut.*

1, poumon droit. — 2, médiastin droit qui va sans interruption du cartilage de la 1re côte à la colonne vertébrale. — 3, poumon gauche. — 4, médiastin gauche plus éloigné du plan médian que le droit et s'étendant également sans interruption de la partie antérieure de la paroi thoracique à la colonne vertébrale. — 5, trachée encadrée par le tronc brachio-céphalique et l'œsophage ; ce dernier déborde la trachée à gauche. — 6, œsophage reconnaissable à sa muqueuse plissée. — 7, canal thoracique. — 8, tronc brachio-céphalique veineux gauche se portant à droite derrière la poignée du sternum. — 9, tronc brachio-céphalique. — 10, carotide gauche. — 11, sous-clavière gauche. — 12, artère vertébrale gauche partant de la crosse de l'aorte (disposition anormale). A son côté antérieur le pneumogastrique gauche, visible sur la coupe ; à droite, le pneumogastrique repose sur le tronc brachio-céphalique. — 13, poignée du sternum. — 14, articulation sterno-claviculaire avec son ménisque interarticulaire. — 15, cartilage de la 1re côte droite. — 16, 4e vertèbre dorsale avec la côte correspondante. — 17, muscle grand dentelé. — 18, muscle sous-scapulaire avec son tendon et sous ce dernier la bourse séreuse sous-scapulaire. — 19, muscle sous-épineux. — 20, muscle trapèze ; en dedans et en avant de lui le rhomboïde et devant celui-ci les différents muscles du dos. — 21, grand et petit pectoral. — 22, veine sous-clavière. — 23, artère sous-clavière. — 24, plexus brachial. — 25, tête de l'omoplate avec la cavité glénoïde. — 26, tête et col de l'humérus. — 27, tendon de la longue portion du biceps. — 28, deltoïde. — 29, cavité articulaire de l'articulation de l'épaule. Sa capsule et sa synoviale. — 30, muscle sous-épineux, aussi intimement uni à la capsule que le sous-scapulaire.

physe coracoïde et chez les individus peu musclés une partie du ligament acromio-coracoïdien et du ligament coraco-claviculaire. Plus en dehors, la grosse et la petite tubérosité de l'humérus séparées par le sillon intertubérositaire, dans lequel on peut sentir glisser sous le doigt le tendon de la longue portion du biceps.

Les incisions cutanées doivent être tracées sur les limites de la région; on peut faire la préparation en soulevant le lambeau cutané d'avant en arrière ou d'arrière en avant. Les veines sous-cutanées sont peu développées, et si aucune injection, si des caillots sanguins ne les remplissent pas, on peut à peine reconnaître leur présence. La peau de la région reçoit des nerfs sensitifs des rameaux postérieurs des nerfs sus-claviculaires, branches du plexus cervical et du rameau cutané de l'épaule, branche du nerf circonflexe. Ce nerf émerge à travers le bord postérieur du deltoïde.

La graisse et l'aponévrose qui recouvrent le deltoïde une fois enlevées, le muscle est à nu. On l'incise selon ses bords antérieur et postérieur, puis transversalement à son attache inférieure; on dissèque sa face profonde de bas en haut et on isole les nerfs et vaisseaux qui pénètrent dans le muscle par cette face. La difficulté de la préparation consiste à conserver les nombreuses branches de l'artère et de la veine circonflexe humérale postérieure et des branches terminales du nerf axillaire qui entourent l'humérus en passant à sa partie postérieure et sont destinées à l'articulation scapulo-humérale, à l'humérus et surtout au deltoïde. — L'artère et la veine circonflexes antérieures qui se dégagent devant la partie antérieure de l'humérus, beaucoup moins développées que les vaisseaux postérieurs correspondants, sont facilement isolables.

Le deltoïde relevé, les parties sous-jacentes sont aisées à étudier. On rencontre d'abord la bourse sous-acromiale ou sous-deltoïdienne (fig. 5, 7), formée par le dédoublement du feuillet profond de l'aponévrose d'enveloppe. Cette bourse est destinée à faciliter le glissement des différentes parties sus-jacentes à l'articulation. — Avant d'ouvrir l'articulation, imprimer des mouvements de rotation au bras, pour vérifier la situation exacte de la coulisse bicipitale et se rendre compte de sa mobilité. Il faut savoir reconnaître cette coulisse dans les résections de l'épaule quand on veut conserver le tendon de la longue portion du biceps.

De part et d'autre de la coulisse bicipitale sont les deux tubérosités de l'humérus avec les muscles rotateurs qui s'y insèrent; en arrière le sous-épineux et le petit rond, antagonistes du sous-scapu-

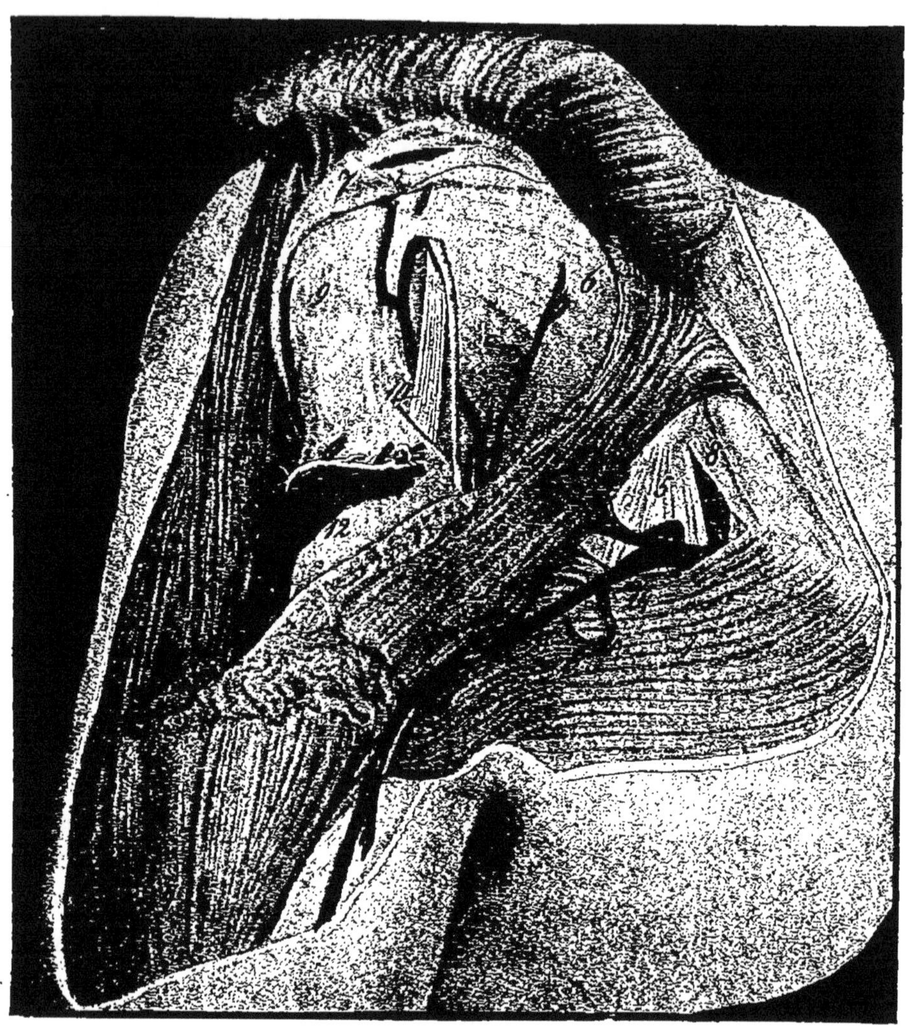

Fig. 5.

1, muscle grand pectoral. — 2, muscle deltoïde dont une partie — 3 est relevée en haut pour découvrir les parties sous-jacentes. — 4, point d'insertion du deltoïde sur l'humérus. — 5, portion externe du petit pectoral. — 6, portion tendineuse et externe du muscle sous-capulaire. — 7, bourse sous-acromiale ouverte. — 8, ligament (membrane) coraco-claviculaire. — 9, tête humérale. — 10, tendon de la longue portion du biceps. — 11, artère circonflexe humérale antérieure. — 12, artère et veine circonflexe postérieure. A côté de ces vaisseaux se voit la partie terminale du nerf circonflexe de l'aisselle. — 13, veine céphalique dans la fosse de Mohrenheim. — 14, artère acromio-thoracique.

laire placé en avant. En bas, entre les deux groupes musculaires, on aperçoit à nu la capsule articulaire renforcée et remplacée en avant et en arrière par les tendons de ces muscles. Entre les deux tubérosités, on aperçoit les plis et le cul-de-sac de la synoviale qui entoure le tendon de la longue portion du biceps pénétrant dans l'articulation; au-dessous de tous ces organes, on trouve l'articulation formée par la grosse tête humérale et la petite cavité glénoïde. Il y a entre ces deux surfaces une disproportion qui nous explique la facilité de la production des luxations de l'épaule. — Sur la facette supérieure de la grosse tubérosité de l'humérus vient se fixer le muscle sus-épineux, muscle abducteur, auxiliaire du deltoïde.

4. Région antérieure du bras.

Cette région s'étend des insertions inférieures du deltoïde en haut, à 6 centimètres environ du pli du coude, en bas. Elle est limitée sur les côtés et en arrière par un plan vertical transverse suivant les cloisons intermusculaires interne et externe. — C'est le long des limites de la région qu'il faut inciser la peau. La couche cellulo-adipeuse, si elle est suffisamment développée, doit être relevée en une couche. — Au-dessous de celle-ci se trouve l'aponévrose qu'il faut inciser le long du bord interne du biceps, dans la gouttière bicipitale (sillon bicipital interne), pour mettre à nu les vaisseaux et les nerfs du bras.

Dans le tissu cellulo-adipeux sous-cutané, on rencontre seulement les filets de l'accessoire du brachial cutané interne (intercosto-huméral) (1), qui fournit la sensibilité à la peau de la partie interne du bras jusqu'au coude; et dans la partie inférieure de la région, la veine basilique qui bientôt s'enfonce dans l'hiatus semi-lunaire de l'aponévrose du bras pour pénétrer dans la profondeur et aller se jeter dans la veine humérale interne ou monter isolément à la veine axillaire, constituant pour celle-ci une troisième racine. Par le même orifice, on voit sortir le nerf brachial cutané interne, placé tantôt devant, tantôt derrière la veine [en avant et en

(1) *Nervus cutaneus brachii internus.*

dehors (Sappey)]. Ce nerf va distribuer la sensibilité à la peau de la partie cubitale de l'avant-bras. Il peut être blessé dans la saignée et comprimé ensuite par la cicatrice cutanée.

La veine céphalique monte dans le sillon bicipital externe pour aller se placer en haut dans le sillon deltoïdo-pectoral.

Après avoir enlevé le tissu cellulo-adipeux sous-cutané, on tombe sur l'aponévrose. Elle enveloppe lâchement le biceps dont le contour se dessine au-dessous d'elle; en dehors et en dedans, elle s'enfonce dans la profondeur jusqu'à l'humérus, constituant les cloisons intermusculaires interne et externe, cloisons qui séparent les extenseurs des fléchisseurs. — Fendre cette aponévrose, la relever de part et d'autre. On met ainsi à découvert dans la dépression bicipitale interne les vaisseaux et nerfs du bras. On rencontre d'abord le nerf brachial cutané interne déjà signalé; puis le nerf médian occupant en haut le côté externe de l'artère, et successivement en descendant son côté antérieur, puis interne. Quelquefois, le nerf médian accomplit sa spirale autour de l'artère en passant derrière elle.

Sous le nerf se présente l'artère humérale, flanquée de deux veines, l'une en dehors et l'autre en dedans, unies par de nombreuses anastomoses transversales croisant l'artère. Une des veines humérales reçoit à sa partie supérieure la basilique. Au côté dorsal de l'artère court le nerf cubital. Il s'éloigne de l'artère au milieu du bras, s'adosse au ligament intermusculaire interne, le traverse et rampe au milieu des fibres du chef interne du triceps et se rend enfin à la face postérieure du coude en passant dans le sillon qui sépare l'olécrâne de l'épitrochlée. Dans son trajet, il est accompagné par les branches terminales des artères collatérales internes supérieure et inférieure et des veines du même nom.

Après avoir étudié ces organes, préparer le biceps avec ses deux chefs, le rejeter en dehors et chercher entre ce muscle et le brachial antérieur (1) le nerf musculo-cutané. Ce nerf est oblique en bas et en dehors : il fournit des branches au biceps, au coraco-

(1) *Brachialis internus.*

brachial [au brachial antérieur et une anastomose au médian]; en haut, il émerge du coraco-brachial qu'il traverse; en bas, il se dégage de la loge aponévrotique du biceps, devient sous-cutané et se divise en branches qui se perdent dans la peau de l'avant-bras. Dans la préparation de ce nerf on découvre le muscle brachial antérieur qui couvre de ses insertions toute la face antérieure de l'humérus; et le muscle coraco-brachial dans toute la partie qui appartient à la région du bras.

5. Région brachiale postérieure.

Elle est limitée en haut : par une ligne transversale menée au niveau des insertions inférieures du deltoïde; en bas : par une ligne passant un peu au-dessus de l'olécrâne; en dedans et en dehors : par les sillons bicipitaux interne et externe. En soulevant la peau dans cette région, on met à nu le tissu cellulo-adipeux sous-cutané dans lequel il convient de chercher les nerfs cutanés : le rameau cutané de l'épaule, branche du circonflexe, et le rameau cutané interne (1) du radial qui se détache du tronc du nerf en dedans de la longue portion du triceps.

Après avoir enlevé la graisse, on rencontre l'aponévrose qu'il faut détacher pour mettre à nu le triceps. Des trois chefs du triceps, l'interne, le plus petit (vaste interne), prend son origine sur la partie interne de la face postérieure de l'humérus, depuis l'insertion du grand dorsal et du grand rond jusqu'au condyle interne. — Le chef externe (vaste externe) s'insère par ses fibres les plus élevées à la partie externe de la face postérieure de l'os, commençant par conséquent plus haut que le chef interne. Il descend en bas jusqu'au condyle externe. — La longue portion se détache du tubercule infraglénoïdal de l'omoplate sous forme d'un tendon auquel fait suite un corps charnu qui recouvre la partie la plus élevée du chef interne, se confond d'abord avec le chef externe, puis plus bas avec le chef interne. L'ensemble des trois faisceaux forme un puissant corps charnu, qui va s'insérer en bas à l'olécrâne par un

(1) *Nervus cutaneus brachii posterior externus inferior.*

tendon aplati, et par quelques fibres à la capsule articulaire du coude.

Les vaisseaux et les nerfs de la région passent sous le muscle, sur l'os, profondément, placés côte à côte de telle sorte qu'une même description leur est applicable. Ce sont l'artère collatérale externe (1) avec ses deux veines et le nerf radial. — Pour les découvrir, le meilleur moyen est de sectionner le triceps suivant une ligne qui unit la partie la plus élevée du chef interne à la partie la plus élevée du long supinateur. L'incision doit être prudente pour ne pas couper les organes. — L'artère collatérale externe irrigue les trois chefs. Elle donne deux branches, l'une interne et l'autre externe. Cette dernière se dirige en dehors, se place profondément contre la cloison intermusculaire externe jusqu'à l'articulation du coude, et se termine dans le réseau artériel périarticulaire. Le nerf radial qui accompagne l'artère s'adosse, au moment où il termine sa spirale autour de l'humérus, au périoste de l'os; passe à la face externe, puis à la face antérieure du bras. Là il se loge entre le brachial antérieur et le long supinateur et atteint la face antérieure de l'articulation. Les rameaux musculaires destinés au triceps pénètrent dans le muscle en haut et en dedans avant que le nerf ne soit accolé à l'artère, de sorte que des électrodes placées au niveau du point où le grand dorsal pénètre dans le creux axillaire (voy. fig. 2), n'influent nullement sur ces rameaux. En haut, au niveau du ligament intermusculaire externe, le nerf radial donne un rameau cutané externe (2), destiné non seulement à la peau du bras, mais encore à une partie de celle de l'avant-bras.

6. Région antérieure du coude.

Nous diviserons les parties molles qui entourent le coude en deux régions, l'une antérieure, l'autre postérieure. Cette division est tout artificielle : rien ne sépare nettement les deux territoires. Ainsi que cela a lieu dans toutes les régions situées au niveau des

(1) *Arteria profunda brachii.*
(2) *Nervus cutaneus brachii externus inferior.*

articulations, les extrémités proximales et distales sont mal délimitées, car les organes du bras descendent dans l'avant-bras en passant devant l'articulation, et les organes de l'avant-bras prennent en partie naissance dans le bras. Les limites sont donc conventionnelles. Une incision cutanée transversale passant à 5 centimètres au-dessus, une autre incision transversale passant à 5 centimètres au-dessous du pli cutané articulaire, pli qui répond approximativement à l'interligne, marqueront pour nous les limites de la région. — En rejoignant ces deux incisions par une incision longitudinale tracée en dedans ou en dehors, on pourra soulever, suivant le but que l'on veut atteindre, la peau de dedans en dehors jusqu'au condyle externe ou de dehors en dedans jusqu'au condyle interne. — Le tissu cellulo-adipeux doit être enlevé par bribes. Il n'est pas nécessaire d'en former une couche distincte. Au-dessous du tissu cellulo-adipeux on trouve une lamelle conjonctive mince, le fascia superficialis de la région du coude, renforcé par diverses expansions, surtout au niveau des vaisseaux qu'il recouvre comme un pont.

Au-dessus de cette lamelle rampent les veines sous-cutanées. Celles-ci sont disposées de manière à reproduire grossièrement la figure d'un M majuscule. On voit monter de l'avant-bras, en dehors la veine radiale, en dedans la veine cubitale, au milieu la veine médiane. Arrivée un peu au-dessous du pli articulaire, celle-ci se divise en deux branches, qui montent en divergeant, suivant à peu près les deux sillons qui embrassent l'extrémité inférieure du biceps; ce sont les veines médiane céphalique en dehors, médiane basilique en dedans. — La médiane céphalique s'unit à la radiale pour former la céphalique, la médiane basilique s'unit à la cubitale pour former la basilique. — Chaque tronc veineux peut être remplacé par un système de troncules veineux. — En exerçant une légère traction sur ces veines, on voit se détacher de leur face profonde des branches qui perforent l'aponévrose et établissent une anastomose entre les veines superficielles et les veines profondes. La plus remarquable est celle qui se détache de la partie supérieure de la médiane.

La dissection de ces veines doit être prudente et l'on doit chercher à respecter les nerfs. La basilique est accompagnée par le nerf brachial cutané interne, qui émerge avec elle par l'hiatus semi-lunaire de l'aponévrose du bras. Le nerf est dans la gaine adventrice de la veine et derrière elle. Il peut par suite être lésé dans la section de la veine. Sa lésion devient presque inévitable si au lieu d'être derrière la veine, il se place devant elle, ce qui est fréquemment le cas. [M. Sappey décrit cette dernière disposition comme la disposition normale.]

En dehors de l'expansion aponévrotique du biceps, là un autre nerf sensitif (1), le nerf musculo-cutané, perfore l'aponévrose. — Plus en dehors, le long de la cloison intermusculaire externe, on voit émerger la branche cutanée externe du nerf radial.

Après avoir mis au jour ces différents organes, après avoir enlevé la graisse qui recouvre l'aponévrose, inciser celle-ci parallèlement aux incisions cutanées, et la relever autant que possible sous forme de lame continue, en laissant adhérents à sa face superficielle, vaisseaux et nerfs; on aperçoit alors l'expansion aponévrotique du biceps se détachant du tendon du muscle sous forme d'une mince languette fibreuse se portant en dedans et en bas pour aller se perdre au-devant les fléchisseurs de l'avant-bras dans l'aponévrose, et y prendre un point d'appui solide. En dedans on voit nettement le ligament intermusculaire interne se détacher de la face profonde de l'aponévrose d'enveloppe et pénétrer entre le vaste interne du triceps et le brachial antérieur. Au niveau des groupes musculaires externe et interne de l'avant-bras, on peut constater que l'aponévrose adhère fortement aux muscles. En poursuivant la dissection vers la partie supérieure du membre, on met en évidence l'hiatus semi-lunaire par lequel sortent la veine basilique et le nerf brachial cutané interne (2).

On a devant les yeux la fosse du coude. Cette fosse est limitée en dedans par les muscles épitrochléens, particulièrement le rond pronateur, en dehors par le long supinateur. Ces muscles partent de l'humérus et se rapprochent en descendant, de manière à former un angle à sommet inférieur entre les branches duquel s'enfon-

(1) *Nervus cutaneus externus.*

(2) *Nervus cutaneus brachii posterior inferior.*

cent de haut en bas le biceps et le brachial antérieur. Ils viennent se fixer le premier au radius, le second au cubitus. — On met encore mieux en évidence la dépression antérieure en coupant et en réclinant l'expansion aponévrotique du biceps, en enlevant l'aponévrose d'enveloppe et en découvant les muscles épitrochléens et le long supinateur. — Libérer ensuite la partie terminale du tendon du biceps. — On reconnaît alors que l'expansion aponévrotique de ce muscle est tendue devant l'artère et la veine humérale, et le nerf médian, et leur adhère par un tissu cellulaire assez dense. Les vaisseaux et le nerf occupent le côté interne de la tubérosité bicipitale et du tendon du biceps qui s'insère sur elle. En enlevant la graisse adhérente de cette région, on voit immédiatement en dedans du tendon du biceps le nerf médian, placé devant le brachial antérieur. Le nerf pénètre aussitôt au milieu des fibres du rond pronateur [dont il sépare les insertions épitrochléennes des insertions coronoïdiennes. On voit se détacher du nerf un filet destiné au rond pronateur]. Plus profondément la veine humérale externe unie à la veine médiane par une anastomose; en dedans la veine humérale interne, unie à la veine humérale externe par de nombreuses anastomoses transversales. Les deux veines humérales et les anastomoses qui les unissent forment autour de l'artère un véritable réseau veineux, disposition qu'on retrouve partout où les artères sont entourées de muscles ou de tendons rigides. Cette disposition a pour effet de protéger l'artère contre les compressions auxquelles elle est exposée. En préparant ces deux veines, on dégage l'artère humérale. [L'artère est placée en dehors du médian, séparée du nerf par le faisceau coronoïdien du rond pronateur.] Elle se divise au-dessous du pli du coude [3 centimètres (Pr Farabeuf)], en ses deux branches terminales, l'artère radiale et l'artère cubitale. La radiale continue le trajet de l'humérale, la cubitale se porte en dedans en passant sous le médian. [Les deux organes s'engagent ensuite sous le fléchisseur sublime. De la radiale on voit se détacher la récurrente radiale antérieure, de la cubitale, les récurrentes cubitales.] Au-dessous de tous ces organes, se trouve le brachial antérieur dont le tendon se dégage au-dessous et en dedans du biceps. Aplati et élargi à sa termi-

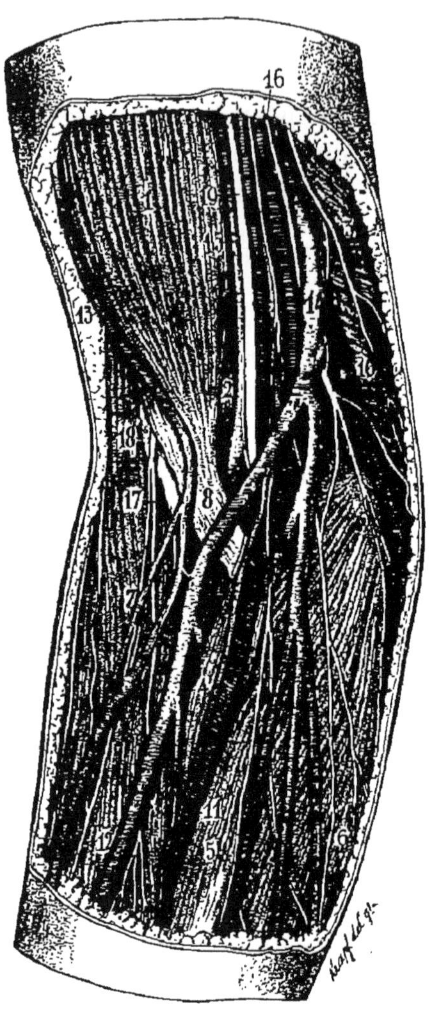

Fig. 6. — *Coude droit, côté de la flexion. L'aponévrose est enlevée. [Cette figure représente une anomalie assez fréquente, la division prématurée de l'artère humérale en radiale et cubitale.]*

1, biceps brachial. — 2, muscle brachial antérieur. — 3, triceps brachial. — 4, rond pronateur. — 5, grand palmaire. — 6, petit palmaire. — 7, long supinateur. — 8, aponévrose du biceps s'insinuant entre les veines superficielles et les vaisseaux profonds. — 9, artère humérale continuée directement par l'artère radiale, tandis que la cubitale née sur un point élevé, s'enfonce dans la profondeur avec les veines. — 10, artère cubitale en partie masquée par les veines. — 11, artère radiale et veines satellites. — 12, veine médiane de l'avant-bras. — 13, veine céphalique. — 14, veine basilique. — 15, veine humérale externe. — 16, branche du nerf brachial cutané interne, placée derrière la veine. — 17, nerf musculo-cutané. — 18, nerf radial légèrement soulevé. — 19, nerf médian.

naison ce muscle adhère à la capsule articulaire ; il se fixe profondément à l'apophyse coronoïde et à la tubérosité du cubitus. Le nerf médian est placé devant le tendon aplati du muscle qui le protège dans la luxation du cubitus en arrière. Entre le biceps et le brachial antérieur, on voit se dégager en dehors le musculo-cutané, facile à trouver en suivant le flanc du tendon du biceps.

A la face antérieure de l'articulation du coude se trouve encore adossé un nerf important, c'est le nerf radial. Pour le découvrir, écarter l'un de l'autre le long supinateur et le brachial antérieur et pénétrer profondément entre eux jusqu'à la capsule articulaire. C'est là que le nerf vient se placer après avoir contourné l'humérus. Il doit être au cours d'une opération particulièrement respecté ; sa blessure dans les désarticulations ou résections de la tête du radius entraîne la paralysie des extenseurs et des supinateurs. Il est à la partie antérieure ce que le cubital est à la partie postérieure.

En suivant le nerf vers la partie inférieure du membre, on le voit bientôt se diviser en deux branches : l'une antérieure sensitive (1) court sous le long supinateur et distribue la sensibilité à la partie antérieure de la peau de l'avant-bras et de la main ; l'autre postérieure musculaire (2), innerve les extenseurs et supinateurs de l'avant-bras.

Pour terminer la préparation de région, il ne reste plus qu'à disséquer les anastomoses périarticulaires des artères et veines collatérales avec les récurrentes radiale et cubitale antérieure. Après avoir écarté vaisseaux et nerfs, après avoir libéré les muscles, étudier la capsule, ouvrir l'articulation, et étudier la disposition des surfaces.

7. Région postérieure du coude.

La face dorsale de la région du coude ne présente, comparée à la face antérieure, que peu d'organes importants, cependant elle est intéressante pour le médecin à plusieurs titres. Tous les os

(1) *Ramus superficialis.*
(2) *Ramus profundus.*

qui concourent à la formation de l'articulation sont assez super-

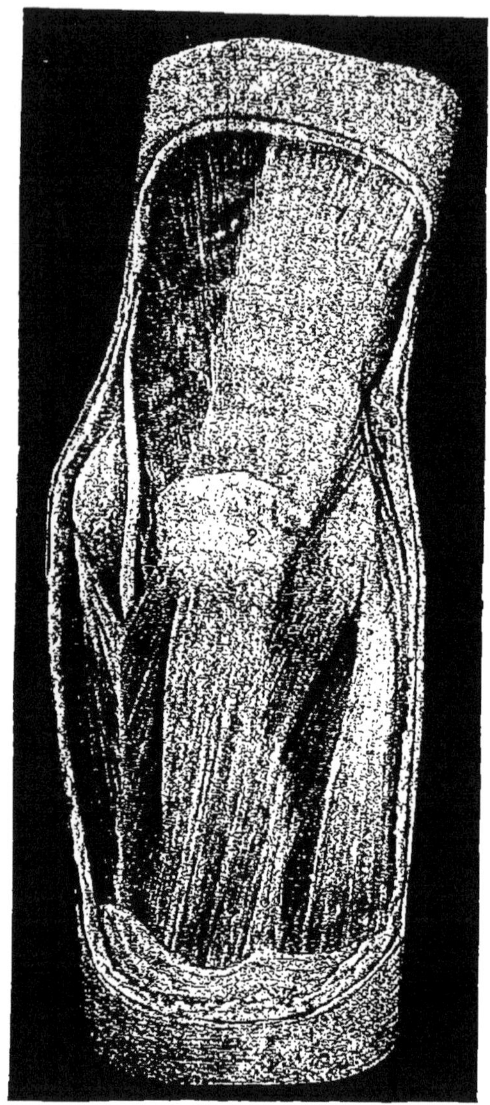

Fig. 7. — *Face postérieure du coude droit.*

1, triceps. — 2, son insertion à l'olécrane. — 3, muscle anconé (1). — 4, muscle long supinateur au niveau du condyle externe. — 5, condyle interne. — 6, les deux chefs du cubital antérieur. — 7, le chef interne du triceps. — 8, nerf cubital avec l'artère récurrente cubitale postérieure dans la gouttière limitée par l'olécrâne et le condyle interne.

ficiels pour être facilement accessibles aux interventions chirur-

(1) *Anconeus quartus.*

gicales. Ici l'organe dangereux est le nerf cubital adossé à la capsule et au condyle interne de l'humérus. Les limites de cette région sont en haut et en bas placées au même niveau que les limites correspondantes de la région antérieure. Au-dessous de la peau on rencontre, mais non d'une manière constante, une bourse séreuse sous-cutanée située en face de l'olécrâne ; elle peut être simple ou cloisonnée. Même chez les individus les plus chargés de graisse on ne trouve au niveau de l'extrémité proximale du cubitus qu'une couche fort peu épaisse de tissu adipeux ; il s'ensuit que même chez les enfants et les femmes, les os de l'articulation du coude, particulièrement les condyles externe et interne et le sommet du coude, restent accessibles à l'exploration.

L'aponévrose du bras se prolonge sur le coude. Elle s'insère avec les tendons d'origine des muscles épitrochléens au condyle interne et avec les tendons d'origine des muscles épicondyliens au condyle externe. Les nerfs cutanés sont fournis par la branche épitrochléenne du brachial cutané interne en dedans, et par le rameau cutané externe du radial en dehors. Après avoir fendu l'aponévrose derrière le condyle interne, on trouve accolé à la capsule le gros nerf cubital, dont on peut par la pression déterminer le siège sur le vivant. Pour passer à l'avant-bras le cubital s'insinue entre les deux chefs du cubital antérieur ; il va rejoindre ensuite l'artère et la veine cubitale. C'est à ce niveau que se détachent du cubital les rameaux nerveux destinés au muscle cubital postérieur. Le nerf cubital est accompagné par l'artère superficielle de la portion interne du triceps et par la récurrente cubitale postérieure. Ces deux vaisseaux en s'anastomosant contribuent à former un réseau dont les branches s'étendent jusqu'à l'olécrâne et irriguent le périoste de cette saillie osseuse dans toute l'étendue que laisse découverte le tendon du triceps.

Après avoir libéré les muscles épicondyliens [extenseur commun des doigts, extenseur propre du petit doigt, cubital postérieur et anconé], les soulever pour mettre à découvert le court supinateur profondément placé. On voit pénétrer au milieu des fibres de ce muscle la branche postérieure du nerf radial. Ce nerf doit être respecté dans la résection de la tête radiale, car il renferme les filets moteurs des extenseurs de la main, des doigts et du pouce. Dans

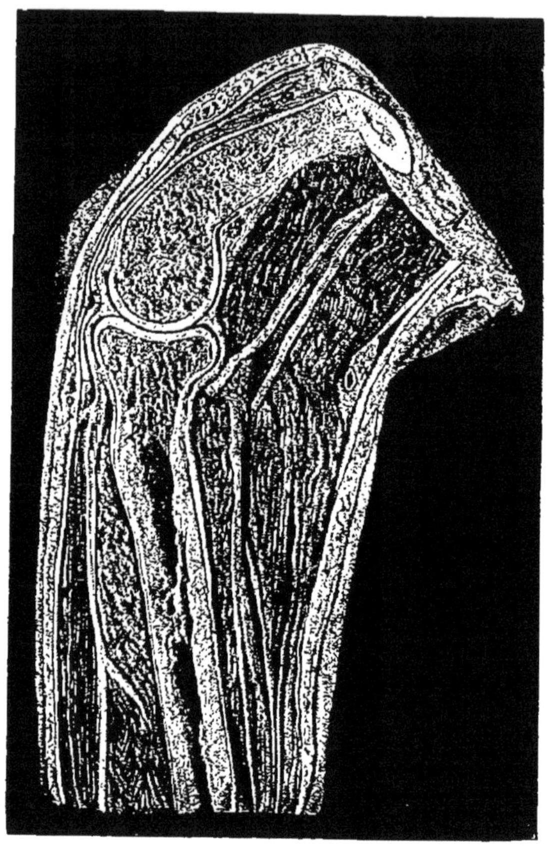

Fig. 8. — *Coupe sagittale du bras passant par l'articulation huméro-radiale.*

1, bras avec le condyle huméral. — 2, radius avec la cupule recouverte de cartilage. — 3, cupule et synoviale à leur insertion au-dessus de la fosse coronoïdienne de l'humérus. — 4, prolongement synovial à arête vive pénétrant entre le radius et l'humérus. — 5, le même, côté de l'extension. Les deux prolongements rappellent par leur forme, les cartilages semi-lunaires du genou. — 6, triceps. — 7, brachial antérieur. — 8, long supinateur coupé longitudinalement. — 9, muscle court supinateur coupé transversalement. — 10, partie du cubital postérieur. — 11, long extenseur commun des doigts. — 12, artère humérale. — 13, nerf radial se partageant en branche antérieure et postérieure. — 14, branche terminale du rameau cutané externe du radial.

son trajet spiral autour du col du radius, le nerf est protégé par le coussinet musculaire que lui forme le court supinateur.

La situation de la tête du radius est très importante à déterminer au point de vue pratique. On la fait facilement rouler sous le doigt à l'aide de mouvements imprimés à la main : elle peut se luxer à la suite de violences portant sur la main ; dans ces luxations le ligament annulaire qui unit le radius et le cubitus est nécessairement déchiré.

Les connexions du triceps avec l'olécrâne, et du brachial antérieur avec l'apophyse coronoïde, ne se voient bien que sur une section sagittale du bras passant par l'articulation huméro-cubitale.

8. Région antérieure de l'avant-bras.

Cette région est limitée en haut par une ligne transversale passant au-dessous de la dépression du coude ; en bas, par une ligne passant un peu au-dessus de l'articulation du poignet ; en dedans, par la crête du cubitus facile à sentir sous la peau ; en dehors, par le radius également facile à sentir à travers les parties molles.

Après avoir enlevé la peau, on rencontre le tissu cellulaire sous-cutané, dans lequel rampe un réseau veineux sous-cutané très développé.

Un tronc veineux important monte le long du côté radial de l'avant-bras, c'est la veine radiale (1). Un tronc veineux moins considérable occupe le côté cubital, c'est la veine cubitale (2). Entre ces deux troncs s'étend un riche réseau de veines plus petites, souvent anastomosées. Une d'elles, plus développée, prend le nom de veine médiane de l'avant-bras. Ces veines se détachent, pour la plupart, du réseau dorsal de la main, et s'anastomosent à travers l'aponévrose avec les veines profondes.

Au voisinage des veines, la dissection permet de découvrir les nerfs cutanés. Ce sont, dans la moitié cubitale de l'avant-bras, des branches du brachial cutané interne ; dans la moitié radiale, des branches du musculo-cutané. Les deux nerfs descendent jusqu'au

(1) *Vena cephalica antibrachii.*
(2) *Vena basilica antibrachii.*

niveau de l'articulation du poignet. [A ce niveau, ils s'anastomosent entre eux par plusieurs filets. Le brachial cutané interne s'anastomose, de plus, avec une branche du cubital par un filet plus grêle.] On trouve, en outre, émergeant à l'union du tiers moyen et du tiers inférieur de l'avant-bras, le rameau palmaire

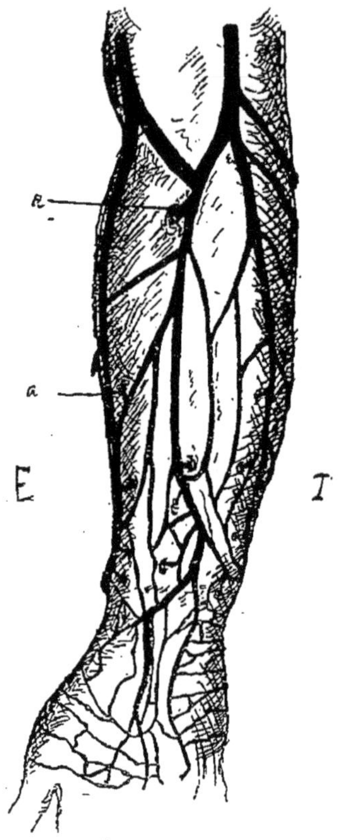

Fig. 9. — *Veines superficielles de la face antérieure de l'avant-bras*, d'après THIBAUDET (Thèse de Paris, 1890-91, fig. 3).

a, *a*, anastomose des veines superficielles et profondes.

du nerf cubital, et un peu plus bas le rameau palmaire cutané du nerf médian, branches sensitives de volume variable, qui se prolongent à la main jusque dans la région du carpe.

Après avoir étudié ces vaisseaux et nerfs, relever le tissu cellulo-adipeux, et mettre à découvert l'aponévrose de l'avant-bras. Enlever ensuite cette aponévrose en l'ouvrant d'abord par une incision longitudinale médiane pour ne point endommager les muscles qui, pour la plupart, lui adhèrent intimement.

Les muscles ainsi mis à nu se décomposent, au point de vue topographique, en trois groupes : un groupe moyen, dont le bord externe forme la limite interne de la région antérieure du coude ; un groupe interne, séparé du précédent par la gouttière cubitale ; un groupe externe, séparé du groupe moyen par la gouttière radiale.

Le groupe moyen comprend de dehors en dedans le rond pronateur, le grand (1) et le petit palmaire (2). Ces trois muscles naissent de l'épitrochlée par un tendon commun ; le rond pronateur s'insère, en outre, à l'apophyse coracoïde [par un faisceau qui s'insinue entre le nerf médian qu'elle laisse en dedans et l'artère humérale qu'elle laisse en dehors]. Ces muscles descendent vers le carpe en divergeant et en se rétrécissant.

Le groupe interne se compose du seul cubital antérieur (3). Ce muscle s'insère en haut sur l'épitrochlée par un tendon qui lui est commun avec le muscle du groupe moyen [par un faisceau bien distinct, séparé du précédent par le nerf cubital, sur la face interne de l'olécrâne], et enfin par une forte aponévrose au bord postérieur du cubitus dans presque dans toute son étendue. Il se fixe en bas au pisiforme.

Le groupe externe comprend le long supinateur, le premier (4) et le deuxième radial externe (5), le court supinateur. Tous, à l'exception du court supinateur, se détachent du bord et de la tubérosité externe de l'humérus. Le court supinateur s'insère seulement sur le condyle externe et la capsule articulaire. Il se termine sur la face antérieure du radius.

[A cette classification des muscles de l'avant-bras, il y a grand intérêt à substituer la classification adoptée par M. le Pr Farabeuf (6). Les muscles de l'avant-bras forment, d'après M. Farabeuf, trois groupes :

(1) *Flexor carpi radialis.*
(2) *Palmaris longus.*
(3) *Flexor carpi ulnaris.*
(4) *Extensor carpi radialis longus.*
(5) *Extensor carpi radialis brevis.*
(6) Farabeuf, *Manuel opératoire*, fig. 23, cours de 90.

1° groupe épicondylien. — Long supinateur, 1er et 2e radial externes, court supinateur.

2° groupe épitrochléen. — Rond pronateur, grand palmaire,

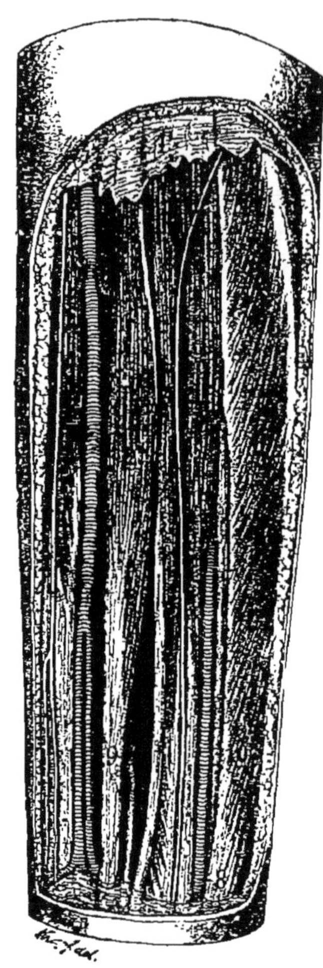

Fig. 10. — *Face antérieure de l'avant-bras droit. — L'aponévrose est enlevée.*

1, aponévrose de l'avant-bras. — 2, muscle grand palmaire. — 3, long supinateur. — 4, petit palmaire. — 5, fléchisseur superficiel des doigts. — 6, cubital antérieur. — 7, artère radiale. — 8, artère cubitale. — 9, nerf médian. — 10, nerf cubital.

petit palmaire, fléchisseur superficiel des doigts, cubital antérieur.

3° groupe profond. — Fléchisseur commun profond et fléchisseur propre du pouce.

Cette classification sépare nettement les muscles de l'avant-bras qui naissent dans le bras (deux premiers groupes) de ceux qui n'appartiennent, par leur partie supérieure, qu'à l'avant-bras 3e groupe). Elle rappelle les insertions épitrochléennes du fléchisseur sublime que l'on a trop de tendance à oublier, en même temps qu'elle nous donne la situation exacte de ce muscle.

Elle permet de schématiser la situation des vaisseaux et nerfs; remarquer en effet que vaisseaux et nerfs forment trois groupes : groupe sus-musculaire, artère et nerf radial; groupe intermusculaire, artère cubitale, nerfs cubital et médian ; groupe sous-musculaire, artère interosseuse antérieure. Constater en outre (fig. 11) que le seul moyen d'atteindre la cubitale sans inciser de muscles est de pénétrer entre le fléchisseur sublime et le cubital antérieur.]

Dans le sillon radial que limitent le rond pronateur et le grand palmaire d'une part, le long supinateur d'autre part, est couchée l'artère radiale. Cette artère est superficielle, et par suite facilement accessible. Elle est accompagnée de deux veines unies par de fréquentes anastomoses. [Elle donne dans cette région l'artère transverse antérieure du carpe et la radio-palmaire.] La radio-palmaire est une branche assez grêle destinée à la paume.

Arrivée à la partie inférieure de l'avant-bras, l'artère se porte en dehors, puis en arrière, passant au-dessous de l'apophyse styloïde du radius.

La branche antérieure du nerf radial court, à quelque distance de l'artère, sous le long supinateur, en dehors de l'artère.

Au niveau du tiers inférieur de l'avant-bras, le nerf passe sous le long supinateur, et contourne le radius pour gagner la région dorsale de l'avant-bras. A la face antérieure de l'avant-bras l'artère occupe la loge du rond pronateur, le nerf la loge du long supinateur.

En écartant le cubital antérieur et le fléchisseur superficiel des doigts, on trouve, profondément placée dans le sillon cubital, l'artère cubitale avec ses deux veines collatérales.

[De la partie supérieure de l'artère se détache le tronc commun des interosseuses (1), tronc qui se divise bientôt en artère interosseuse postérieure et artère interosseuse antérieure. De celle-ci

(1) *Ramus volaris superficialis.*

se détache l'artère du nerf médian.] Au voisinage de l'articulation du carpe, la cubitale donne la transverse antérieure du carpe, et se divise en un fort rameau palmaire et en un faible rameau dorsal. — Du côté cubital de l'artère, et quelque peu recouvert par celle-ci, le nerf cubital se divisant en deux branches : l'une, sensitive, rameau dorsal cutané (1), gagne le dos de la main en contournant le cubitus; l'autre, mixte, plus considérable, gagne

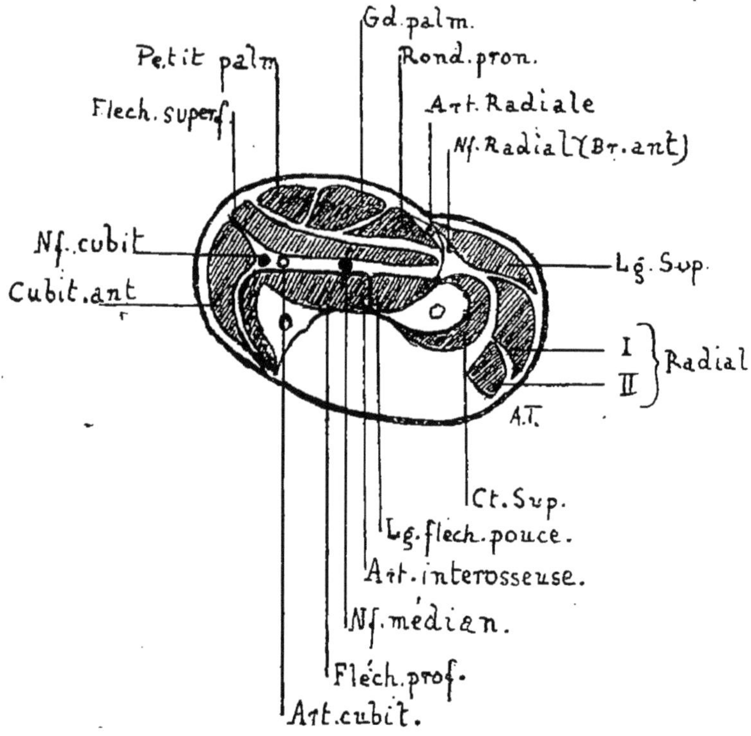

Fig. 11. — *Coupe transversale de l'avant-bras au 1/3 supérieur* (schématique).

la paume en passant en dehors du pisiforme, devant le ligament annulaire antérieur du carpe. — Dans la partie supérieure de l'avant-bras, le nerf cubital envoie seulement quelques branches au cubital antérieur et au chef cubital du fléchisseur profond des doigts. Tous les autres muscles de la face palmaire de l'avant-bras sont innervés par le médian (2).

(1) *Ramus dorsalis.*
(2) [Sauf les muscles épicondyliens qui sont innervés par le radial].

Pour découvrir le médian, soulever les muscles superficiels du groupe moyen. On trouve le nerf sur la ligne médiane de l'avant-bras, reposant sur le fléchisseur profond, et recouvert par le rond pronateur, le grand palmaire, le petit palmaire et le fléchisseur commun superficiel, auxquels il donne des branches. C'est seulement au voisinage du poignet que le nerf devient plus superficiel. Il émerge au-dessus des tendons fléchisseurs, du côté radial. Il se place alors entre les tendons du grand et du petit palmaire, immédiatement sous l'aponévrose. Il est, par suite, dans cette région, plus exposé aux traumatismes. — Il descend dans le creux de la main avec les tendons fléchisseurs des doigts.

Pour étudier les muscles profonds, couper les muscles superficiels et les enlever, ou ce qui vaut mieux les récliner latéralement, on met ainsi à nu le fléchisseur commun profond et le fléchisseur propre du pouce. Chercher profondément entre eux, immédiatement contre le ligament interosseux, l'artère interosseuse antérieure. Elle est accompagnée d'une veine et d'un nerf qui portent le même nom. Les vaisseaux interosseux perforent la partie inférieure du ligament interosseux, passent à la face dorsale, et s'anastomosent avec les vaisseaux de la partie correspondante de la face dorsale de l'avant-bras et du carpe.

Le nerf interosseux envoie des branches motrices au carré pronateur. Il innerve, en outre, le périoste, le ligament interosseux, les articulations du carpe et du métacarpe. Il fournit à toutes ces parties des rameaux trophiques et sensitifs le long desquels sont échelonnés un grand nombre de corpuscules de Vater.

Pour terminer l'étude de la loge antérieure, il ne reste qu'à découvrir le carré pronateur, tendu transversalement du radius au cubitus, immédiatement devant le ligament interosseux, au-dessus de l'articulation du poignet.

9. Région dorsale de l'avant-bras.

Cette région est limitée en haut et en bas par deux lignes transversales passant, l'une un peu au-dessous de l'olécrâne, l'autre un peu au-dessus de l'articulation du poignet. Latéralement, elle s'étend de la crête du cubitus, saillante, visible à travers les téguments, au radius presque partout superficiel et facile à sentir.

Comme toutes les veines superficielles se trouvent rassemblées à la partie antérieure de l'avant-bras, on ne rencontre guère de veines superficielles sur la face dorsale qu'au niveau de l'extrémité

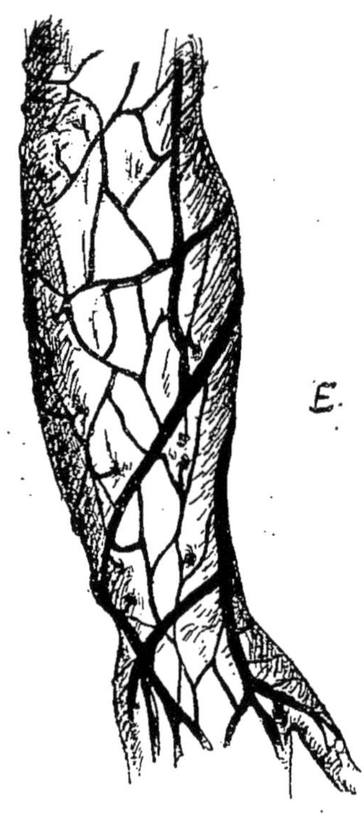

Fig. 12. — *Veines superficielles de la face dorsale de l'avant-bras*, d'après Thibaudet.

distale ; ce sont principalement : en dedans, la salvatelle du petit doigt, une des branches d'origine les plus importantes de la veine cubitale ; en dehors, la veine céphalique du pouce, origine de la veine radiale. Le réseau veineux sous-cutané est, dans son ensemble, peu développé et assez régulièrement réparti. [D'après Thibaudet (1), trois veines, cependant, mériteraient une mention : deux inférieures, obliques en haut et en dehors, établissant une

(1) Thibaudet (P.), *Veines de la main et de l'avant-bras*, Thèse de Paris, 1891.

anastomose entre la veine cubitale et la veine radiale ; une supérieure, presque verticale, montant à la céphalique (Voyez fig. 12)].

Les nerfs destinés à la peau ne sont guère, comme les vaisseaux, que des rameaux issus des troncs de la face palmaire. Du côté radial, ces rameaux sont fournis par la branche radiale externe du musculo-cutané à laquelle se joint bientôt la partie terminale (1) du nerf radial. — Du côté cubital les rameaux cutanés sont fournis par la branche postérieure du brachial cutané interne.

Le tissu cellulo-adipeux relevé en un feuillet, et l'aponévrose mise à nu, on peut déjà reconnaître à travers celle-ci la disposition des muscles sous-jacents. Ils forment trois groupes : un groupe moyen, un groupe cubital et un groupe radial. Pour les étudier, enlever l'aponévrose, et comme celle-ci donne insertion aux fibres musculaires par la partie supérieure de sa face profonde, la détacher à petits coups de bas en haut afin de ne pas entamer les muscles. L'aponévrose doit être conservée au niveau du poignet; là elle est renforcée par des fibres transversales et prend le nom de ligament dorsal du carpe. Dans la préparation des muscles, conserver les coulisses synoviales.

Le groupe cubital est formé par le seul cubital postérieur (2) qui se détache de l'épicondyle, s'applique au cubitus sur lequel il prend insertion par une lame aponévrotique aplatie, et se termine au côté cubital du carpe à la base du cinquième métacarpien.

Le groupe moyen repose sur l'espace interosseux. Il est formé par l'extenseur commun du doigt, l'extenseur propre de l'index, l'extenseur propre du petit doigt et le long extenseur du pouce. Ces muscles prennent insertion sur le condyle externe de l'humérus, l'articulation huméro-radiale, le cubitus, le ligament interosseux. L'extenseur commun des doigts et l'extenseur propre de l'index glissent sous le ligament annulaire du carpe à l'aide d'une synoviale commune. Le long extenseur du pouce et l'extenseur du petit doigt possèdent chacun une gaine spéciale.

Le groupe radial est formé de l'extenseur court du pouce et de son long abducteur. Tous deux partent de la partie moyenne des

(1) *Nervus cutaneus ant. brachii dorsalis.*
(2) *Extensor carpi ulvaris.*

deux os de l'avant-bras et du ligament interosseux qui les unit. Ils passent sous l'extenseur commun des doigts et au-dessus des radiaux, glissent sur l'apophyse styloïde du radius dans une gaine spéciale et vont se terminer au pouce. L'abducteur s'insère à la base du 1er métacarpien, l'extenseur court à la base de la 1re phalange [Il y aurait souvent d'après Larger, toujours d'après Debierre et Rochet, une bourse séreuse entre le court extenseur et le long abducteur du pouce d'une part, les radiaux d'autre part.]

Enfin apparaissent sur la face dorsale constituant un quatrième groupe, les deux radiaux dont l'extrémité supérieure appartient à la face palmaire. Ils passent sous le long abducteur et les deux extenseurs du pouce. Le premier radial s'insère à la base du 2e, le deuxième radial à la base du 3e métacarpien.

Préparer ensuite les vaisseaux et les nerfs, en découvrant d'abord les nerfs, puis les vaisseaux.

Pour ce faire, libérer le bord inférieur du court supinateur : on voit s'en dégager la branche postérieure du nerf radial, couverte en partie par le muscle. Elle contourne le radius pour passer à la face dorsale de l'avant-bras. En suivant les branches de ce nerf et en les libérant avec un instrument mousse, on les voit se rendre aux divers extenseurs de l'avant-bras ; mais seulement aux extenseurs; la branche destinée aux supinateurs se détache du nerf avant son entrée dans le court supinateur. La branche terminale la plus longue accompagne l'artère interosseuse dorsale et, sous le nom de nerf interosseux dorsal, atteint les articulations carpiennes et carpo-métacarpiennes et les os qui les forment. Les dernières ramifications se terminent dans les articulations métacarpo-phalangiennes.

Pour découvrir l'artère principale de la région, artère interosseuse dorsale supérieure; il faut pénétrer entre les faisceaux de l'extenseur commun des doigts et se diriger vers le milieu du ligament interosseux. L'artère est une branche du tronc commun des interosseuses. Elle perfore le ligament interosseux, puis restant appliquée sur lui, se perd dans les muscles extenseurs, elle est accompagnée de deux veines qui présentent les mêmes connexions que l'artère.

Plus bas et profondément, on voit d'autres artères interosseuses accompagnées de deux veines, perforer le ligament interosseux, pour se rendre aux muscles extenseurs. [Ces différentes interosseuses s'anastomosent derrière le ligament interosseux. Les classiques français décrivent simplement une interosseuse postérieure occupant toute la hauteur de la face postérieure du ligament interosseux. Dans la partie supérieure de la région on trouve encore la récurrente radiale postérieure, branche de l'interosseuse postérieure. Elle se dégage sous le bord inférieur du court supinateur.]

10. Paume de la main.

Avant de commencer la dissection de cette région, fixer préalablement la main sur un liège avec des poinçons traversant l'extrémité des doigts. Mener deux incisions verticales comprenant la peau et le tissu cellulaire sous-cutané, sur les bords cubital et radial de la main, puis une incision transversale, soit en bas à la base des phalanges, soit en haut un peu au-dessus de l'articulation du poignet. On relève la peau et le tissu cellulo-adipeux sous-cutané. Ce tissu forme une couche dense qui matelasse la peau. Il renferme de nombreux corpuscules de Vater. Du côté cubital, respecter le muscle palmaire cutané : c'est un petit muscle rayonné étendu du bord cubital de l'aponévrose à la face profonde de la peau. Il recouvre l'éminence hypothénar. L'aponévrose est mince et peu développée sur les éminences thénar et hypothénar; mais remarquablement forte et résistante au niveau de la paume de la main proprement dite. Elle se compose d'un lacis de faisceaux verticaux et horizontaux. Au niveau des doigts elle se divise en quatre languettes, une pour chaque doigt. Ces languettes laissent entre elles trois orifices par lesquels font hernie des pelotons adipeux et passent les vaisseaux et les nerfs des doigts jusqu'alors sous-aponévrotiques. Au niveau du bord cubital de l'éminence thénar, se trouve de même une fente remplie de graisse par laquelle émergent les vaisseaux et les nerfs du pouce et de la face radiale de l'index.

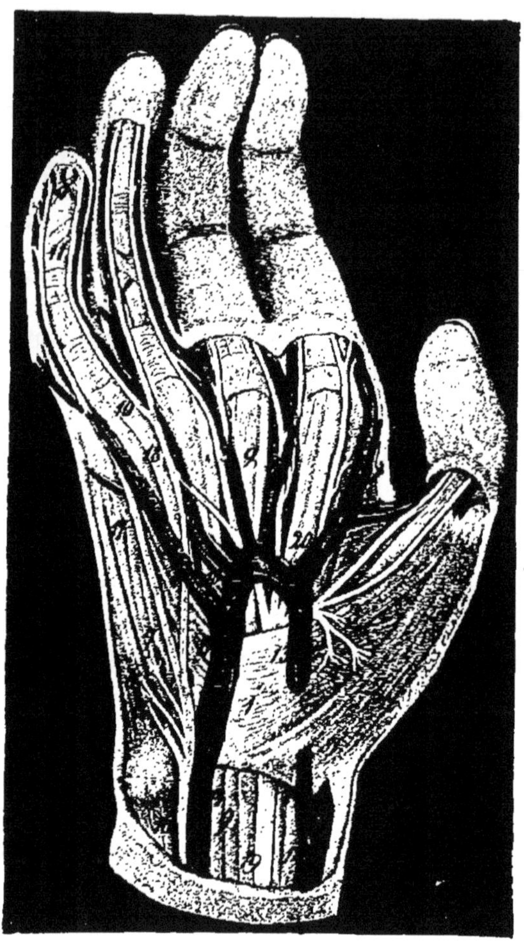

Fig. 13. — *La paume de la main avec ses muscles, ses artères et ses nerfs.*

1, ligament transverse antérieur du carpe. — 2, court abducteur du pouce. — 3, chef externe du court fléchisseur du pouce. — 4, opposant du pouce. — 5, adducteur du pouce. — 6, adducteur du petit doigt. — 7, court fléchisseur du petit doigt. — 8, opposant du petit doigt. — 9, tendons des fléchisseurs communs superficiel et profond des doigts. — 10, ligament vaginal qui fixe les tendons. — 12, artère radiale. — 13, artère radio-palmaire. — 14, artère cubitale. — 15, arcade palmaire superficielle. — 16, nerf cubital. — 17, nerf collatéral interne du petit doigt. — 18, tronc commun des collatéraux interne de l'annulaire et externe du petit doigt. — 19, nerf médian passant dans la paume de la main avec les tendons fléchisseurs sous le ligament transverse du carpe et se partageant en branches collatérales pour le pouce, l'index, le médius et le bord radial de l'annulaire; et branches musculaires pour l'éminence thénar. [On a représenté dans cette figure les artères collatérale interne du pouce et externe de l'index venant de l'arcade palmaire superficielle. Ces artères viennent le plus souvent par un tronc commun de la partie dorsale, le plus souvent de l'artère radiale au dos de la main.]

Pour mettre en évidence les vaisseaux et les nerfs, il faut relever l'aponévrose de la racine de la main vers les doigts; c'est ainsi qu'on évite le plus facilement la blessure des organes placés au-dessous d'elle. [On constatera d'abord que l'aponévrose palmaire se continue en haut avec le ligament annulaire antérieur du carpe par des fibres profondes transversales. Les fibres longitudinales ou superficielles représentent l'épanouissement du tendon du petit palmaire. Suivant la face profonde de l'aponévrose, on la verra se fixer en dehors au scaphoïde, au trapèze, au premier métacarpien, en dedans au pisiforme et au cinquième métacarpien. Des cloisons aponévrotiques se détachent de la face postérieure de l'aponévrose au niveau du point où la partie centrale forte se continue avec les parties latérales faibles. La cloison externe se fixe en arrière sur tout le bord antérieur du troisième métacarpien. La cloison interne vient s'insérer sur le cinquième métacarpien et sur l'apophyse unciforme de l'os crochu. De cette disposition il résulte que la paume de la main est divisée en trois loges, loges fermées en arrière par l'aponévrose interosseuse. De ces trois loges, deux sont placées excentriquement : c'est la loge externe ou des muscles de l'éminence thénar, et la loge interne ou des muscles de l'éminence hypothénar. La loge externe est subdivisée en autant de cases secondaires qu il y a de muscles; la loge interne est subdivisée en deux cases : l'une, superficielle, loge l'adducteur et le court fléchisseur du petit doigt; l'autre, profonde, loge l'opposant. Quant à la loge moyenne, elle forme un canal dans lequel passent les tendons fléchisseurs et leurs annexes, le nerf médian, l'arcade palmaire superficielle.] On rencontre immédiatement sous l'aponévrose l'arcade palmaire superficielle formée par l'anastomose de l'artère cubitale avec l'artère radio-palmaire, branche de la radiale destinée à la paume. De sa convexité partent quatre à cinq rameaux destinés aux doigts. [Il y a, en général, quatre artères digitales.] L'arcade artérielle est encadrée dans une double arcade veineuse peu développée.

Au-dessous des vaisseaux, les nerfs. Ils sont fournis par le cubital et le médian.

Le cubital pénètre dans la paume avec l'artère de même nom ;

il occupe le côté interne de l'artère et le côté externe du pisiforme. Il passe devant le ligament annulaire du carpe, entre lui et le palmaire cutané. Dans la paume, on voit se détacher du tronc un rameau profond dont nous reparlerons; le rameau superficiel passe sous le palmaire cutané et se divise en deux branches. L'interne longe le bord cubital du petit doigt et constitue son collatéral interne; l'externe occupe le premier espace interosseux et donne le collatéral externe du petit doigt et le collatéral interne de l'auriculaire.

Le nerf cubital se termine en s'anastomosant avec le rameau digital voisin du nerf médian.

Le nerf médian pénètre dans la paume avec les tendons du fléchisseur commun superficiel des doigts, au-dessous du ligament annulaire antérieur du carpe; il se divise dans la paume en quatre rameaux collatéraux destinés aux doigts. Le nerf innerve les deux bords du pouce, le deuxième et le troisième doigt en entier, et la moitié radiale du quatrième. En outre, la branche destinée au côté radial du pouce donne des rameaux au court abducteur, au chef externe du court fléchisseur et à l'opposant du pouce. Les deux premiers lombricaux reçoivent de même deux filets du médian.

[Au niveau des commissures, les vaisseaux et nerfs collatéraux des doigts se croisent, les vaisseaux situés jusqu'alors en avant se portant à ce niveau en arrière des nerfs. A ce niveau, le nerf se divise souvent, puis se reconstitue, formant une boutonnière nerveuse dans laquelle passe l'artère (Hartmann) (1)].

Les nerfs et les vaisseaux une fois étudiés, nous pouvons passer à la préparation des muscles, des cloisons aponévrotiques et des tendons.

Du côté du pouce, on rencontre successivement le court abducteur du pouce, le plus superficiel et le plus externe des muscles de la région. Il se détache du ligament annulaire antérieur du carpe et souvent par un second chef du tendon du long abducteur du pouce. Il se termine en se fixant en bas au sésamoïde externe. Le

(1) Hartmann, *Société anatomique*, 1888.

chef externe du cours fléchisseur du pouce est situé immédiatement en dedans, il a la même origine et la même terminaison que le précédent. Sous le chef externe du court fléchisseur se trouve l'opposant du pouce qui, né du même ligament que les précédents et du trapèze, va se terminer sur le premier métacarpien dont il recouvre la moitié externe de la face antérieure. Plus profondément se trouve le chef interne du court fléchisseur du pouce. Il s'étend du ligament annulaire antérieur du carpe et du grand os au sésamoïde externe du pouce.

Une masse musculaire, large, composée de deux parties, l'une interne, presque transversale, l'autre externe, oblique, se détachant en partie du 3e métacarpien, en partie du grand os et de l'os crochu, représente l'adducteur du pouce. En dehors ce muscle se fixe au sésamoïde interne.

Le petit doigt ne possède que trois muscles très courts : l'adducteur, le court fléchisseur placé en dehors du précédent, enfin profondément l'opposant du petit doigt. Les deux premiers se terminent au sésamoïde interne du petit doigt. L'adducteur se détache du pisiforme, le court fléchisseur du ligament annulaire antérieur du carpe. L'opposant placé plus profondément, naît du ligament transverse et du pisiforme (1), et se termine sur la face antérieure du 5e mécacarpien.

En préparant ces muscles, on met à nu les tendons fléchisseurs superficiels. Les couper pour mettre en évidence les tendons du fléchisseur profond d'où se détachent les muscles lombricaux.

Les lombricaux sont des muscles minces en forme de fuseaux. Ils se portent du tendon fléchisseur profond au côté radial de la première phalange du doigt correspondant pour se terminer sur le tendon extenseur du même doigt. Avec les muscles étudier les nerfs qui les animent; ce sont pour les deux lombricaux externes, ordinairement des filets du médian, et pour les deux lombricaux

(1) Les faisceaux musculaires des éminences thénar et hypothénar sont groupés d'une manière différente suivant les auteurs, d'où une grande variété, dans la description des insertions. La description donnée ici diffère notablement de la description des classiques français. Ainsi M. Sappey fait insérer en particulier le court fléchisseur et l'opposant du petit doigt sur l'apophyse unciforme de l'os crochu et sur le ligament qui unit cette apophyse à l'os crochu.

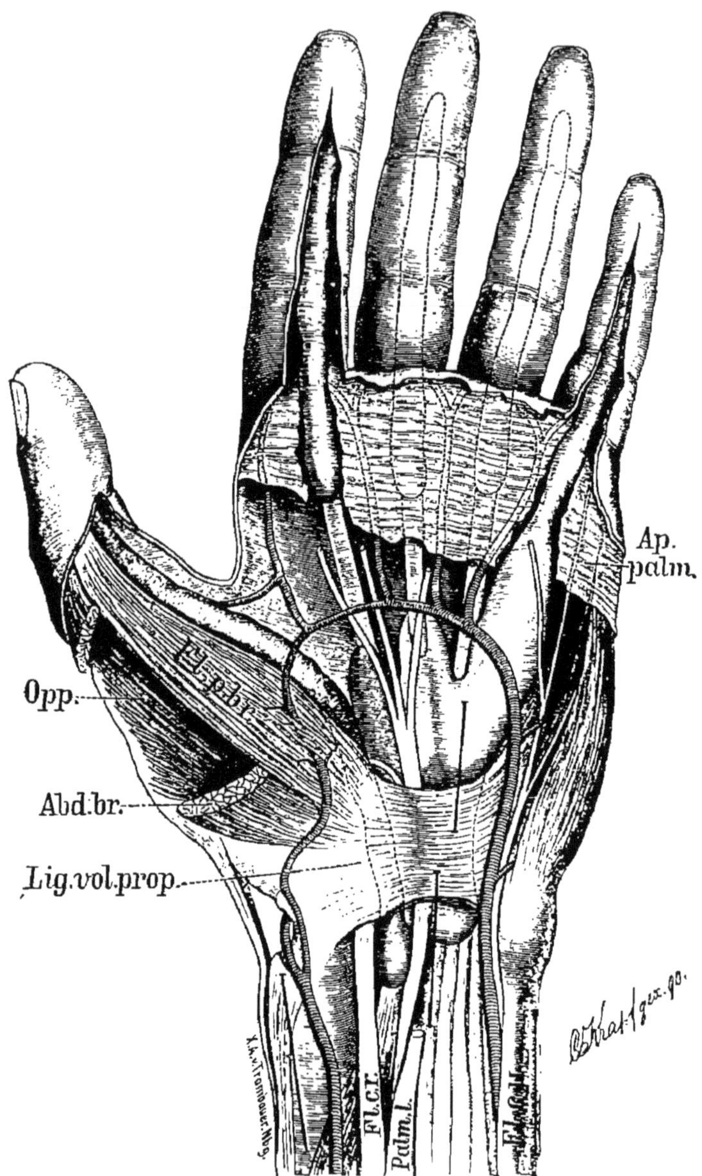

Fig. 14. — *Synoviales des doigts dans la paume de la main après injection,* suivant Rotter.

Le tendon du fléchisseur du pouce possède une longue synoviale métacarpo-phalangienne. Les tendons de l'index, du médius et de l'annulaire possèdent chacun, dans le doigt correspondant, une synoviale propre. Au niveau de la région carpo-métacarpienne les tendons des quatre derniers doigts sont enveloppés par les expansions de la gaine qui accompagne le tendon du petit doigt dans toute son étendue.

internes, des rameaux de la branche profonde du cubital.

Il faut, pour voir les organes profonds du creux de la main, couper les tendons du fléchisseur profond et les récliner en bas. On voit alors facilement l'arcade palmaire profonde formée par l'anastomose de l'artère radiale et de la branche cubito-radiale de l'artère cubitale. L'arcade repose sur la base des métacarpiens ; elle émet des branches importantes qui s'anastomosent avec les artères digitales [ce sont les trois interosseuses palmaires, qui occupent les trois derniers espaces interosseux], des rameaux musculaires, et enfin des rameaux perforants qui se dirigent vers le dos de la main en perforant les trois derniers espaces. L'arcade artérielle est accompagnée d'une double arcade veineuse.

Un peu plus rapprochée de l'extrémité distale du membre, parallèle à l'arcade palmaire profonde, court la branche palmaire profonde du nerf cubital qui innerve les muscles du petit doigt [les deux derniers lombricaux], les muscles interosseux, l'adducteur et le chef interne du court fléchisseur du pouce.

Il ne reste plus, pour terminer l'étude de la paume, qu'à préparer les muscles interosseux, à poursuivre les vaisseaux et les nerfs jusqu'aux doigts, enfin à étudier les connexions des tendons fléchisseurs avec différents liens fibreux qui les fixent sur le carpe et les doigts, ainsi que leurs coulisses synoviales. Sur des mains bien développées, les puissants ligaments annulaires, cruciformes et obliques qui maintiennent les tendons fléchisseurs sur la face antérieure des phalanges sont faciles à préparer. En les divisant sur un des doigts, on met à découvert l'orifice du tendon fléchisseur superficiel laissant passer le tendon fléchisseur profond. Ces deux tendons se terminent le premier sur la seconde, le second sur la troisième phalange du doigt correspondant.

[Tout à fait profondément on trouve la partie terminale du tendon du grand palmaire allant se fixer à la base du 2e métacarpien.]

11. Dos de la main.

Il faut faire rentrer dans la région du dos de la main, la face dorsale de l'articulation du poignet. Par conséquent, pour préparer cette région, inciser la peau transversalement au niveau des apophyses styloïdes du radius et du cubitus ; puis sur les côtés mener deux incisions verticales le long des bords radial et cubital de la main jusqu'au niveau de l'articulation métacarpo-phalangienne du pouce et du petit doigt. Relever ensuite avec précaution la peau jusqu'au niveau des premières phalanges. Au niveau de la tête des métacarpiens, on trouve souvent de petites bourses séreuses sous-cutanées. Le tissu cellulaire sous-cutané est en

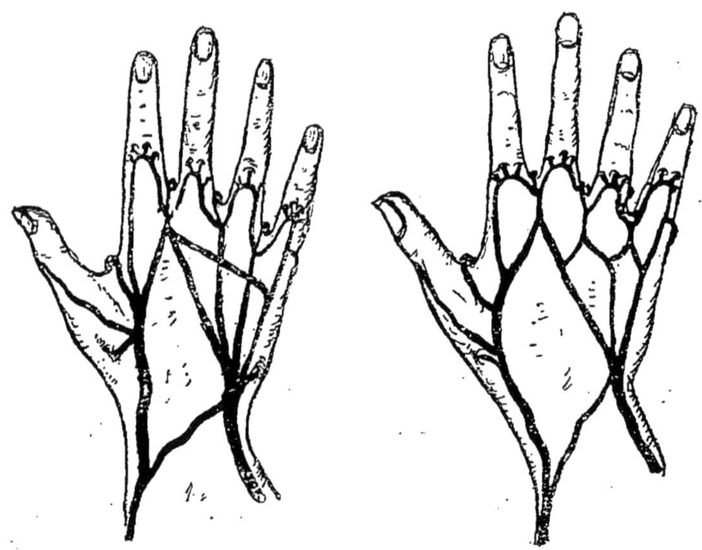

Fig. 15. — *Deux types de réseau veineux de la face dorsale de la main*, d'après Thibaudet.

général peu développé et peu chargé de graisse. Il renferme un réseau veineux facile à voir même sur le vivant, le plexus veineux dorsal de la main. Dans ce plexus viennent s'ouvrir les veines des doigts. — De ses extrémités partent deux gros troncs, en dedans la veine salvatelle dont les deux racines enveloppent en dos de fourchette le premier segment de l'annulaire; en dehors la veine céphalique du pouce qui reçoit de l'index et du pouce deux très forts affluents.

Sous les veines, nous trouvons les nerfs. La moitié radiale du dos de la main est innervée par les ramifications de la branche antérieure du nerf radial. Ce nerf, placé d'abord à la face antérieure de l'avant-bras, passe entre le radius et le tendon du long supinateur pour gagner la face dorsale. Il croise, en restant plus superficiel, les tendons du long abducteur, du court et du long extenseur du pouce, et se divise en trois rameaux. — Le premier forme le collatéral dorsal externe du pouce, le deuxième innerve les faces adjacentes du pouce et de l'index; le troisième innerve les faces adjacentes de l'index et du médius.

La moitié cubitale du dos de la main est innervée par la branche dorsale cutanée du nerf cubital. Cette branche atteint le dos de la main en arrière de l'apophyse styloïde du cubitus.

Radial et cubital s'anastomosent sur le dos de la main. Il faut remarquer que les nerfs collatéraux dorsaux des doigts n'innervent que la première phalange. Les deux autres phalanges reçoivent une branche dorsale du collatéral palmaire correspondant. Cette disposition est importante à se rappeler dans les cas de blessure des nerfs. Le pouce seul fait exception à cette règle.

Après avoir enlevé le tissu cellulaire sous-cutané on rencontre l'aponévrose dorsale de la main adhérant aux tendons extenseurs sous-jacents et à leur synoviale, disposition qui rend leur préparation assez pénible. — Sur la racine de la main l'aponévrose, notablement renforcée par des fibres transversales, forme le ligament dorsal du carpe; ligament nettement limité. — Il s'insère d'une part à l'extrémité inférieure du radius, d'autre part à l'apophyse styloïde du cubitus et aux os du carpe.

Sous ce ligament passent les tendons extenseurs. Le jeu des tendons est facilité par des coulisses synoviales. En haut ces coulisses dépassent à peine la racine de la main, en bas elles atteignent le milieu environ du métacarpe; ce sont des sacs fermés qu'on peut distendre en y injectant de l'air ou un liquide. On les rend ainsi très apparentes. Les deux radiaux possèdent une gaine commune. Il en est de même de l'extenseur commun et l'extenseur propre de l'index. Les autres tendons possèdent des gaines particulières qu'on décrit avec soin en anatomie descriptive.

Les tendons extenseurs sont remarquables par leur forme aplatie; ceux de l'extenseur commun des doigts sont unis par des

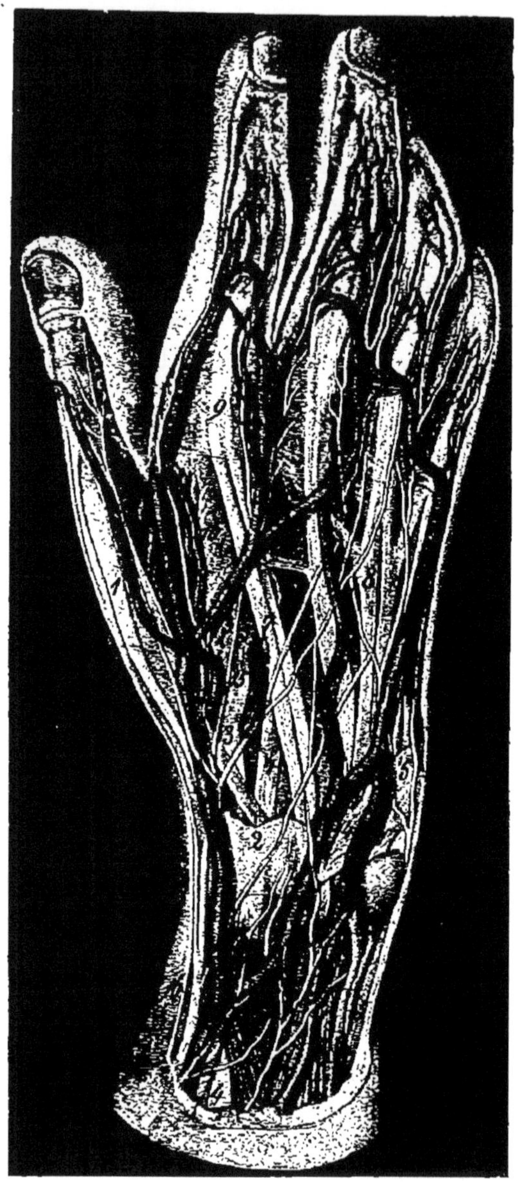

Fig. 16. — *Dos de la main : muscles, vaisseaux et nerfs.*

1, extenseur et abducteur courts du pouce. — 2, long extenseur du pouce. — 3, premier radial externe. — 4, deuxième radial externe. — 5, cubital postérieur. — 6, extenseur commun des doigts. — 7, extenseur propre de l'index. — 8, tendon extenseur de l'annulaire uni par des expansions fibreuses au tendon du médius et au tendon du petit doigt. — 9, expansions aplaties des tendons sur la face dorsale des doigts, expansions qui entrent en connexion avec les capsules articulaires. — 10, premier muscle interosseux dorsal. — 11, deuxième muscle interosseux dorsal. — 12, plexus veineux de la face dorsale des doigts. — 13, veine céphalique du pouce. — 14, veine salvatelle. — 15, rameau dorsal de l'artère radiale. — 16, rameau dorsal du nerf radial. Une de ses branches s'anastomose avec le cubital.

expansions qui rendent difficiles les mouvements isolés du quatrième doigt.

Des tendons propres meuvent le pouce et l'index. Le pouce possède deux extenseurs : un court extenseur qui passe sur le

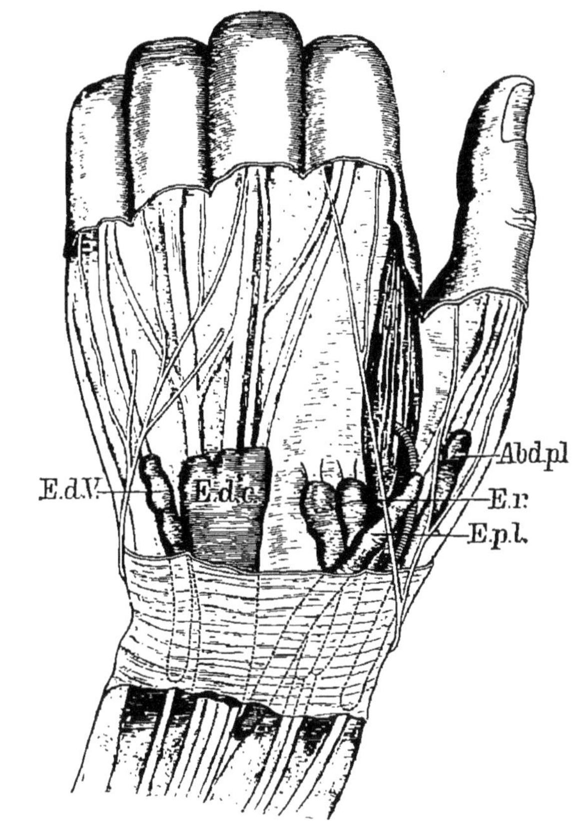

Fig. 17. — *Synoviales des tendons extenseurs*, d'après ROTTER.

Abd, pl, court extenseur du pouce. — E*pl*, long extenseur du pouce. — E*r*, radiaux. — E*dc*, extenseur commun des doigts. — E*d*V, extenseur du 5e doigt.

côté radial du carpe pour se rendre à la première phalange ; et un long extenseur qui, placé en dedans du précédent, descend jusqu'à la phalange unguéale. Il faut signaler en outre le tendon du long abducteur du pouce placé profondément sous le court extenseur du pouce ; les tendons des radiaux qui vont se fixer à la base du métacarpien de l'index et à la base du métacarpien du médius ;

et le tendon cubital postérieur qui se termine sur la base du 5e metacarpien.

Sous les tendons des extenseurs des doigts se trouvent le réseau artériel dorsal du carpe, et les artères interosseuses dorsales fournies en partie par les branches dorsales de l'artère radiale et de l'artère cubitale; en partie par les branches terminales de l'artère interosseuse dorsale inférieure, et par les rameaux perforants de l'arcade palmaire profonde. Les artères sont accompagnées de deux veines.

La branche principale de l'artère radiale court également pendant une partie de son trajet sur le dos de la main, qu'elle atteint au-dessous de l'apophyse styloïde du radius, pour passer ensuite sous les tendons du long abducteur et du court extenseur, puis sous le tendon du long extenseur du pouce. Dans cette région l'artère donne la dorsale du carpe, la dorsale du pouce [la dorsale du métacarpe et le tronc commun des collatérales du pouce et de l'index]. Elle s'enfonce ensuite dans la partie la plus élevée du premier espace interosseux pour aller former à la face palmaire l'arcade palmaire profonde. On en pratique la ligature dans la région que les auteurs français appellent tabatière anatomique.

Plus profondément on ne trouve plus que les interosseux dorsaux, et la face dorsale des articulations de la main et des doigts.

MEMBRE INFÉRIEUR

1. Région de l'aine (1).

Une dépression profonde sépare en avant la face antérieure de la cuisse de la paroi abdominale. Cette dépression constitue le pli de l'aine; son existence résulte de l'adhérence des plans superficiels à un ligament, étendu de l'épine iliaque antéro-supérieure à l'épine du pubis, le ligament de Fallope ou de Poupart.

La région de l'aine est limitée en haut, par une ligne oblique en bas et en dedans suivant le pli de l'aine; en bas, par une ligne horizontale passant à l'union du tiers supérieur et du tiers moyen de la cuisse; en dehors et en dedans, par deux lignes verticales descendant de l'épine iliaque antérieure et supérieure et de l'épine pubienne.

Pour préparer la région, faire, sur les limites que nous venons d'indiquer, trois incisions, de manière à détacher un lambeau cutané qu'on laissera adhérer par un côté, soit en dehors, soit en dedans.

Relever d'abord la peau seule, puis le tissu cellulo-adipeux sous-cutané, taillé sur les mêmes limites que la peau. Disséquer avec précaution pour ne pas déplacer les vaisseaux et nerfs superficiels.

Au-dessous du tissu cellulo-adipeux, on rencontre le fascia superficialis. Ce fascia se continue en haut avec le fascia correspondant de l'abdomen. [Au niveau du pli de l'aine il contracte des adhérences avec le ligament de Fallope. La couche superficielle passe, au contraire, directement de l'abdomen à la cuisse sans ad-

(1) *Regio subinguinalis.*

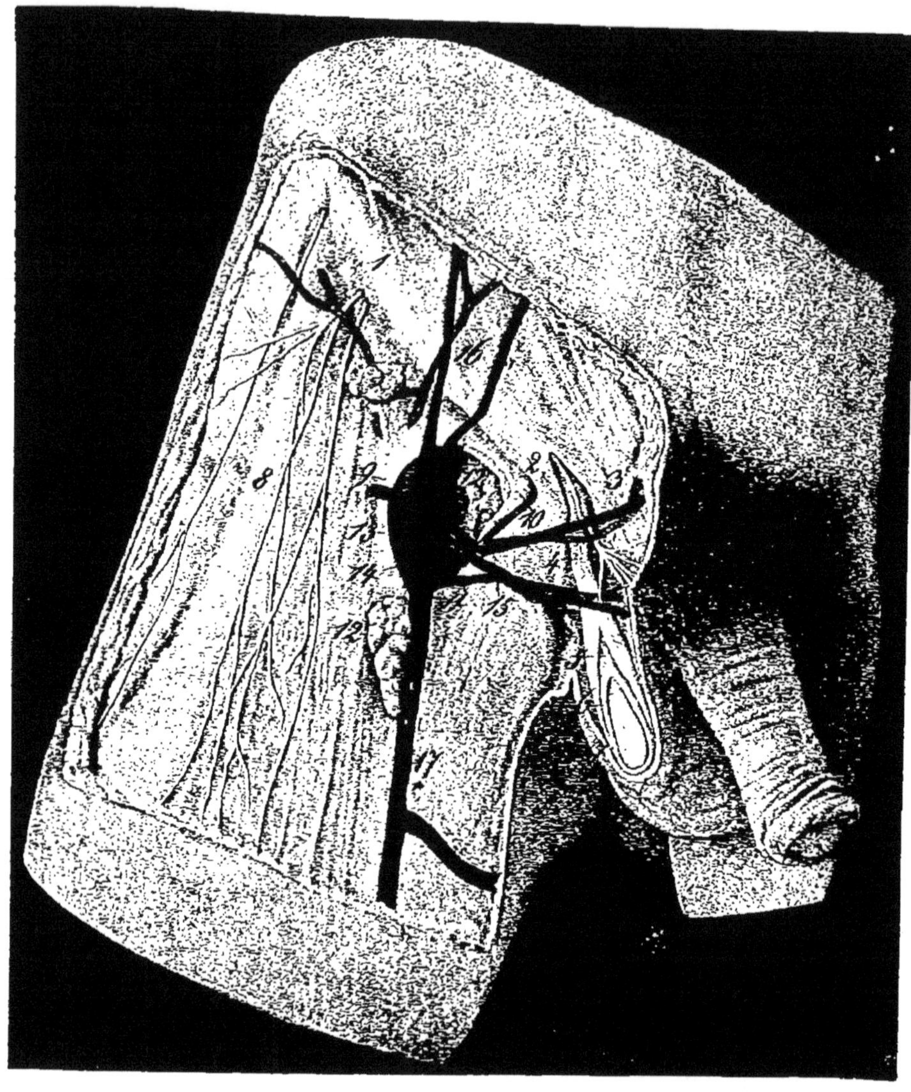

Fig. 18. — *Région inguinale avec les organes superficiels.*

1, ligament de Poupart.— 2, pilier externe de l'anneau inguinal superficiel. — 3, son pilier interne. — 4, cordon. — 5, enveloppe fibreuse commune ouverte. — 6, tunique vaginale.— 7, testicule. — 8, fascia lata sur lequel rampe le nerf fémoro-cutané. — 9, processus falciforme décrivant un demi-cercle à concavité interne. — 10, corne supérieure de ce repli. — 11, sa corne inférieure. — 12, ganglion lymphatique au-dessus du septum crural. — 13, artère fémorale recouverte en grande partie par l'aponévrose. — 14, veine fémorale dans la fosse ovale, non recouverte par le fascia lata. — 15, artère et veine honteuse externe. — 16, artère et veine tégumenteuse abdominale. — 17, veine saphène interne.

hérer.] On peut relever le fascia superficialis en un feuillet continu, même quand il est faiblement développé.

Il présente un certain nombre d'orifices, laissant passer les vaisseaux sanguins et lymphatiques qui se rendent aux couches superficielles ou qui en viennent; en dedans, il passe devant la fosse ovale et en constitue le couvercle. [Voir plus loin.] Dans les cas de hernie crurale, cette lamelle s'épaissit et forme, devant le sac, une véritable paroi fibreuse.

A la face profonde du fascia superficialis, jamais au-dessus de lui, on rencontre des ganglions. [Aussi M. Guyon a-t-il donné à juste titre à ce feuillet le nom de *cellulo-ganglionnaire* (1). Ces ganglions forment deux groupes : un groupe supérieur et un groupe inférieur. Le groupe inférieur ou crural (fig. 18, 12) est constitué par trois ou quatre ganglions disposés en chaîne verticale. Il reçoit les lymphatiques du membre inférieur. Le groupe supérieur, groupe horizontal ou inguinal, est l'aboutissant des lymphatiques de la fesse, des organes génitaux externes et de la paroi abdominale.] Ces ganglions lymphatiques, et les troncs qui s'y rendent, sont faciles à préparer, même sans injection préalable. Il suffit de tendre fortement le fascia lata, et de disséquer au plus près de l'aponévrose.

Inciser le fascia superficialis parallèlement à la peau et au même niveau que celle-ci. On tombe sur l'aponévrose d'enveloppe de la cuisse ou fascia lata. Mettre celui-ci à nu en conservant avec soin les vaisseaux et les nerfs.

Le premier organe que l'on rencontre en allant de dehors en dedans est le nerf fémoro-cutané (2), branche du plexus lombaire (fig. 18, 1). Il pénètre dans la cuisse en passant entre les deux épines iliaques antérieures. D'abord compris dans un dédoublement de l'aponévrose, il se dégage à quelques centimètres de l'arcade. [De son côté externe se détachent de nombreux rameaux qui se portent horizontalement vers la fesse.]

En dedans du nerf, le fascia lata présente des orifices destinés à laisser passer des rameaux artériels et veineux. Parmi les vais-

(1) Félix Guyon, art. Aine, du *Diction. encyclop.*

(2) *Nervus cutaneus femoris externus.*

seaux qui émergent à ce niveau, il faut signaler l'artère tégumenteuse abdominale (1), qui monte sur la paroi antérieure de l'abdomen (fig. 18, 16). La veine qui accompagne l'artère occupe son côté interne; elle se termine dans la saphène interne. Enfin, tout à fait en dedans, on découvre l'artère honteuse externe superficielle se rendant aux organes génitaux externes. Elle est accompagnée de deux veines.

On rencontre presque toujours, un peu plus bas, la branche crurale du génito-crural (2) émergeant de la fosse ovale, ou d'une fente du fascia lata, à quelques centimètres de l'arcade crurale. — En dehors, le premier nerf perforant, branche du nerf musculo-cutané externe, sort de la gaine du couturier en traversant l'aponévrose, et devient superficiel. Tout à fait en bas et en dedans, la veine saphène interne (fig. 18, 17) monte presque verticalement; elle vient se jeter dans la veine crurale.

Dans le point où la veine saphène interne pénètre dans la profondeur, abandonner le scalpel et achever la préparation avec un instrument mousse, afin de bien mettre en évidence une vaste dépression, la fosse ovale.

La fosse ovale a la forme d'un ovoïde à grand axe vertical; elle renferme la gaine des vaisseaux fémoraux et du tissu cellulo-adipeux. Cette fosse est limitée en dehors par le fascia lata. Arrivée au niveau des gros vaisseaux de la cuisse, l'aponévrose d'enveloppe se termine en effet brusquement, formant un repli concave en dedans le repli falciforme. [Repli falciforme d'Allan Burns, ligament de Hey.] Ce repli s'effile à ses deux extrémités en forme de cornes. L'une, supérieure (3), se perd dans le ligament de Poupart; l'autre, inférieure (4), se perd dans la partie du fascia lata sous-jacente à la veine saphène interne. — Le bord qui limite en dedans ce repli est tranchant, et l'on met bien cette disposition en évidence en s'aidant du scalpel. C'est au côté externe de ce bord que se trouvent les orifices du feuillet superficiel du fascia lata

(1) *Arteria epigastrica superficialis.*
(2) *Nervus lumbo-inguinalis.*
(3) *Obere Schenkel (cornu superius).*
(4) *Untere Schenkel (cornu inferius).*

qui laissent passer les artérioles et les veinules destinées aux couches superficielles (1).

Superficiellement, la fosse ovale n'est fermée que par un mince feuillet cellulaire dépendant du fascia superficialis. Ce feuillet est perforé d'un grand nombre d'orifices qui laissent passer les vaisseaux lymphatiques qui unissent les ganglions superficiels aux ganglions profonds, d'où le nom de fascia cribriformis qui lui a été donné.

[La disposition des aponévroses dans la région de l'aine a été fort discutée, et la description qu'en donnent les auteurs allemands diffère, à beaucoup de points de vue, de la conception actuellement classique en France.

Si on suit le trajet du fascia lata de dehors en dedans, on voit que l'aponévrose, après avoir tapissé ou engainé les muscles de la partie externe de la cuisse, rencontre les vaisseaux fémoraux et se dédouble. L'un des feuillets passe en arrière des vaisseaux, c'est le feuillet profond ; nous verrons plus loin quel est son trajet. — L'autre feuillet passe devant les vaisseaux, c'est le feuillet superficiel. A quelque distance en dedans des vaisseaux fémoraux, les deux feuillets s'unissent de nouveau, se fusionnent, et l'aponévrose fémorale reconstituée vient passer devant les muscles de la partie interne de la cuisse. Le feuillet superficiel voile donc complètement les vaisseaux fémoraux, et forme la paroi antérieure d'une gaine lymphatique et vasculaire prismatique dont le feuillet profond constitue les parois postéro-externe et postéro-interne. — Mais la paroi antérieure ne présente pas partout une épaisseur uniforme.

La gaine vasculaire (fig. 19) loge en dehors l'artère fémorale; en dedans de l'artère, la veine ; enfin, tout à fait en dedans, les vaisseaux lymphatiques. Devant l'artère et devant la veine, le feuillet antérieur du fascia lata est fort, résistant; au niveau des lymphatiques, il devient mince, et adhère au fascia superficialis, à tel point qu'il devient difficile de séparer les deux couches, dit M. Richet, même quand on est prévenu de leur existence. C'est cette partie in-

(1) On a donné à cette portion du fascia lata ainsi perforée le nom de *fascia cribrosa*. Ne pas confondre ce *fascia cribrosa* avec le *fascia cribriformis* situé plus en dedans.

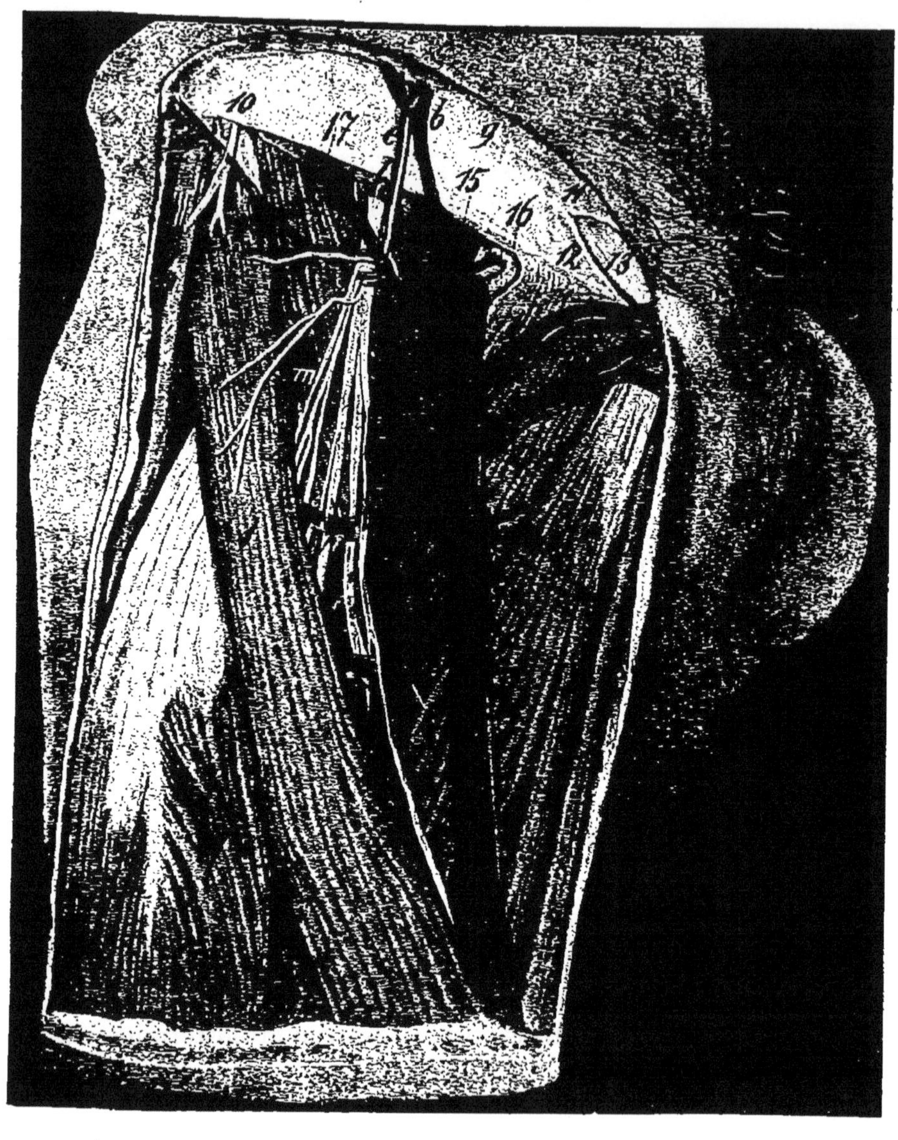

Fig. 19. — *Région de l'aine.* — *Organes profonds.*

a, artère crurale. — *b*, veine tégumenteuse abdominale. — *c*, artère circonflexe iliaque. — *d*, artère circonflexe iliaque superficielle. — *e*, artère tégumenteuse abdominale. — *f*, artère et veine honteuse externe sous-aponévrotique. — *g*, artère honteuse externe superficielle. — *h*, veine crurale. — *i*, grande veine saphène. — *k*, veine crurale se portant en arrière de l'artère. — *l*, nerf crural. — 1, muscle couturier. — 2, droit interne. — 3, grand adducteur. — 4, pectiné. — 5, psoas iliaque. — 6, tenseur du fascia lata. — 7, droit antérieur de la cuisse. — 8, vaste interne. — 9, aponévrose du grand oblique. — 10, nerf fémoro-cutané. — 11, pilier interne de l'orifice inguinal externe. — 12, son pilier externe. — 13, cordon spermatique. — 14, ligament de Gimbernat. — 15, anneau crural. — 16, septum crural et ganglion de Rosenmüller. — 17, orifice musculaire de l'arcade crurale.

terne, mince, de la paroi antérieure, qui est perforée par les troncs lymphatiques qui font communiquer les ganglions lymphatiques superficiels avec les ganglions profonds. C'est elle qui a reçu de Hesselbach le nom de *fascia cribriformis*. Tous les anciens anatomistes, jusqu'à J. Cloquet, enlevaient, dans la dissection, le fascia cribriformis, puis détruisaient la graisse et les lymphatiques qui remplissent l'angle que forment, en se réunissant à quelque distance en dedans des vaisseaux, les feuillets superficiel et profond du fascia lata. Il en résultait qu'à ce niveau l'aponévrose de la cuisse paraissait faire défaut; qu'il semblait y avoir un trou dans le fascia lata. Cet orifice conduisait dans une dépression à laquelle Scarpa a donné le nom de fosse ovale. Nous avons vu plus haut quelle était sa disposition. C'est J. Cloquet qui, le premier, a montré la continuité du feuillet antérieur du fascia lata avec le fascia cribriformis et ses recherches ont été confirmées par A. Cooper et par Thompson. La continuité de ces deux lames est aujourd'hui adoptée en France par les auteurs classiques, MM. Richet, Tillaux. C'est également à cette opinion que se rallie M. Guyon. — Toutefois, la description des auteurs français, bien que différant par la forme, ne diffère pas essentiellement par le fond de la description donnée par M. Rüdinger. Tout le monde, en effet, reconnaît l'adhérence intime du fascia superficialis et du fascia cribriformis. Nous avons vu que M. Richet considère leur séparation comme assez difficile. De là à conclure, comme M. Rüdinger, que le fascia cribriformis n'est qu'une partie du fascia superficialis, il n'y a qu'un pas. Le fait important est de savoir que la fosse ovale n'est pas ouverte, mais qu'elle est fermée par une toile fibreuse qui sépare son contenu de la graisse sous-cutanée et de la peau.]

Quand on a mis à découvert l'aponévrose fémorale, on aperçoit, traversant la région en diagonale de haut en bas et de dehors en dedans, une bandelette musculaire large de deux ou trois travers de doigt, c'est le muscle couturier (fig. 19, 1). Ce muscle est compris dans un dédoublement de l'aponévrose fémorale. Fendre la paroi antérieure de la gaine pour disséquer le muscle. Le couturier est traversé le plus souvent, ou au moins côtoyé, par deux nerfs, la branche supérieure et la branche moyenne du nerf musculo-cutané externe. Ce sont les nerfs perforant supérieur et inférieur de la cuisse.

[Le couturier divise la région de l'aine en deux parties : l'une externe, l'autre interne. Le portion externe a la forme d'un triangle dont le sommet, tourné en haut, répond à l'épine iliaque antérieure et supérieure. Ce triangle est limité en dedans par le couturier, en dehors par le tenseur du fascia lata. On y rencontre plus profondément le droit antérieur de la cuisse et la partie la plus élevée du triceps fémoral.] La portion interne a également l'aspect d'un triangle, mais à sommet inférieur. Ce triangle est limité en dehors par le couturier, en dedans par les adducteurs, en haut par l'arcade crurale. Il est connu sous le nom de *triangle de Scarpa*. — Les vaisseaux fémoraux représentent la médiane de ce triangle. Ils ne répondent pas, cependant, exactement au milieu de l'arcade crurale, mais sont plus rapprochés de la partie interne de cette arcade. [Ils sont situés sur le milieu de la ligne qui joint l'épine iliaque antéro-supérieure à la symphyse du pubis (Tillaux), à 3 centimètres et demi de l'épine du pubis (Richet)].

Après avoir constaté que le repli falciforme recouvre complètement l'artère, et laisse à découvert la plus grande partie de la veine (fig. 18), désinsérer de l'arcade crurale la corne supérieure du repli et inciser la gaine vasculaire pour bien mettre à nu les vaisseaux fémoraux; détacher les adhérences qui unissent les vaisseaux aux parois de leur gaine et les mobiliser. On voit s'engager au-dessous des vaisseaux le feuillet profond de l'aponévrose fémorale. Partant du couturier, ce feuillet profond se porte en arrière et en dedans recouvrant le muscle psoas-iliaque, puis obliquement en avant et en dedans recouvrant le muscle pectiné; il vient rejoindre le feuillet superficiel devant les adducteurs. On peut, en raison de ses connexions, diviser le feuillet profond en deux parties, l'une externe iliaque, l'autre interne pectinéale. Le muscle psoas en dehors, le pectiné en dedans, circonscrivent un triangle profond, dont les côtés sont parallèles à ceux du triangle superficiel. La portion iliaque et la portion pectinéale de l'aponévrose profonde s'unissent en formant un angle obtus, dont le sommet postérieur répond à l'interstice des deux muscles Ces deux feuillets forment la paroi postérieure externe et postérieure interne de la loge que ferme en avant le feuillet superficiel de l'aponévrose fémorale. [En bas, la disposition de la loge est commandée par celle des muscles; en descendant, le psoas et le pectiné se rencontrent sous un angle de plus en plus obtus. Il s'ensuit que l'angle postérieur de la loge tend à s'émousser; les deux portions du feuillet profond tendent à se placer sur le même plan; elles se rapprochent en même temps du feuillet superficiel et finissent par se confondre avec lui au niveau du point où la saphène interne, de superficielle devient profonde. L'ensemble de la gaine a par suite l'aspect d'un entonnoir à sommet inférieur, dont la base supérieure s'ouvre vers la cavité abdominale, en arrière du ligament de Fallope. C'est à cette gaine que MM. Guyon et Tillaux donnent le nom de *canal crural*. Au contraire, MM. Richet et Rüdinger réservent le nom de *canal crural* à la partie interne de la loge, celle qui est occupée par les lympathiques et le tissu cellulaire lâche, et qui est fermée en avant par le fascia cribriformis.]

Il nous faut étudier maintenant comment se comportent les vaisseaux dans la partie supérieure de la région au niveau du point où ils passent de l'abdomen à la cuisse.

Le bord antérieur de l'os iliaque forme une gouttière à concavité antérieure. Cette gouttière est transformée en trou par le ligament de Fallope ou de Poupart ou arcade crurale, étendu de l'épine iliaque antéro-supérieure à l'épine du pubis (fig. 19). La partie externe de cet orifice est occupée par le psoas et sa gaine aponévrotique. La gaine s'attache en dehors à l'épine iliaque antérieure et supérieure, se porte en dedans en se confondant pendant un certain temps avec la partie externe de l'arcade crurale, se sépare de cette dernière à angle aigu et vient se terminer sur l'éminence ilio-pectinée. [Thompson a donné à cette portion de la gaine le nom de *bandelette ilio-pectinée*.] L'orifice placé en dehors de cette bandelette (*lacuna muscularis*), est occupé par le psoas. Dans la même gaine se trouve le nerf crural qui ne tarde pas à s'épanouir en ses différentes branches terminales. Ce qui reste de l'ouverture primitive se trouve limité en avant par la partie interne de l'arcade crurale, en dehors par la bandelette ilio-pectinée, en arrière par la branche horizontale du pubis. Cette ouverture est triangulaire : elle est rétrécie en arrière par le muscle pectiné et son aponévrose, en dedans par une série de fibres arciformes qui se détachent de l'extrémité interne de l'arcade crurale et viennent s'insérer sur la branche horizontale du pubis. Ces fibres forment un plan triangulaire dont la base regarde en dehors et se sent facilement en introduisant le doigt immédiatement en dedans de la veine et en essayant de déprimer les parties qui séparent le doigt de l'épine pubienne; le plan fibreux a deux faces, l'une supérieure inclinée en avant, l'autre inférieure inclinée en arrière. Il a été décrit par Gimbernat, d'où le nom de *ligament de Gimbernat* sous lequel il est connu. Les fibres arciformes du ligament de Gimbernat se terminent en se prolongeant en avant de la branche horizontale du pubis; elles forment au plan osseux une couverture fibreuse qu'Astley Cooper a décrite sous le nom de *ligament pubien.*

L'orifice ainsi rétréci (*lacuna vasorum*) livre passage tout à fait en dehors à la branche crurale du génito-crural, par sa partie moyenne à l'artère et à la veine fémorale, l'artère en dehors, la veine en dedans. Entre le veine et le bord tranchant du ligament de Gimbernat, une partie simplement comblée par du tissu conjonctif et des ganglions lympathiques, ou pour mieux dire par un ganglion lympathique assez volumineux, le ganglion de Rosenmüller [connu en France sous le nom de *ganglion de Cloquet* (fig. 19, 16)].

Il n'y a pas d'espace libre entre les organes qui passent sous l'arcade et les bords de l'orifice. La partie supérieure de la région est en effet fermée par un feuillet aponévrotique. La paroi abdominale est doublée dans son tiers inférieur par deux feuillets qui ont été bien décrits par M. Richet : en allant de la superficie vers la profondeur, le fascia transversalis fibreux et le fascia transversalis celluleux. D'après M. Richet, le fascia transversalis fibreux s'arrête à l'arcade crurale. D'après Thompson, au contraire, ce fascia passerait sous l'arcade et se prolongerait sur l'artère et la veine fémorale, leur constituant une gaine propre. D'après la description que M. Rüdinger donne de la fosse ovale, il semble admettre comme Thompson dans la gaine aponévrotique formée par le fascia lata, une deuxième gaine, la gaine proprement dite des vaisseaux fémoraux. Quant au fascia transversalis celluleux, il vient recouvrir comme un couvercle l'ouverture qui laisse passer les vaisseaux. Adhérent aux parois de l'orifice, il forme comme un diaphragme cellulo-aponévrotique qui ferme exactement le ventre, c'est le septum crural de Cloquet.]

L'orifice circonscrit par la partie interne de l'arcade de Fallope, le ligament de Gimbernat, l'aponévrose pectinéale et la bandelette ilio-pectinée forme ce qu'un certain nombre d'auteurs appelle l'anneau crural [c'est l'opinion admise par MM. Guyon et Tillaux; M. Richet, au contraire, désigne toute la partie qui est occupée par les gros vaisseaux sous le nom d'orifice de la gaine des vaisseaux fémoraux, et réserve le nom d'anneau crural à la partie comprise entre le ligament de Gimbernat et la veine].

Si on introduit son doigt dans le bassin et qu'on cherche à le faire saillir dans la région de l'aine, on peut, immédiatement en dehors du ligament de Gimbernat déprimer le septum crural vers la fosse ovale et même pénétrer dans cette fosse en perforant le septum. Le grand épiploon, un des viscères abdominaux, peuvent de même s'engager sous l'arcade en dedans des vaisseaux, et venir faire saillie à la partie supérieure de la cuisse. Ils se placent derrière la corne supérieure du repli falciforme (fig. 20) et au-dessus de lui, derrière le faible fascia cribriformis. Cette hernie a créé ainsi, en dedans et le long des vaisseaux fémoraux, un véritable canal dont l'orifice supérieur ou abdominal se trouve au niveau du septum et dont la fosse ovale représente l'orifice inférieur (1).

Les connexions des différents plans une fois étudiées, fendre longitudinalement, sur sa partie médiane, l'aponévrose du muscle psoas.

On trouve facilement entre le muscle iliaque et le muscle psoas, sortant par l'anneau musculaire de l'arcade crurale, le gros nerf crural qui se divise presque immédiatement à la partie supérieure

(1) D'après la conception des classiques français, ce qui se forme dans ces conditions n'est pas un canal, mais un entonnoir, puisque la partie inférieure du trajet n'est pas ouverte, mais est fermée par le *fascia cribriformis*, partie simplement affaiblie de l'aponévrose fémorale.

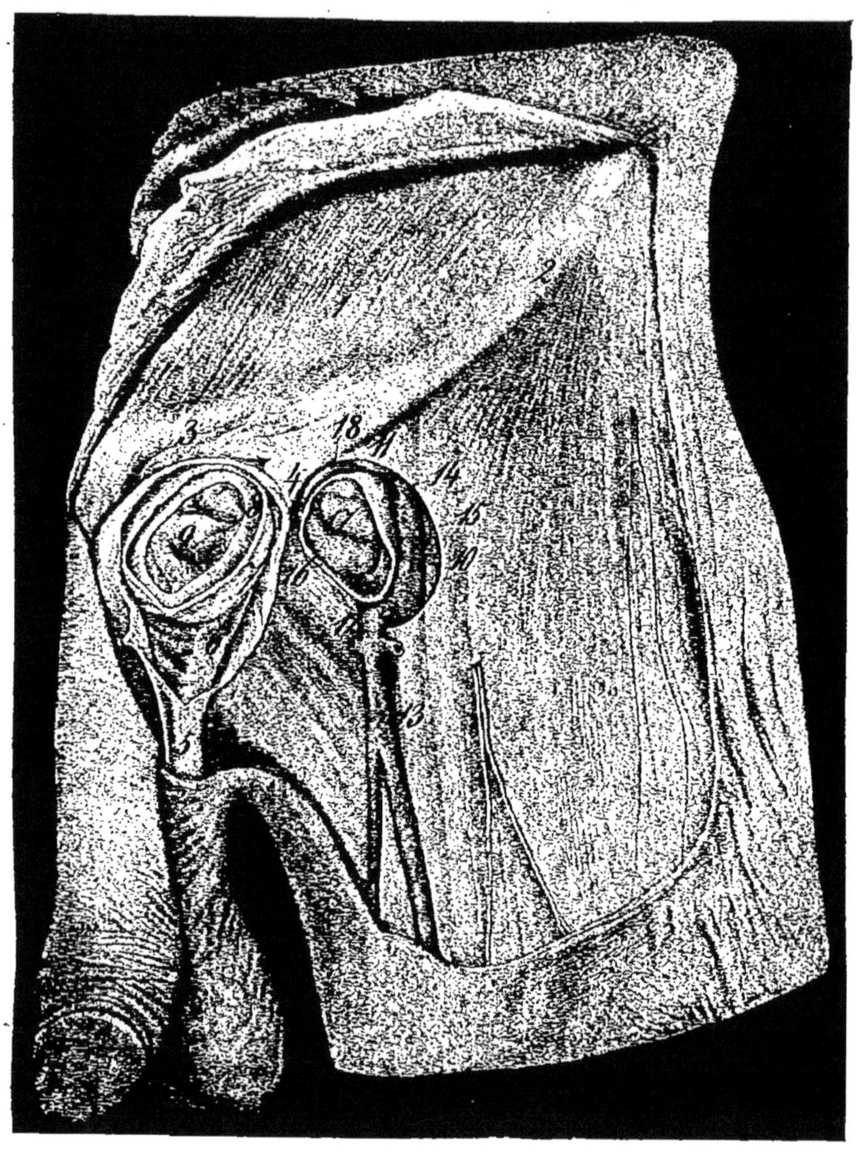

Fig. 20. — *Région de l'aine et canal inguinal avec une hernie crurale et une hernie inguinale.*

1, tendon du muscle grand oblique de l'abdomen. — 2, ligament de Poupart. — 3, plier interne de l'orifice inguinal extérieur. — 4, plier externe du même. — 5, tunique fibreuse commune refoulée par une hernie inguinale externe, représentant ainsi une paroi du sac. — 6, cordon. — 7, paroi plus profonde du sac. — 8, péritoine refoulé en dehors. — 9, anse intestinale et contenu du sac. — 10, repli falciforme du fascia lata. — 11, sa corne supérieure. — 12, sa corne inférieure. — 13, veine saphène interne. — 14, veine crurale. — 15, artère crurale. — 16, péritoine formant le sac d'une hernie crurale. — 17, anse d'intestin grêle contenue dans le sac. — 18, artère obturatrice, née de l'épigastrique et refoulée hors de la cavité du bassin, elle est immédiatement accolée au sac ; la veine du même nom présente la même disposition.

de la cuisse en ses nombreuses branches terminales : [Le musculo-cutané interne qui pénètre dans la gaine de vaisseaux et va se distribuer au pectiné et au premier adducteur ; le musculo-cutané externe, le nerf du triceps et le saphène interne. Ce dernier s'engage bientôt dans la gaine vasculaire et se place devant l'artère]. Le feuillet profond de l'aponévrose est perforé par les branches qui se détachent de la fémorale : les artères honteuses externes, profonde et superficielle, les circonflexes fémorales interne et externes, des branches musculaires, et plus bas, l'artère fémorale profonde, dont les rameaux perforants irriguent les adducteurs et les fléchisseurs. Toutes ces artères sont accompagnées de deux veines, présentant le même trajet.

Au point de vue de la situation relative de la veine et de l'artère fémorale, ces deux vaisseaux sont placés en haut, dans l'orifice des vaisseaux, l'un à côté de l'autre et facilement séparables ; mais plus bas, la veine vient se placer peu à peu derrière l'artère et lui adhère si intimement, que, dans la ligature, il est très difficile d'isoler les deux vaisseaux.

Outre le nerf crural déjà signalé, on trouve encore dans la région de l'aine, derrière le moyen adducteur et le pectiné, le nerf obturateur dont les branches se rendent aux muscles adducteurs et au muscle droit interne. Le muscle pectiné reçoit une branche du nerf crural comme nous l'avons vu plus haut.

Si l'on pénètre profondément sous le muscle psoas-iliaque, en le coupant parallèlement à la branche horizontale du pubis, on trouve entre le muscle et l'os une grande bourse séreuse, la bourse du psoas (1), qui peut dans les cas d'épanchement passer à travers les fibres du muscle et simuler une hernie crurale. Parfois, la bourse du psoas communique avec l'articulation de la hanche. Après avoir enlevé complètement le muscle psoas-iliaque, on rencontre le ligament de Bertin et la capsule de la hanche.

(1) *Bursa subiliaca.*

2. Région fessière.

Sous le nom de région fessière nous comprenons le territoire qui s'étend de la crête iliaque en haut, au sillon fessier en bas ; du sacrum en dedans à une ligne descendant verticalement de l'épine iliaque antérieure et supérieure en avant. Le grand trochanter est par conséquent compris dans la région.

Sur les limites de cette région, inciser la peau et en former un lambeau qu'on relèvera en haut et en dehors avec le coussinet adipeux fortement développé, mais sans intérêt dans cette région ; il renferme des veines sous-cutanées. Les rameaux cutanés ascendants qui se détachent du petit sciatique (1) bien que difficiles à trouver doivent être recherchés. [De même dans la partie supérieure on mettra à découvert la branche fessière du grand abdomino-génital, et en avant la branche fessière du fémoro-cutané.] Préparer ensuite l'aponévrose, elle est formée de faisceaux fibreux entre-croisés. Très faible sur le muscle grand fessier, elle devient plus forte en avant sur le muscle moyen fessier auquel elle donne insertion par sa face profonde. Pour en faire une belle préparation, tendre fortement la peau et le tissu cellulaire sous-cutané et les détacher en rasant l'aponévrose. Très souvent on rencontre au niveau du grand trochanter une bourse séreuse sous-cutanée.

La préparation du muscle grand fessier peut être commencée suivant le but que l'on se propose soit par le bord supérieur, soit par le bord inférieur. L'aponévrose qui recouvre le muscle doit être séparée à l'aide de coups de scalpel, parallèles aux faisceaux musculaires ; autant que possible, il faut l'enlever en une seule couche.

Le muscle grand fessier mis à découvert, étudier ses insertions, on voit qu'il s'attache sur la partie postérieure [2/5] de la crête iliaque, sur la face postérieure du sacrum et du coccyx, sur le grand ligament sacro-sciatique (2). Ses fibres, nées de ces différents points, se portent en bas et en dehors, recouvrent la tubérosité de

(1) *Nervus cutaneus femoris posterior.*

(2) *Ligamentum tuberoso-sacrum.*

l'ischion et le grand trochanter et se terminent, les superficielles dans le fascia lata, les profondes au-dessous du grand trochanter à la ligne de bifurcation externe de la ligne âpre. [Une bourse séreuse large mais mal développée sépare l'ischion du grand fessier.]

Pour préparer les organes situés plus profondément, il n'est pas nécessaire d'enlever le muscle dans son entier; ouvrir simplement une fenêtre dans le corps charnu du grand fessier. On peut étudier ainsi les rapports que le grand fessier affecte avec les organes profonds. On mène trois incisions parallèles, la première au bord antéro-supérieur, la deuxième au bord antéro-inférieur, la troisième au bord postéro-inférieur du muscle, qu'on incise dans toute son épaisseur. On trace ainsi un lambeau que l'on libère à sa face profonde et que l'on relève en haut (fig. 21).

Il faut faire les incisions avec prudence, car il y a un certain nombre d'organes dont il faut éviter à tout prix la blessure : ce sont en bas le petit nerf sciatique, en dehors la séreuse qui sépare le tendon du grand fessier du grand trochanter. Disséquer avec un instrument mousse la face profonde du lambeau musculaire relevé, pour épargner autant que possible les nerfs et les vaisseaux qui pénètrent dans le grand fessier à ce niveau (fig. 21) : ce sont le nerf fessier inférieur, branche du petit sciatique, des artérioles, branches de l'ischiatique. [La branche superficielle de l'artère fessière suit la ligne courbe demi-circulaire inférieure entre le grand et le moyen fessier.] Des veines volumineuses accompagnent les artères. Poursuivre ces organes jusqu'à leur sortie de l'échancrure sciatique. Les branches du petit nerf sciatique et de l'artère ischiatique émergent au-dessous du muscle pyramidal, l'artère fessière au-dessus de ce muscle.

Le lambeau musculaire relevé, on rencontre une large gouttière remplie de graisse et de tissu cellulaire, limitée en dehors par le grand trochanter, en dedans par la tubérosité ischiatique; dans cette gouttière repose le grand nerf sciatique.

Avant de pénétrer jusqu'à lui, poursuivre sous le grand fessier le nerf petit sciatique plus superficiel. Au niveau du bord inférieur du muscle grand fessier ce nerf donne quelques rameaux cutanés ascendants, puis se divise en branche interne ou génitale qui gagne le sillon périnéo-crural en passant sous le grand tro-

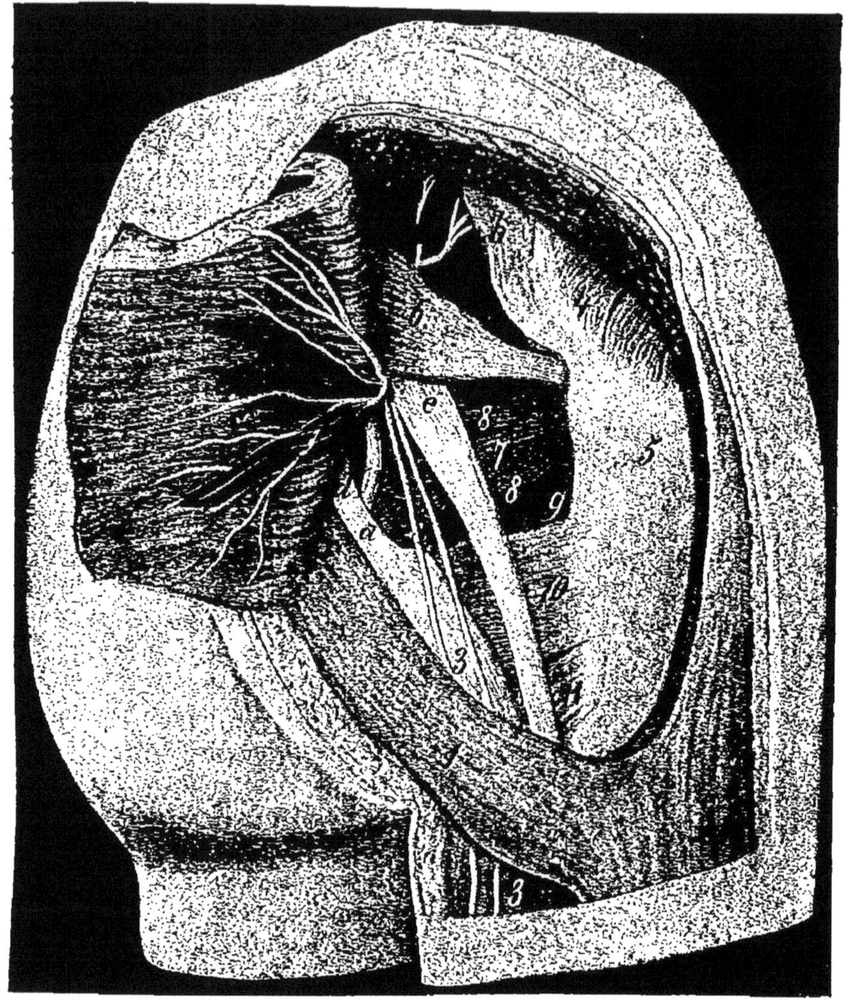

Fig. 21. — *Région fessière avec les organes profonds.*

1, grand fessier coupé en partie et relevé en dehors. — 2, portion inféro-externe du grand fessier dont l'extrémité inférieure se perd dans le fascia lata. — 3, fléchisseurs de la jambe partant de la tubérosité de l'ischion. — 4, muscle moyen fessier. — 5, grand trochanter. — 6, muscle pyramidal. — 7, obturateur interne. — 8, jumeaux supérieur et inférieur. — 9, muscle obturateur externe. — 10, muscle carré fémoral. — 11, grand adducteur. — *a*, grand ligament sacro-sciatique. — *b*, vaisseaux et nerfs fessiers supérieurs. — *c*, vaisseaux et nerfs fessiers inférieurs. — *d*, nerf honteux interne et l'artère de même nom. — *e*, nerf sciatique. — *f*, nerf petit sciatique.

chanter, et branche fémoro-poplitée qui gagne la partie postérieure de la cuisse. Un peu plus profondément se trouve (fig. 21, *c*) le nerf sciatique(1), le plus souvent divisé en ses deux branches principales, nerf sciatique poplité externe et nerf sciatique poplité interne. Il est compris dans une véritable gaine cellulo-adipeuse et sort du bassin par la grande échancrure sciatique, au-dessous du muscle pyramidal, placé tout à fait en dehors au côté externe des vaisseaux. — Il repose en avant sur la face postérieure des muscles rotateurs du fémur, obturateur interne, jumeaux supérieur et inférieur, carré fémoral ; à égale distance de la tubérosité de l'ischion et du grand trochanter [un peu plus rapproché de l'ischion d'après M. le Pr Sappey]. Du grand nerf sciatique se détachent des rameaux moteurs destinés aux muscles fléchisseurs de la cuisse, demi-tendineux, demi-membraneux, et longue portion du biceps. Les nerfs bien isolés jusqu'à leur origine, passer à l'étude des muscles rotateurs placés plus profondément, particulièrement le muscle carré fémoral étendu de la tubérosité de l'ischion à la ligne inter-trochantérienne ; le muscle jumeau inférieur accolé au bord supérieur du précédent, l'obturateur interne, et le jumeau supérieur qui viennent s'insérer ensemble dans la fossette digitale (2). Enfin, immédiatement appliqué à la capsule, le tendon de l'obturateur externe. — Dans la partie inférieure de la fenêtre, on aperçoit les fléchisseurs de la cuisse, se détachant de la tubérosité de l'ischion par un tendon commun. En avant le moyen fessier et le pyramidal viennent se terminer sur le grand trochanter.

Entre le bord supérieur du pyramidal et le bord supérieur de la grande échancrure sciatique émergent les vaisseaux fessiers, destinés aux trois fessiers, et le nerf fessier supérieur destiné au moyen, petit fessier et tenseurs du fascia lata (fig. 21, *b*). L'artère fessière se divise immédiatement en deux branches. La branche superficielle passe entre le grand et le moyen fessier, suivant la ligne courbe demi-circulaire supérieure ; elle donne des branches aux muscles entre

(1) *Nervus ischiadicus*. [La division prématurée du sciatique est regardée en France comme l'exception ; cette disposition serait la règle dans les races du Nord au dire de Rosenmüller.]

(2) *Fossa trochanterica*. [D'après les classiques français cette fossette est réservée à l'obturateur externe. L'obturateur interne s'insère à la face interne du grand trochanter un peu au-dessus et en avant du muscle précédent.]

lesquels elle est située, mais principalement au premier. La branche profonde passe entre le moyen et petit fessier et se subdivise à son tour. La branche la plus élevée suit la ligne courbe demi-circulaire inférieure, la branche inférieure passe à égale distance de cette ligne et du grand trochanter. Elle irrigue les deux muscles fessiers profonds.

Pour suivre ces organes dans tout leur trajet il faut inciser le bord postérieur du moyen fessier dans sa portion tendineuse. On prépare en même temps le petit fessier sous-jacent au moyen fessier. [Chaque rameau de l'artère fessière profonde est accompagnée par une branche du nerf fessier supérieur. — La branche la plus élevée est destinée principalement au moyen fessier, la branche inférieure au petit fessier et au tenseur du fascia lata.]

Détacher ensuite le grand fessier au niveau de ses insertions au grand ligament sacro-sciatique; on découvre ainsi le grand et le petit (1) ligament sacro-sciatique, les vaisseaux honteux internes (2) et le nerf du même nom (fig. 21, *d*). Ces organes sortent de la grande échancrure sciatique sous le pyramidal, passent sur le petit ligament sacro-sciatique, puis s'engagent dans la petite échancrure sciatique pour se porter en avant et en bas dans le périnée. Dans tout son trajet le nerf est le plus superficiel, la veine est placée immédiatement au-dessous, et c'est seulement sous la veine qu'on rencontre l'artère entourée d'un véritable plexus veineux.

[Outre le nerf sciatique, les vaisseaux et nerf honteux en voit émerger de l'échancrure sciatique l'artère ischiatique. Cette artère est d'abord placée tout à fait en dedans, elle donne des branches nombreuses au grand fessier, puis descend obliquement en bas et en dehors pour aller s'accoler au grand nerf sciatique.

La région fessière présente un grand nombre de bourses séreuses. — Outre la bourse qui sépare le grand fessier de l'ischion, celle qui sépare ce muscle du grand trochanter, il faut signaler : la bourse qui sépare le petit fessier de la partie antéro-supérieure du grand trochanter; la bourse située entre les tendons du moyen fessier et du pyramidal, la bourse située entre l'obturateur interne

(1) *Ligamentum spinoso-sacrum.*

(2) *Vasa pudenda communa.*

et la capsule articulaire, enfin une dernière bourse séreuse placée entre la capsule et l'obturateur externe. Les premières ont été signalées par Monrœ, celle de l'obturateur externe par Synnestvodt qui ne l'a rencontrée que deux fois sur dix.]

3. Région crurale antérieure.

La région crurale correspond au tiers moyen de la cuisse. Nous décrirons successivement une région crurale antérieure, une région crurale postérieure. Faire des adducteurs une région spéciale ne me paraît pas utile, car les connexions de la face antérieure et de la face postérieure de ces muscles sont nécessairement étudiées avec les régions correspondantes de la cuisse dont on ne peut par suite les séparer.

Pour disséquer la région, détacher à la partie antérieure de la cuisse un lambeau cutané quadrangulaire limité par deux incisions transversales contiguës, en haut à la région de l'aine, en bas à la région du genou, reliées en dehors ou en dedans suivant le but qu'on se propose par une incision longitudinale. Le lambeau cutané ainsi formé est rejeté en dehors ou en dedans. On tombe sur le tissu cellulo-adipeux sous-cutané en général très développé. A la face profonde de ce tissu, au voisinage de l'aponévrose superficielle, on rencontre des veinules et des rameaux nerveux. Pour les préparer il suffit de fendre la couche cellulo-adipeuse et l'aponévrose qui les recouvre. Si on a préparé déjà sur le même sujet la région de l'aine il suffit de poursuivre les vaisseaux et nerfs mis à nu dans cette région.

Dans la partie externe de la région on rencontre les branches fémorales du nerf fémoro-cutané. A peu près exactement sur la partie médiane de la cuisse s'étale le plus important des nerfs sensitifs de la région, le nerf musculo-cutané externe, déjà divisé en plusieurs branches, branches perforantes dont l'extrémité inférieure va se perdre au delà des limites de la région. Un peu plus en dedans court la veine saphène interne accompagnée de plusieurs filets nerveux. Le petit saphène est placé non loin de la veine (1). Il perfore le fascia lata en un point assez variable. On remarque en outre un grand nombre de vaisseaux lymphatiques qui montent avec la veine saphène interne derrière le condyle interne du fémur ; ils se dirigent vers la région de l'aine pour se terminer dans les ganglions cruraux.

Les vaisseaux et nerfs mis à nu, préparer le fascia lata en enlevant les lambeaux du tissu cellulo-adipeux sous-cutané qui adhèrent encore à l'aponévrose. Le fascia lata enveloppe lâchement le groupe des extenseurs. De sa face profonde se détache en dehors et en dedans un septum ou ligament inter-musculaire qui se porte vers le fémur et vient prendre insertion sur le plan osseux (fig. 22). L'aponévrose et les deux lames qui s'en détachent forment ainsi une loge qui est occupée par les extenseurs de la cuisse. — Le plan aponévrotique n'adhère pas aux muscles et leur laisse par suite une grande liberté dans les différents mouvements ; mais il les applique fortement les uns contre les autres et contre le plan osseux. Aussi pendant leur contraction les muscles tendent à faire hernie et peuvent s'étrangler à travers une déchirure ou une incision de l'aponévrose (2).

Pour préparer les muscles de la partie antérieure de la cuisse, fendre l'aponévrose le long du bord externe du muscle couturier et la relever en dedans jusqu'au muscle droit interne (3). Les deux muscles convergent en descendant. On libère en dehors le muscle quadriceps dont les quatre chefs sont, au point de vue topographique, groupés de la manière suivante : le muscle droit antérieur de la cuisse est le plus superficiel, et placé sensiblement au milieu de la loge, le muscle vaste externe occupe la partie externe de la cuisse. Il naît de la lèvre externe de la ligne âpre et de la cloison intermusculaire externe, par une série de faisceaux

(1) *Nervus saphenus minor*. [Le mode de division du musculo-cutané externe est assez variable. Tandis que M. Cruveilhier décrit deux perforants et un rameau cutané interne, accessoire du saphène interne, Krause, Arnold, Hyrtl, Valentin, décrivent seulement deux rameaux cutanés. La nomenclature des auteurs a varié avec la description qu'ils ont adoptée. Le petit nerf saphène cité ici paraît être le même rameau que l'accessoire du saphène interne de Cruveilhier et Sappey.]

(2) Richet, comme Rüdinger, ne met dans la loge antérieure que le triceps, M. Tillaux y joint les adducteurs.

(3) *Gracilis internus*.

qui se portent en bas et en dedans en décrivant autant d'arcs à concavité supérieure et interne. Le muscle vaste interne occupe la partie interne de la loge. Il part de la lèvre interne de la ligne âpre et de la face interne du fémur ; ses fibres décrivent en descendant des arcs à concavité supérieure et externe ; enfin le vaste moyen ou muscle crural est placé très profondément et prend insertion sur la partie antérieure du fémur, mais on ne peut le voir qu'après avoir séparé à leur partie supérieure les chefs du vaste externe et du vaste interne (1). Ces quatre muscles entourent le squelette presque complètement jusqu'à la ligne âpre et empêchent ainsi jusqu'à un certain point, dans les fractures du fémur, l'écartement des fragments. En avant et en bas, les quatre chefs se confondent, ils convergent vers un tendon commun aplati qui va se fixer à la base et aux bords latéraux de la rotule. Nous reviendrons sur ces insertions inférieures en décrivant la région antérieure du genou.

Pour découvrir les gros vaisseaux de la région, prendre le muscle couturier comme point de repère, soulever le bord externe du muscle et le récliner en dedans. On aperçoit le feuillet profond du fascia lata, placé derrière le couturier. Immédiatement en arrière de lui se trouvent les vaisseaux. Ce feuillet forme ainsi la paroi antérieure de la gaine vasculaire. On trouve successivement dans la gaine : en dehors le nerf saphène externe, côtoyé par le nerf du vaste interne, nerf qu'on confond souvent avec le saphène [bien qu'il ne soit pas placé comme lui dans la gaine vasculaire ; à côté du saphène interne, un rameau moins important, l'accessoire du saphène interne, branche du musculo-cutané externe placé comme lui dans la gaine des vaisseaux]. Le saphène interne n'accompagne pas l'artère et la veine fémorale dans le canal des adducteurs, mais reste devant ces muscles. Il s'échappe par un orifice de la paroi antérieure de la gaine, fournit des filets anastomotiques au nerf obturateur et à l'accessoire, puis continue son trajet, mais est alors sus-aponévrotique.

(1) [Voir Poirier, *Progrès médical*. 1888. M. Poirier fait remarquer que la face interne du fémur est totalement dépourvue d'insertion musculaire. Cette face sépare nettement le vaste interne du crural].

En dedans du nerf, l'artère fémorale, et derrière celle-ci très adhérente à l'artère, difficile par suite à en séparer, la veine fémo-

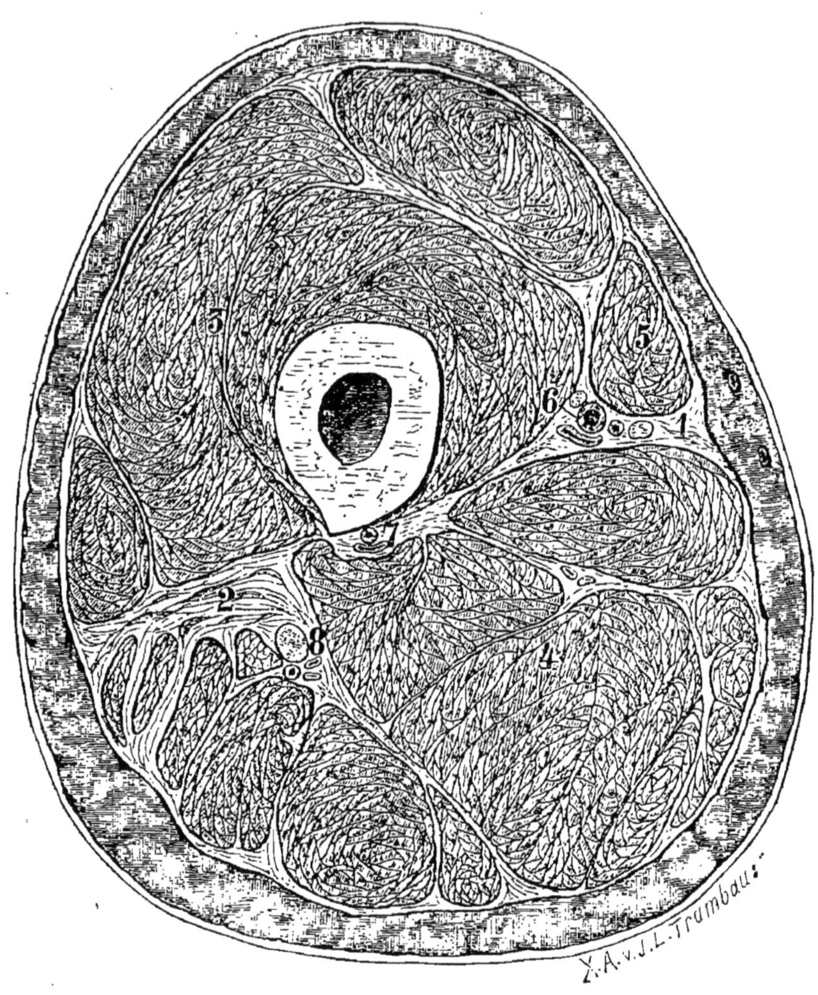

Fig. 22. — *Coupe transversale de la cuisse droite, fragment supérieur vu d'en bas,* d'après Rotter. *Au centre de la figure, la coupe du fémur.*

1, ligament ou septum intermusculaire interne. — 2, ligament ou septum intermusculaire externe. — 3, différents chefs du quadriceps. — 4, adducteurs. — 5, couturier. — 6, nerf saphène interne, veine et artère fémorales en dedans et en arrière du couturier. — 7, troisième artère perforante et veine qui l'accompagne. — 8, nerf sciatique.

rale. Les deux vaisseaux reposent dans la grande gouttière formée par le grand adducteur en dedans, le vaste interne en dehors. Ils sont recouverts par un feuillet aponévrotique qui s'étend comme un pont du grand adducteur au vaste interne. Dans la partie supérieure de la cuisse, ce feuillet est mince, dans la partie inférieure l'aponévrose s'épaissit. Il en résulte que les vaisseaux, sont contenus dans un véritable canal, le canal de Hunter. Dans ce canal, l'artère est le plus souvent enveloppée d'un véritable réseau veineux composé d'une série de petites branches, disposition que nous rencontrerons encore dans d'autres régions. Ce réseau veineux a pour but de permettre aux battements artériels de se produire sans que les parois artérielles soient exposées à venir se contusionner contre les parois fibreuses de l'anneau des adducteurs. La gaine présente immédiatement en avant du tendon du grand adducteur, dans sa partie supérieure, un ou deux orifices par lesquels s'échappent l'artère grande anastomotique et le nerf saphène interne.

Pour terminer la préparation de la région, il ne nous reste plus qu'à poursuivre la dissection des muscles grand adducteur et vaste externe. Isoler ensuite les nerfs et les petits vaisseaux qui se rendent au quadriceps de la cuisse. Une section transversale des muscles de la cuisse jusqu'au périoste, fait seule bien voir les connexions des plans musculaires et du squelette osseux.

4. Région crurale postérieure.

La région crurale postérieure comprend le tiers moyen de la face postérieure de la cuisse. La région ne possède pas de limites précises.

Pratiquer immédiatement au-dessous du sillon fessier en haut, et à environ 8 ou 10 centimètres au-dessus du pli de flexion du genou en bas, deux incisions transversales. Relier par une incision longitudinale les extrémités externes ou internes des incisions transversales, et relever la peau et le tissu cellulo-adipeux. Dans le tissu cellulo-adipeux sous-cutané on rencontre des veines sous-cutanées qui se portent en avant et en dedans vers la grande veine saphène, et souvent aussi vers la petite veine saphène ou saphène externe, dans les cas assez fréquents où cette veine, au lieu de pénétrer immédiatement dans le creux poplité, reste sous-cutanée dans presque toute l'étendue de la région crurale posté rieure. [Normalement une branche veineuse importante se détach de la saphène externe dans sa partie terminale, et parcourt l face postérieure de la cuisse, constituant la saphène postérieure. Des branches du nerf fémoro-poplité émergent à travers l'aponé vrose, le tronc même du nerf étant le plus souvent encore sous aponévrotique dans cette région [et ne devenant sous-cutané qu dans le tiers moyen de la cuisse]. Après avoir préparé les veine et les nerfs, on peut étudier l'aponévrose en la nettoyant san s'astreindre à relever le tissu cellulo-adipeux en une seule couche L'aponévrose est assez forte en dehors et elle est redevable de c développement, principalement au tendon du muscle grand fessie rayonnant dans l'aponévrose, presque jusqu'au milieu de l cuisse. Après avoir découvert le nerf fémoro-poplité, sépare les muscles de l'aponévrose et les isoler; on remarquera les ra meaux des branches perforantes de l'artère fémorale profonde qui de la profondeur, se rendent à la peau en traversant l'aponévrose Les muscles fléchisseurs faciles à sentir et à saisir, même à l'exté rieur, au travers de la peau, naissent de la tubérosité de l'ischio par un tendon commun. Dans la région crurale ils sont encor accolés l'un à l'autre, séparés seulement par une mince couch de tissu cellulaire.

La longue portion du biceps fémoral descend dans la parti externe de la région; c'est le long et en dehors de son corp charnu qu'émergent les artères perforantes et l'artère circonflex postérieure; plus profondément et en bas la courte portion s détache de la ligne âpre; les deux nerfs convergent et s'unis sent dans la partie inférieure de la cuisse. Plus en dehors, l muscle vaste externe s'engage par ses faisceaux les plus élevé sous le muscle grand fessier. Ses fibres se portent oblique ment en bas et en avant, séparées de la courte portion du bicep par le septum intermusculaire externe. En dedans de la longu portion du biceps, se trouvent : superficiellement le demi-tendi neux, plus profondément le demi-membraneux. Chacun de ce muscles reçoit une branche du nerf sciatique, sauf le demi membraneux qui en reçoit ordinairement deux. Ces branche naissent dans la partie supérieure de la région et abordent le muscle de haut en bas. Les vaisseaux sont fournis par des branches des artères perforantes. Nerfs et vaisseaux doivent être conservés avec soin. En isolant les muscles on aperçoit, séparé d'eux par du tissu cellulaire lâche, le grand nerf sciatique dont les deux branches terminales, nerf sciatique poplité interne et nerf sciatique poplité externe, sont encore, dans le cas où le sciatique se divise prématurément, enveloppées dans une même gaine. Isoler et nettoyer ce puissant tronc nerveux [en respectant les branches qui s'en détachent. Ce sont deux ou trois filets destinés à la longue portion du biceps, le nerf du demi-tendineux, les deux nerfs du demi-membraneux, le nerf du grand adducteur et le nerf de la courte portion du biceps]. En avant du nerf, le muscle grand adducteur forme le plancher de la région. Il se détache de la branche descendante du pubis, ascendante de l'ischion, et de la tubérosité de l'ischion. Il se développe en éventail et va s'insérer sur la ligne âpre du fémur; il présente un certain nombre d'orifices destinés à laisser passer les artères perforantes, artères qui irriguent les fléchisseurs et une partie du vaste externe. Les veines, au nombre de deux pour chaque artère, passent également par les trous du grand adducteur; elles représentent des branches d'origine importante de la fémorale profonde. [Tout à fait en haut le plan charnu du grand adducteur est prolongé par le carré crural dont le sépare la partie la plus élevée du petit adducteur s'insinuant entre les deux muscles. Le grand adducteur monte d'autant plus haut que le petit adducteur est moins développé (Henle) (1). Entre le petit adducteur et le carré crural passe la circonflexe postérieure qui constitue ainsi une véritable perforante accessoire supérieure (Farabeuf)] (2).

5. Région antérieure du genou.

Cette région est limitée en haut par une ligne transversale passant à 5 centimètres au-dessus de la base de la rotule; cette ligne

(1) Henle, *Anatomie descriptive.*
(2) Farabeuf, *Cours de la Faculté*, 1891.

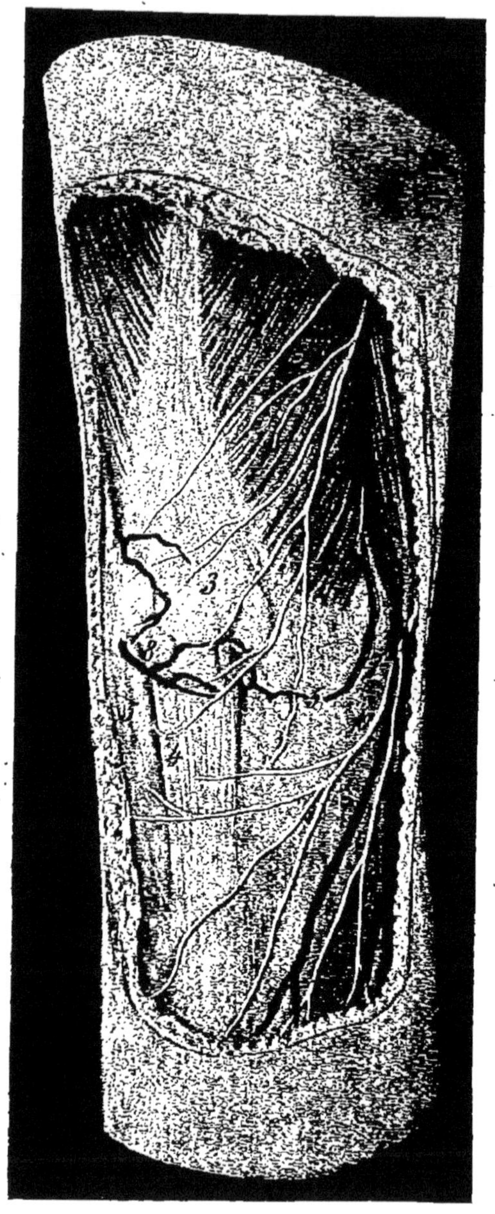

Fig. 23. — *Face antérieure du genou.*

1, vaste externe. — 2, vaste interne. — 3, les deux muscles convergeant sur le tendon rotulien. — 4, ligament rotulien. — 5, capsule fibreuse de l'articulation du genou. — 6, muscle couturier. — 7, artère articulaire supérieure et interne. — 8, artère articulaire supérieure et externe. — 9, veine saphène interne. — 10, branche rotulienne du nerf saphène interne.

répond approximativement à la partie la plus élevée du cul-de-sac sous-tricipital du genou ; en bas par une ligne transversale passant sur la partie la plus élevée de la crête tibiale et de la tête du péroné. Une ligne verticale passant par la tête du péroné et le condyle externe du fémur, marque la limite externe ; une ligne passant sur le condyle interne marque la limite interne. Ces deux lignes verticales séparent la région antérieure de la région postérieure du genou. Relever la peau en une sorte de volet. Le tissu cellulo-adipeux assez développé dans les parties supérieures et latérales de la région ne forme en bas et en avant qu'une mince couche. Il en résulte que la rotule est à l'état normal facile à explorer, même chez les individus chargés de graisse.

Devant la rotule, deux bourses séreuses : l'une est sous-cutanée et placée directement sous la peau, l'autre est sous-aponévrotique et placée au-dessous de l'aponévrose. L'aponévrose présente très souvent dans cette région des orifices, de sorte que des communications peuvent s'établir entre les deux bourses prérotuliennes. Mais jamais ces bourses ne communiquent avec l'articulation du genou (1).

Les nerfs cutanés de la région sont fournis par le fémoro-cutané, par les rameaux perforants du musculo-cutané externe et par la branche rotulienne du nerf saphène interne (fig. 23, 10). Ce dernier fournit également des branches articulaires. Les veines sont tributaires de la saphène interne ; elles sont peu développées, aussi est-il difficile de les préparer sur des sujets non injectés ; elles sont d'ailleurs sans importance. En enlevant le tissu cellulaire sous-cutané, on met à nu l'aponévrose. [En dedans elle recouvre les tendons aplatis du muscle couturier, droit interne et demi-tendineux, tendons qui forment ce que l'on appelle la patte d'oie.] En avant l'aponévrose adhère à la partie antérieure de la capsule du genou et contribue ainsi à la renforcer. En haut elle se prolonge sur le muscle quadriceps de la cuisse auquel elle adhère lâchement. En dehors elle est puissamment renforcée par l'expansion aponévrotique du tenseur du fascia lata et par une expansion analogue du

(1) [Sur cette question voir POIRIER, *Bourses séreuses* (*Arch. génér. de médec.*, 1886)].

muscle grand fessier. Cette expansion fibreuse passe en dehors et en arrière de la rotule pour se rendre au tibia : elle constitue le ligament ilio-tibial ou bandelette de Maissiat. Cette bandelette contribue à limiter les mouvements d'adduction de la cuisse. Sa face profonde adhère à la capsule dont il est difficile de la séparer.

Sur les parties latérales de la rotule, on voit descendre les tendons des muscles vaste externe et vaste interne. Ils se confondent avec la capsule du genou qu'ils renforcent et qu'ils tendent dans l'extension empêchant ainsi son pincement. Les lames tendineuses du quadriceps crural [droit antérieur de la cuisse, vaste moyen, vaste externe, vaste interne] convergent vers la base et la partie supérieure des bords de la rotule où elles se confondent avec le périoste. De chaque côté de la rotule, la capsule articulaire présente des points faibles; c'est là qu'on la voit faire saillie soit quand on a injecté la synoviale, soit quand un épanchement pathologique distend sa cavité.

Le réseau articulaire du genou recouvre la partie antérieure de la région de ses nombreuses ramifications soit sus, soit sous-aponévrotiques. Il est formé par les artères articulaires supérieures et inférieures, par l'artère grande anastomotique (1) (fig. 23, 7) [et par la récurrente tibiale antérieure].

Tous les organes superficiels disséqués et étudiés, ouvrir l'articulation (2) du genou, en coupant transversalement le ligament rotulien et en le rejettant en bas. On aperçoit au-dessous du ligament une bourse séreuse, la bourse prétibiale. Cette bourse ne communique pas avec l'articulation du genou. En relevant la rotule on met à découvert de nombreux plis synoviaux remplis de graisse flottant dans l'articulation, ces plis forment à la rotule un véritable coussinet adipeux : c'est le ligament adipeux qui en arrière va s'unir aux ligaments croisés et a pour but de remplir les vides qui tendent à se produire dans l'articulation à l'occasion des différents mouvements. En haut la cavité articulaire envoie un

(1) *Arteria musculo-articularis.*

(2) [Dans le pavillon de dissection de la Faculté de médecine de Paris, les ligaments péri-articulaires doivent toujours être disséqués d'abord. C'est seulement quand la capsule est bien disséquée que l'articulation est ouverte s'il y a lieu.]

prolongement qui remonte sous le quadriceps à 5 ou 8 centimètres au-dessus de la base de la rotule. Il faut considérer ce prolongement comme une bourse séreuse en communication avec l'articulation. La paroi antérieure du prolongement est déprimée par le tendon du muscle quadriceps.

Fléchissant le genou, on rend accessibles les ligaments croisés qui se détachent de la face profonde des condyles. Le ligament croisé antérieur se porte de la dépression intercondylienne antérieure du tibia à la face interne du condyle externe. Le ligament croisé postérieur plus difficile à atteindre se porte de la face externe du condyle interne à la fosse intercondylienne postérieure du tibia.

Examiner ensuite les ménisques, étudier leur forme, leurs connexions étendues avec la capsule, puis les ligaments accessoires et extérieurs dont l'interne se détache de la tubérosité du condyle interne du fémur pour se terminer sur la face interne du tibia, et dont l'externe va de la tubérosité du condyle externe à la tête du péroné. On peut se rendre compte du rôle de ces ligaments, en fléchissant et étendant successivement le genou. Constater également que le mouvement de rotation de la jambe autour de son axe longitudinal, nul dans l'extension, acquiert une certaine étendue dans la flexion. Ce sont les ligaments accessoire externe et interne, qui joints aux ligaments croisés, donnent au genou son extraordinaire solidité en rapport avec le rôle physiologique de cette articulation.

6. Région postérieure du genou ou région poplitée.

Les limites de la région postérieure du genou sont marquées en haut et en bas par une ligne transversale passant à 6 ou 7 centimètres de l'interligne articulaire. Les condyles fémoraux et l'espace qui les sépare font donc partie de cette région. Faire sur la peau de la région deux incisions transversales répondant aux limites indiquées. Réunir ces deux incisions transversales par une incision verticale, placée en dehors et en dedans suivant la commodité de l'opérateur. Relever la peau, en dedans disséquer avec précaution pour ne pas couper la grande veine saphène qui passe derrière le condyle interne du fémur et le nerf saphène interne qui l'accompagne. Au-dessous de la peau, une couche de tissu cellulo-adipeux : constater que la peau adhère assez intimement à l'aponévrose. Dans le tissu cellulo-adipeux sous-cutané rampe un grand nombre de petites veines venant du mollet. La veine petite saphène ou saphène externe (fig. 24, 7) perfore l'aponévrose dans cette région quand elle n'est pas devenue déjà sous-aponévrotique dans la région du mollet (1).

De sa partie terminale se détache un rameau important, la veine saphène postérieure, qui monte sur la face postérieure de la cuisse pour aller aboutir à la saphène interne. La veine est accompagnée dans son trajet par une artériole, branche de l'une des jumelles.

La veine saphène interne est côtoyée par quelques gros troncs lymphatiques et par le nerf saphène interne placé devant la veine. La veine et nerf saphènes internes répondent à la partie postérieure du condyle. Quelques filets destinés au creux poplité se détachent du nerf saphène interne et du fémoro-poplité.

Ces organes une fois découverts, libérer l'aponévrose poplitée ; cette aponévrose se continue avec le fascia lata. Tendue au-dessus de différents organes du creux poplité, elle permet cependant de les sentir par la palpation chez les sujets peu chargés de graisse.

Sous l'aponévrose on aperçoit par transparence les muscles et les tendons qui entourent le creux poplité. D'abord le groupe interne qui descend de la cuisse. Il comprend : tout à fait en dedans le muscle couturier qui devient tendineux au-dessous du condyle interne et va s'insérer à la face interne du tibia ; un peu en dehors et en arrière de lui, les tendons du droit interne et du demi-tendineux (fig. 24, 2 et 3) ; enfin, devant ce dernier, plus profondément par conséquent, le tendon du demi-membraneux (fig. 24, 4). Entre ces tendons et le condyle interne du fémur se trouvent une ou plusieurs bourses séreuses. Après avoir isolé ces muscles on mettra à découvert les deux chefs du muscle gastrocnémien.

(1) [La situation exacte de la saphène a été très diversement appréciée par les auteurs classiques. La majorité des auteurs font perforer l'aponévrose poplitée par la veine entre les condyles. D'après M. Chrétien (art. SAPHÈNE du *Dictionnaire encyclopédique*), cette veine s'engagerait entre les jumeaux, dans un dédoublement de l'aponévrose jambière, et serait, dans le creux poplité, sous-aponévrotique. On voit que M. le professeur Rüdinger regarde sa situation comme variable.]

Ils se détachent profondément des condyles du fémur. En soulevant l'aponévrose épargner la veine saphène externe qui se rend à la veine poplitée en traversant le plan fibreux et le nerf saphène externe qui l'accompagne. Les vaisseaux et le nerf passent entre les chefs du gastrocnémien.

La paroi supérieure et externe du creux poplité est formée par le biceps (fig. 24, 1) dont on peut voir la division en deux chefs en poursuivant la dissection du muscle vers ses attaches supérieures. Son tendon inférieur aplati se fixe à la tête du péroné.

L'aire du creux poplité est occupée par les deux branches terminales du nerf sciatique, le sciatique poplité externe, accolé au bord interne du biceps, et le sciatique poplité interne, plus rapproché de l'axe du creux poplité. De chacun des nerfs part un filet cutané : du sciatique poplité interne, le nerf saphène externe; du sciatique polité externe, l'accessoire du saphène externe. Ces deux nerfs s'anastomosent à la partie inférieur du mollet.

Le sciatique poplité externe côtoie le bord interne du biceps, puis passe au-dessus du jumeau correspondant. Sa situation superficielle l'expose aux blessures. [On voit se détacher de son bord postérieur, outre l'accessoire, la branche cutanée péronière.] Le sciatique poplité interne donne dans le creux poplité des branches pour [l'articulation, le soléaire, le plantaire grêle et] les deux chefs du gastrocnémien. On met facilement ces branches en évidence en tendant légèrement le nerf. En avant et un peu en dedans du nerf tibial on rencontre la grosse veine poplitée et en dedans d'elle placée encore plus profondément, l'artère poplitée adhérente à la veine au point que les deux vaisseaux paraissent presque confondus : l'artère est appliquée profondément sur la face postérieure de la capsule du genou : elle est placée très loin en dedans entre les condyles et les tendons fléchisseurs ; aussi est-ce par le côté interne de la région qu'il faut aller la chercher quand on veut en pratiquer la ligature. [Dans la partie supérieure de la région l'artère repose sur la face postérieure du fémur, à la partie moyenne elle répond à la face postérieure de la capsule, en bas elle est séparée du tibia par le muscle poplité.] En isolant les vaisseaux et en les suivant vers la partie inférieure de la région, on voit s'en détacher les artères et veines jumelles destinées aux deux chefs du gastrocnémien : les nerfs pénètrent dans le muscle le plus souvent avec les vaisseaux.

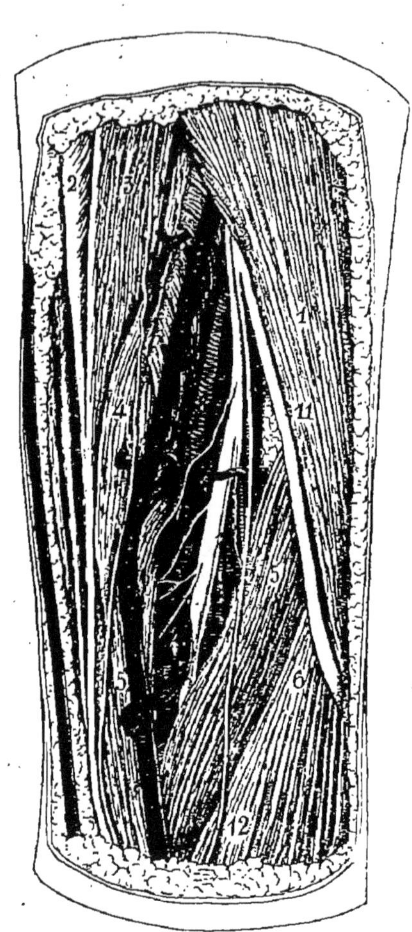

Fig. 24. — *Face postérieure de l'articulation du genou.*

1, biceps fémoral. — 2, droit interne. — 3, demi-tendineux. — 4, demi-membraneux. — 5 et 6, muscles du mollet un peu écartés l'un de l'autre. — 7, petite veine saphène. — 8, artère poplitée. — 9, veine poplitée. — 10, nerf sciatique poplité interne avec plusieurs rameaux, qui pénètre avec des vaisseaux et des nerfs dans les chefs des gastrocnémiens. — 11, nerf sciatique poplité externe. — 12, nerf saphène externe [se détache du sciatique poplité interne. Les organes ont été déplacés pour rendre la figure plus claire. Se reporter au texte].

Pour terminer la préparation de la région, achever d'enlever la graisse du creux poplité de manière à mettre à nu la face postérieure de la capsule articulaire, le ligament poplité, les origines des gastrocnémiens et le muscle plantaire grêle. C'est tout à fait profondément qu'on trouvera les branches articulaires de l'artère poplitée. Ces branches sont au nombre de cinq ; deux artères articulaires supérieures naissent au-dessus du condyle, deux inférieures naissent au niveau de l'interligne; enfin la cinquième, artère articulaire profonde, se détache de la face antérieure de l'artère poplitée et se rend à l'articulation en perforant le ligament postérieur.

Les vaisseaux sanguins sont accompagnés par des vaisseaux lymphatiques et des ganglions. On trouve dans le creux poplité et à la périphérie du genou un grand nombre de bourses séreuses.

[Ces bourses ont été étudiées spécialement par M. Poirier (1) au travail duquel nous renverrons pour l'étude détaillée de la question.

D'après M. Poirier les bourses du creux poplité se divisent en bourses de la paroi interne : bourse sus-condylienne interne, immédiatement au-dessus du cartilage articulaire; bourse rétro-condylienne interne primitivement double entre le jumeau interne et la coque condylienne; bourse du demi-membraneux qui communique souvent (1 fois sur 5) avec la précédente; enfin bourse sous-condylienne interne ou bourse séreuse propre du demi-membraneux; — et bourses de la paroi externe : bourse sus-condylienne, rétro-condylienne et sous-condylienne. Ces trois dernières bourses sont très inconstantes.

Au niveau de la face interne du genou on rencontre deux bourses séreuses, l'une supérieure, l'autre inférieure, séparant la face profonde du ligament latéral interne de la capsule, et plus superficiellement la bourse qui sépare les muscles de la patte d'oie du même ligament.

Sur la face externe du genou il faut signaler la bourse du jumeau externe, la bourse du ligament latéral externe et enfin la bourse du biceps.]

(1) Poirier (*Archives générales de médecine*, 1886).

7. Région antérieure de la jambe.

Cette région est limitée par deux lignes transversales passant la supérieure à quelques centimètres au-dessous de la rotule, l'inférieure à 5 ou 6 centimètres au-dessus des malléoles.

Inciser la peau sur les limites de la région et réunir les deux incisions transversales par une incision verticale suivant le bord externe du péroné de manière à comprendre dans une même préparation la région antérieure et la région péronière. Préparer le lambeau cutané en le relevant seulement jusqu'à la crête tibiale; détacher avec la peau, le tissu cellulo-adipeux sous-cutané peu développé dans cette région. On remarquera qu'il est également peu développé sur la face antéro-interne du tibia. Cette surface osseuse reste, grâce à cette disposition, facilement accessible au chirurgien qui veut l'explorer ou qui cherche à la découvrir.

Le long du bord interne de cette région, on ne rencontre que de petites branches veineuses qui, nées dans la jambe, se rendent à la grande veine saphène; et les rameaux du nerf saphène interne. Mettre à découvert l'aponévrose en ayant soin de conserver le nerf musculo-cutané (1). Ce nerf perfore l'aponévrose à l'union du tiers supérieur et du tiers moyen de la région. Se débarrasser ensuite sans autre précaution de tout le tissu cellulo-adipeux sous-cutané; relever l'aponévrose en pratiquant une incision verticale assez superficielle pour ne pas entamer les muscles qui, dans la partie supérieure de la région, s'insèrent à sa face profonde.

Les muscles péroniers placés en dehors sont séparés du groupe des extenseurs placés en dedans par le septum ou cloison intermusculaire externe. Cette cloison se détache de la face profonde de l'aponévrose d'enveloppe et va s'attacher au bord antérieur du péroné. En dedans l'aponévrose d'enveloppe se confond aux limites de la face externe du tibia avec le périoste de l'os. Immédiatement au-dessous de l'aponévrose d'enveloppe on aperçoit les

(1) *Nervus peroneus superficialis.*

extenseurs. Il ne reste qu'à les séparer et à étudier leurs connexions.

On rencontre en dedans immédiatement accolé au tibia sur lequel il s'insère le muscle jambier antérieur (1), en dehors de lui l'extenseur commun des orteils. Dans le tiers inférieur de la jambe l'extenseur propre du gros orteil s'insinue entre les deux muscles et vient remplacer au côté externe du jambier antérieur l'extenseur commun (fig. 27). Dans sa partie supérieure, l'extenseur propre du gros orteil est recouvert par les deux muscles précédents. Tout à fait en dehors, séparés du groupe antérieur par le septum intermusculaire externe, se trouvent les muscles long et court péroniers latéraux. Le péronier antérieur est dans la même loge que les extenseurs des orteils, immédiatement accolé à leur côté externe. Séparer le muscle jambier antérieur du long extenseur commun des orteils qui ne lui adhère que par un tissu cellulaire lâche, en haut; et du long extenseur propre du gros orteil en bas. C'est dans l'interstice qui sépare le jambier des extenseurs que sont placés le nerf tibial antérieur et l'artère tibiale antérieure avec les deux veines collatérales qui l'enveloppent de leurs nombreuses anastomoses. Les vaisseaux plus profondément situés que le nerf sont immédiatement accolés à la membrane interosseuse de la jambe fortement tendue entre les deux os. Le nerf pénètre dans la région par la partie supérieure en perforant le muscle extenseur commun des orteils. Il donne un rameau à chacun des extenseurs. L'artère et ses deux veines collatérales n'accompagnent pas le nerf dans la partie supérieure de son trajet, mais viennent directement de la partie postérieure de la jambe en perforant la partie la plus élevée du ligament interosseux. Le nerf musculo-cutané, superficiel dans la partie inférieure de la jambe, est dans la partie supérieure situé entre les muscles long et court péroniers. Il donne des branches à ces deux muscles et des rameaux cutanés à la peau de la partie supérieure de la région.

(1) *Muscle tibialis anticus.*

8. Région postérieure de la jambe ou région surale.

Cette région est limitée en haut par une ligne transversale passant environ à 5 centimètres de l'articulation du genou, en bas par une ligne passant à peu près à la même distance des malléoles, en dedans par une ligne verticale suivant le bord interne du tibia, en dehors par le péroné (fig. 25).

La peau de cette région est doublée d'un tissu cellulo-adipeux bien développé. Dans ce tissu cellulo-adipeux rampent des veines sous-cutanées qui vont se jeter les unes dans la veine saphène interne, les autres en arrière dans la veine saphène externe. La veine saphène interne (fig. 25, *e*) monte le long du bord interne du tibia qu'elle suit depuis la malléole interne. La veine est assez volumineuse et le plus ordinairement accompagnée par une branche collatérale. En arrière de la veine, immédiatement accolé à elle dans la partie inférieure, un peu écarté à la partie supérieure, on rencontre le nerf saphène interne, branche terminale sensitive du nerf crural. Ce nerf donne des rameaux à la peau de la jambe et à une partie de celle du pied.

Après avoir isolé la veine et le nerf saphène interne, on relève en un plan le tissu cellulo-adipeux sous-cutané jusqu'au milieu du mollet. A ce niveau, on rencontre la veine saphène externe et le nerf saphène externe placé sous la veine. Ces deux organes descendent accolés l'un à l'autre le long de la partie postérieure de la cuisse. Ils émergent entre les deux gastrocnémiens, soit à la partie moyenne, soit à la partie supérieure à travers un orifice de l'aponévrose. En bas ils se continuent sur le pied en passant derrière la malléole externe ; la veine se rend à la veine poplitée; le nerf est formé par la réunion de deux rameaux fournis l'un par le sciatique poplité interne [*saphène externe* (Sappey)] et l'autre par le sciatique poplité externe [*accessoire du saphène externe* (Sappey)]. On peut relever l'aponévrose comme la peau de dedans en dehors, ou bien à droite et à gauche de la ligne médiane. Elle n'adhère que lâchement aux muscles gastrocnémiens, mais est unie plus intimement en dehors au chef externe du muscle soléaire dont elle partage les insertions au péroné. De la face profonde de l'aponévrose se détache une lame aponévrotique qui va se fixer au bord postérieur du péroné en passant entre le soléaire et les péroniers. Cette lame constitue le septum intermusculaire externe.

Les deux chefs du muscle gastrocnémien se détachent des condyles du fémur et convergent avec le muscle soléaire vers un tendon commun, le tendon d'Achille (fig. 25, 1,2,3). Le soléaire placé devant les gastrocnémiens s'insère d'une part sur la face postérieure du tibia, à la partie inférieure de la ligne poplitée; d'autre part à la tête et au bord postérieur du péroné. Entre ces deux insertions osseuses un orifice nettement limité laisse passer les gros vaisseaux et les nerfs [anneau du soléaire]. Le corps charnu du soléaire descend plus bas que la masse musculaire des gastrocnémiens. Entre le soléaire et les gastrocnémiens vient se glisser le muscle plantaire grêle. Né de la capsule articulaire du genou, il se prolonge sous forme d'un tendon long et étroit qui la plupart du temps s'unit au côté interne du tendon d'Achille. Il ne contracte pas chez l'homme de connexion avec le pied, mais chez un grand nombre de singes se continue directement avec l'aponévrose plantaire.

Pour étudier les organes profonds, refouler les gastrocnémiens en dehors, et soulever le muscle soléaire après avoir désinséré ses insertions tibiales. On aperçoit d'abord un feuillet aponévrotique qui se prolonge vers la partie inférieure de la jambe. Tendu entre le tibia et le péroné, ce feuillet forme une cloison qui sépare le triceps sural des muscles profonds, et recouvre les vaisseaux et les nerfs. Mince en haut, ce feuillet, dépendance de l'aponévrose surale, est renforcé dans sa partie inférieure par des fibres transversales d'autant plus nombreuses qu'elles sont plus inférieures. Il forme à la partie inférieure de la jambe une forte cloison recouvrant les longs fléchisseurs du pied et des orteils. En fendant cette aponévrose dans son milieu à égale distance du tibia et du péroné, on tombe directement sur le nerf tibial postérieur (fig. 25, *d*), dont les branches se rendent aux fléchisseurs. Devant le nerf, c'est-à-dire plus profondément, est placé le tronc tibio-péronier accompagné des deux veines du même nom unies par de nombreuses anastomoses transversales. [Le tronc tibio-

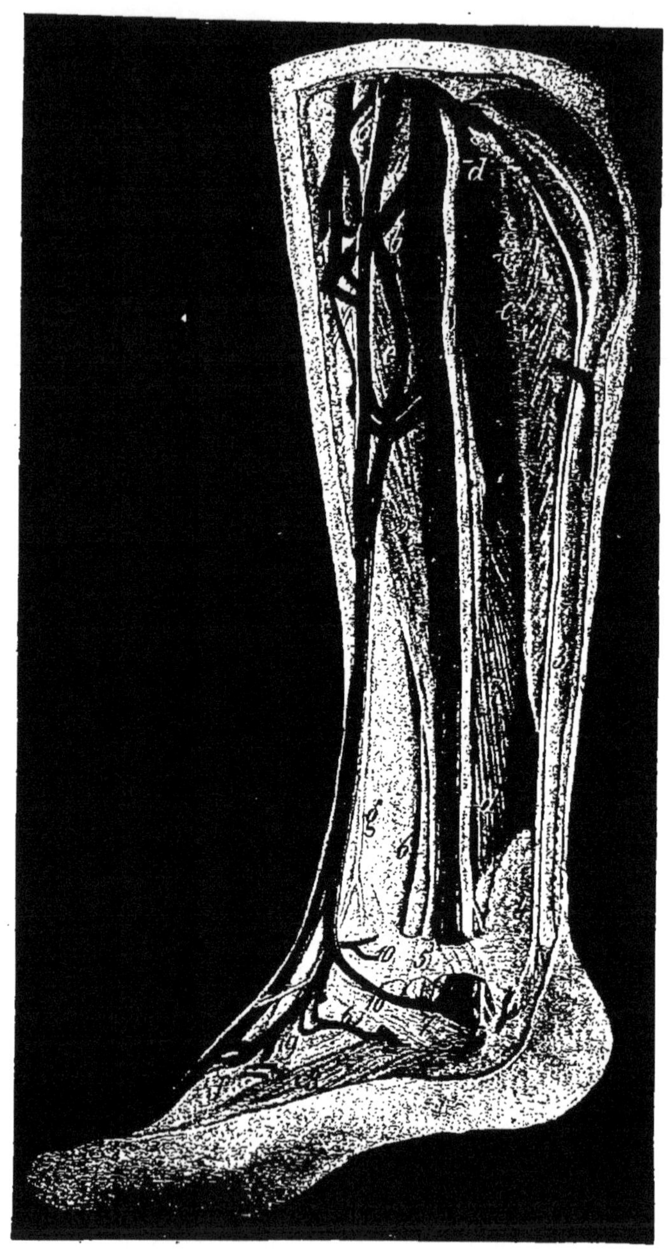

Fig. 25. — *Face postérieure de la jambe et bord interne du pied.*

1, muscle gastrocménien. — 2, muscle soléaire coupé au niveau des insertions tibiales et relevé en arrière. — 3, tendon d'Achille. — 4, muscle plantaire grêle. — 5, long fléchisseur commun des doigts. — 6, muscle tibial postérieur. — 7, long fléchisseur du pouce. — 8, abducteur du gros orteil. — 9, jambier antérieur. — 10, ligament annulaire interne. — 11, muscle poplité. — *a*, point de division de l'artère et de la veine tibio-péronière en *b*, artère tibiale postérieure et ses deux veines, et *c*, artère péronière et ses deux veines. — *d*, nerf tibial postérieur. — *e*, veine saphène interne et ses anastomoses avec les veines profondes. — *f*, arcade veineuse dorsale du pied. — *g*, nerf saphène interne.

péronier donne dans cette région une branche périostique et cutanée qui vient s'épanouir sur la face interne du tibia après avoir perforé l'insertion du soléaire; l'artère nourricière du tibia et quelques rameaux au soléaire.] Après un court trajet il se divise en tibiale postérieure et péronière. Cette dernière s'enfonce entre les faisceaux du long fléchisseur du gros orteil, puis descend profondément dans le mollet, et traverse la membrane interosseuse dans sa partie inférieure pour irriguer, sous le nom d'artère péronière antérieure, le tarse et la région de la malléole externe. Dans la partie inférieure de son trajet, la péronière est unie à la tibiale postérieure par un rameau anastomotique transversal. Après avoir disséqué les vaisseaux, isoler les muscles profonds : au milieu le tibial postérieur qui se détache du tibia et du ligament interosseux, en dehors le long fléchisseur propre du gros orteil qui se détache du péroné et dont le corps musculaire descend jusqu'à la malléole, en dedans le fléchisseur commun des orteils qui se détache du tibia et du ligament interosseux.

9. Région malléolaire.

La région de l'articulation tibio-tarsienne est très importante en raison des nombreux organes qui s'y trouvent ramassés dans un espace très limité. Aussi convient-il d'en faire une description spéciale. Cette région n'a pas de limites naturelles. Nous la limiterons artificiellement en haut : par une ligne passant circulairement à 2 ou 3 centimètres au-dessus des malléoles; en bas et en avant par une ligne analogue passant sur le dos du pied à quelques centimètres en avant des malléoles; un peu au-dessus de la plante du pied, cette ligne s'inclinera en arrière et passera horizontalement sur le calcanéum. Dès que l'on a enlevé la peau et le tissu cellulo-adipeux, on peut constater que la région est subdivisée par la saillie des malléoles en une région antérieure et une partie postérieure, chacune de ces subdivisions comprenant une zone interne et une zone externe.

a. **Région malléolaire antérieure.** — Le tissu cellulo-adipeux est peu développé. On y rencontre, passant devant la malléole interne, la veine saphène interne (fig. 27, *d*) qui, née de l'extrémité interne de l'arcade dorsale veineuse du pied, monte sur la partie interne de la jambe, accompagnée par les branches terminales du nerf saphène interne, branches dont quelques-unes s'anastomosent avec les nerfs du dos du pied, partageant avec eux l'innervation sensitive de la région ; puis sur le dos du pied, à peu près au milieu de la région malléolaire antérieure, la branche de bifurcation interne (1) du nerf musculo-cutané. Après avoir isolé ces organes, enlever avec précaution le tissu cellulo-adipeux sous-cutané et mettre à nu la face antérieure de l'aponévrose.

L'aponévrose est renforcée, dans cette région, par de larges expansions aponévrotiques. [Ces expansions naissent en dehors, de la grande apophyse du calcanéum, au niveau de l'excavation calcanéo-astragalienne. Arrivées au niveau de l'articulation tibio-tarsienne, elles se divisent en fibres supérieures allant s'insérer au tibia, et fibres inférieures allant se perdre sur la face interne du pied pour se continuer avec l'aponévrose plantaire.] Ainsi renforcée, l'aponévrose mérite véritablement le nom de ligament en Y (2), et constitue, pour les tendons, en les bridant pendant la contraction des muscles, une véritable poulie de réflexion (fig. 27, 1,2). Au-dessus des malléoles, une bandelette ligamenteuse analogue (3), le ligament transverse, est tendue entre le tibia et le péroné.

Après avoir fendu l'aponévrose et l'avoir relevée en dehors, on rencontre les tendons des extenseurs entourés de leurs gaines synoviales. Des cloisons se détachent de la face profonde de l'aponévrose, et pénètrent profondément entre les tendons pour aller s'insérer aux os. Ces cloisons forment des gaines qui fixent les tendons. Ces tendons sont placés dans l'ordre suivant, de dedans en dehors : jambier antérieur, extenseur propre du gros orteil, extenseur commun des orteils, péronier antérieur ; ce dernier représente un extenseur latéral du pied. En soulevant l'extenseur propre du gros orteil, on aperçoit, entre lui et l'extenseur commun

(1) *Nervus dorsi pedis cutaneus ant. seu internus.*

(2) *Ligamentum cruciatum.*

(3) *Ligamentum transversum cruris.*

des doigts, placée immédiatement sur le périoste du tibia, l'artère tibiale antérieure, avec les deux veines qui l'accompagnent. L'artère change de nom à ce niveau, et se continue sur le dos du pied sous le nom d'artère pédieuse (1). A côté d'elle court le nerf tibial antérieur, du côté externe duquel se détache bientôt une branche destinée au pédieux (2). Le tronc nerveux continuant son trajet pénètre, avec l'artère, dans le premier espace interosseux, et donne des branches aux deux bords de cet espace.

b. **Région malléolaire postérieure et interne.** — Comme les organes de la région postérieure se rendent tous au côté interne de l'articulation tibio-tarsienne, nous réunissons dans une même description la région interne et la région postérieure (fig. 25).

Le tissu cellulaire sous-cutané de la région postérieure ne renferme aucun organe. On peut donc l'enlever sans autre précaution, et mettre à nu l'aponévrose sous-jacente. Cette aponévrose recouvre et bride le tendon d'Achille, devant lequel descend le feuillet profond de l'aponévrose surale ; le tendon est ainsi enveloppé dans une gaine résistante, gaine qui n'est revêtue d'aucune membrane synoviale. En dedans, les deux parois de ce conduit aponévrotique se confondent et viennent se fixer à la malléole interne. De cette dernière se détachent de puissants faisceaux aponévrotiques, obliques en bas et en arrière, qui rayonnent dans l'aponévrose, et forment ainsi le ligament annulaire interne. Ce ligament fixe les tendons fléchisseurs du pied derrière la malléole interne : il est l'analogue, par suite, du ligament annulaire antérieur du carpe. Il a la forme d'un collier. De sa face profonde se détachent des cloisons qui pénètrent entre les tendons, et forment, pour chacun d'eux, autant de coulisses, recouvertes par une membrane synoviale.

Le tendon du long fléchisseur commun est le plus interne et le plus superficiel. Le jambier postérieur est placé au-devant de lui, dans un sillon de la malléole interne ; le tendon du long fléchisseur propre du gros orteil est tout à fait en dehors, dans la coulisse de l'astragale et du calcanéum. Plus bas, le fléchisseur propre

(1) *Arteria dorsalis pedis.*

(2) *M. extensor hallucis und digitorum communis brevis.*

se porte obliquement en dedans, tandis que le fléchisseur commun se porte obliquement en dehors; il s'ensuit que les deux tendons se croisent à angle aigu. Au niveau du point où ils s'entre-croisent, ils échangent mutuellement des fibres tendineuses. Le long fléchisseur propre du gros orteil est en même temps, chez les quadrumanes inférieurs, un fléchisseur commun des orteils. A côté de ces tendons chemine l'artère tibiale postérieure avec les veines qui l'accompagnent, et plus profondément le nerf tibial postérieur. Ces organes pénètrent dans la région plantaire par un anneau spécial que recouvre en bas l'adducteur du gros orteil, et on fera bien, avant de sortir les tendons de leur gaine, de disséquer d'abord ces vaisseaux et ces nerfs et de les poursuivre jusqu'au moment où ils s'engagent sous le muscle; à ce niveau, le nerf s'est déjà divisé en deux branches terminales : nerf plantaire interne et nerf plantaire externe.

[Le conduit qui livre passage au paquet vasculo-nerveux et aux tendons des fléchisseurs et du jambier, a été désigné par M. Richet sous le nom de canal calcanéen. Voici comment cette région est constituée (fig. 26) :

La malléole tibiale, l'astragale et le calcanéum forment par leur ensemble une véritable voûte. Cette voûte se trouve transformée en canal par la partie interne de l'aponévrose jambière renforcée par les fibres qui constituent le ligament annulaire interne; ce ligament descend de la malléole à la partie inférieure de la face interne du calcanéum. L'espace circonscrit par le ligament en dedans et le plan osseux en dehors et en haut n'est pas libre; il est doublé, en dehors, par le faisceau interne du muscle accessoire du long fléchisseur commun des orteils; en haut, il est rétréci par les gaines qui laissent passer les tendons qui, de la jambe, se rendent au pied; en dedans, le jambier postérieur descendant derrière la malléole tibiale; plus en dehors, le fléchisseur commun placé en face de la petite apophyse du calcanéum; tout à fait en dehors, le fléchisseur propre du gros orteil placé sous la même apophyse. — L'espace non encore occupé loge l'artère et le nerf tibial; c'est à cet espace seul qu'il faudrait conserver le nom de canal calcanéen. — En avant et en dedans le canal calcanéen est bientôt doublé par l'adducteur du gros orteil. Un faisceau de ce muscle, va se fixer à la gaine du long fléchisseur propre, et subdivise le canal calcanéen. L'artère et le nerf tibial se divisent alors, leur branche de

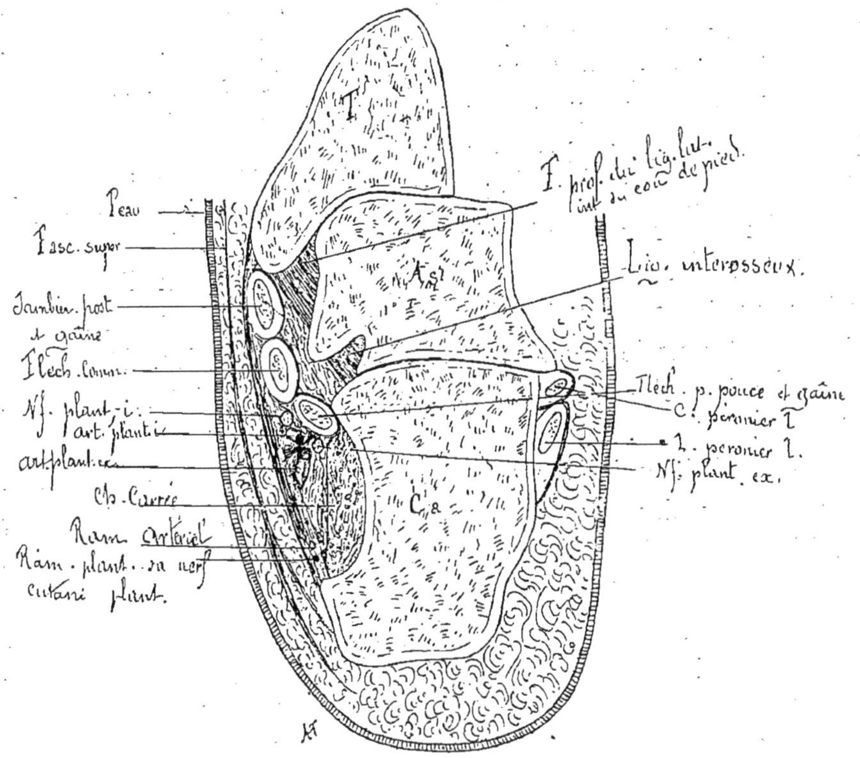

[Fig. 26. — *Coupe transversale de l'articulation du cou-de-pied.*

La scie a été inclinée de manière à passer en avant aux limites de la jambe et du pied, en arrière sur le sommet du calcanéum. La surface de section inclinée à 45° quand le pied reposait sur le sol a été redressée dans la figure. — Le péroné placé en arrière du tibia n'a pas été intéressé. — Le nerf tibial était déjà divisé au-dessus de la coupe. L'artère a été intéressée exactement au moment de sa bifurcation.]

bifurcation externe passant dans l'orifice inférieur, leur branche de bifurcation interne dans la loge supérieure.]

c. **Région malléolaire externe.** — Dans le tissu cellulo-adipeux de la région rampe la veine saphène externe (fig. 27). Elle naît de l'extrémité externe de l'arcade veineuse dorsale du pied, monte vers le mollet en passant derrière la malléole externe. La veine est accompagnée par le nerf saphène externe qui se rend au bord externe du pied. Ici l'aponévrose est renforcée, comme dans la région interne, par des faisceaux aponévrotiques qui se détachent de la malléole externe et descendent se fixer au calcanéum. Ces fibres forment les retinacula des péroniers ou ligament annulaire externe. En fendant ce ligament, on met à nu les tendons des muscles péroniers long et court, couchés dans une gaine commune tapissée par une même synoviale. Cette gaine les maintient à la partie postérieure de la malléole externe [le court péronier en arrière, puis au-dessus du long].

10. Région dorsale du pied.

La région dorsale du pied est limitée en haut par une ligne transversale répondant à l'articulation tibio-tarsienne; en avant, par une ligne analogue passant sur les premières phalanges des orteils; latéralement, par deux lignes antéro-postérieures suivant les bords du pied. Inciser, sur les limites de la région, la peau, de manière à en faire un lambeau qu'on puisse relever en dehors; conserver avec soin le tissu cellulo-adipeux sous-cutané pour ne pas léser les nombreux organes qu'il renferme. C'est d'abord l'arcade veineuse dorsale du pied couchée sur l'extrémité proximale des métatarsiens et formée par les branches qui descendent des orteils. De son extrémité externe se détache la veine saphène externe, qui gagne le mollet en passant *derrière* la malléole. Son extrémité interne donne naissance à la veine saphène interne, qui passe *en avant* de la malléole correspondante, et répond ensuite à la partie interne de la jambe.

Au-dessous des veines, les nerfs cutanés du dos du pied; ce sont les deux branches terminales du nerf musculo-cutané (1): la branche externe innerve les parties latérales du quatrième, et souvent aussi du troisième espace interosseux. Elle s'anastomose avec la branche terminale du nerf saphène externe, qui innerve la peau du bord externe du pied et du petit orteil. La branche interne du musculo-cutané s'anastomose avec la branche terminale du nerf saphène interne, puis innerve le bord interne du pied

(1) *Nervus cutaneus dorsi pedis medius und internus.*

et du gros orteil et les faces adjacentes des deuxième et troisième orteils. Les faces adjacentes du premier et du deuxième orteil reçoivent leur innervation sensitive de la branche terminale du nerf tibial antérieur devenu sous-cutané au niveau de la partie terminale du métatarse. [M. Sappey décrit pour le premier espace interosseux et les faces correspondantes des orteils adjacents deux ordres de collatéraux dorsaux : des collatéraux dorsaux superficiels fournis par le musculo-cutané, et des collatéraux dorsaux profonds fournis par le tibial antérieur.]

Les organes sous-cutanés mis à nu, enlever le tissu cellulo-adipeux sous-cutané, découvrir l'aponévrose dorsale du pied, puis l'enlever pour étudier les tendons sous-jacents du jambier antérieur, de l'extenseur propre du gros orteil, de l'extenseur commun des orteils, et du péronier antérieur. Remarquer que dans leur trajet sur le dos du pied, ces tendons ne possèdent pas, comme au niveau de l'articulation du cou-de-pied, de coulisses synoviales; mais qu'ils sont entourés seulement d'un tissu cellulaire lâche. Étudier leur direction et leurs insertions. Au-dessous de ces tendons, on trouve un faisceau charnu très obliquement dirigé de dehors en dedans, c'est le pédieux, dont les tendons croisent à angle aigu ceux du long extenseur commun des doigts. Ils se rendent au côté externe des tendons de ce muscle, et se fixent aux premières phalanges des orteils, se confondant en partie avec les tendons des extenseurs longs. Au pédieux se rend un rameau nerveux : c'est la branche externe du nerf tibial antérieur. Suivre le nerf tibial jusqu'à sa terminaison et chercher sa branche interne qui, descendant sur le premier espace inter-

Fig. 27.

1, muscle jambier antérieur. — 2, extenseur commun des orteils. — 3, extenseur propre du gros orteil. — 4, péronier antérieur. — 5, court extenseur du gros orteil (faisceau interne du pédieux). — 6, court extenseur commun des orteils (faisceau externe du pédieux). — 7, muscles interosseux. — 8, court péronier latéral, envoyant une mince expansion tendineuse à l'extenseur du petit orteil. — 9, long péronier latéral. — 10, aponévrose surale. — 11, ligament transverse. — 12, ligament en Y. — *a*, veine saphène externe, naissant en *b*, de l'arcade veineuse dorsale du pied. — *c*, artère péronière antérieure avec les deux veines qui l'accompagnent. — *d*, veine saphène interne — *e*, nerf musculo-cutané. — *f*, artère dorsale du pied avec les deux veines de même nom. — *g*, point d'émergence du nerf musculo-cutané. — *h*, nerf saphène externe.

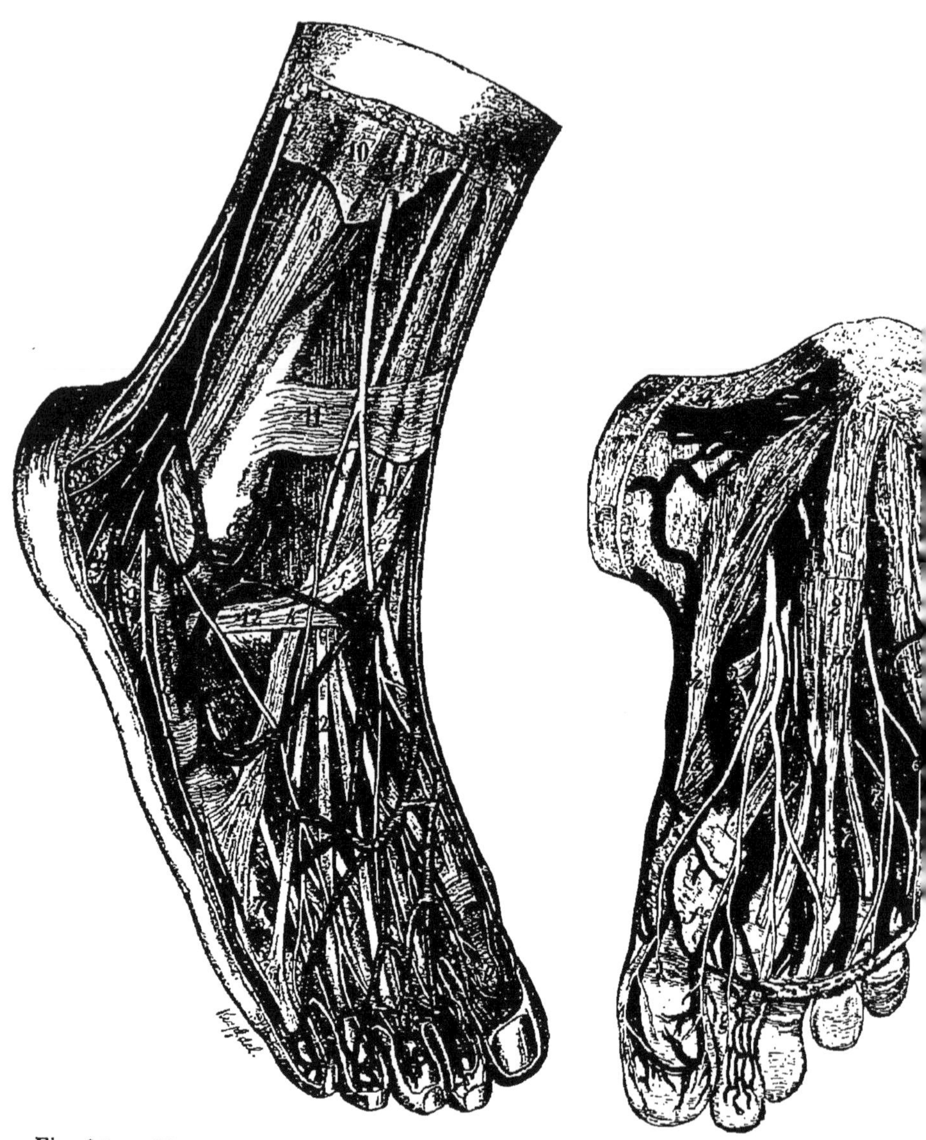

Fig. 27. — *Tiers inférieur de la cuisse et du dos du pied, avec ses muscles, ses vaisseaux et ses nerfs.*

Fig. 28. — *Plante du pied, muscles, vaisseaux et nerfs.*

Fig. 28.

1, aponévrose plantaire. — 2, court fléchisseur commun des orteils. — 3, abducteur du petit orteil. — 4, adducteur du gros orteil. — 5, chef externe du court fléchisseur du gros orteil. — 6, chef interne du même. — 7, muscles lombricaux. — 8, court fléchisseur du petit orteil. — *a*, veines plantaires internes. — *b*, artère plantaire interne. — *c*, artère plantaire externe et les deux veines qui l'accompagnent. — *d*, rameau profond de l'artère plantaire externe. — *e*, rameau superficiel de l'artère plantaire externe, et les deux veines qui l'accompagnent. — *f*, *g*, vaisseaux et nerfs du premier et du deuxième orteil. — *h*, veine saphène interne. — *i*, son anastomose avec les deux veines tibiales postérieures. — *k*, artère tibiale postérieure et les deux veines qui l'accompagnent.

osseux, innerve les deux flancs de cet espace et les faces adjacentes des deux orteils correspondants. Le nerf tibial antérieur donne en outre des branches aux différentes articulations du tarse.

Le nerf tibial antérieur est accompagné au pied, comme à la jambe, par l'artère tibiale antérieure, qui prend dans cette région le nom de pédieuse; l'artère envoie en dedans et en dehors des rameaux tarsiens et métatarsiens. [Parmi ces rameaux, deux méritent une mention spéciale : la dorsale du tarse qui se porte en dehors sous le pédieux et gagne le bord externe du pied; et la dorsale du métatarse.] De cette dernière se détachent les artères interosseuses des trois derniers espaces. L'artère interosseuse du premier espace naît de la pédieuse au moment où celle-ci perfore la partie la plus reculée de cet espace. Arrivées au niveau de la racine des orteils les interosseuses se divisent pour former les artères collatérales dorsales des orteils; le tronc même de l'artère traverse la partie la plus reculée du premier espace interosseux, passe à la plante du pied et forme, en s'anastomosant à plein canal avec l'artère plantaire externe, l'arcade plantaire. Deux veines accompagnent l'artère sans s'écarter notablement du tronc artériel.

Il ne reste plus qu'à préparer les muscles interosseux dorsaux et l'appareil ligamenteux du dos du pied. La figure 30 représente toutes ces articulations vues en coupe transversale.

11. Plante du pied.

Pour disséquer la plante du pied, fixer les orteils sur un billot avec des poinçons, et enlever la peau en commençant par un bord, l'externe ou l'interne suivant le côté où l'on se trouve. La peau est très épaisse; elle est doublée dans toute son étendue et particulièrement au-dessous du calcanéum et de la tête du premier métatarsien par un tissu cellulo-adipeux, très développé, formant un véritable coussin : dans ce tissu rampent des vaisseaux et des nerfs sous-cutanés, les nerfs présentant un grand nombre de corpuscules de Water. [Le rameau nerveux le plus important est le rameau plantaire cutané qui se détache du tibial postérieur au-dessus des malléoles.]

L'aponévrose plantaire est faible au niveau des muscles du gros et du petit orteil, très puissante au contraire dans la plante proprement dite, entre les deux groupes charnus. La partie moyenne constitue chez l'homme un véritable ligament. Chez les animaux le muscle plantaire grêle se continue directement avec cette aponévrose. Chez l'homme elle naît de la tuberosité du calcanéum et rayonne jusqu'à la tête des métatarsiens en se divisant en cinq bandelettes entre lesquelles passent les vaisseaux et les nerfs destinés aux orteils, et des traînées adipeuses très développées. En dehors, on voit un faisceau puissant se rendre à la base du cinquième métatarsien, formant là un vrai ligament, le ligament calcanéo-métatarsien. Deux sillons antéro-postérieurs, l'un interne et l'autre externe, formés par une profonde dépression de l'aponévrose, divisent la plante en trois régions musculaires : région moyenne, région interne et région externe (fig. 28). [De la face profonde de l'aponévrose au niveau des sillons se détachent des lames aponévrotiques formant deux cloisons qui achèvent de diviser la plante en trois loges. La cloison intermusculaire interne s'insère au scaphoïde, au premier cunéiforme et au bord inférieur du premier métatarsien. La cloison intermusculaire externe va s'insérer au deuxième métatarsien et à la gaine du long péronier. Toutefois ces cloisons sont très incomplètes. Il n'y a pas là de lame aponévrotique continue, mais seulement une série de languettes placées les unes devant les autres.]

La loge interne renferme l'adducteur et le faisceau interne du court fléchisseur du gros orteil. L'abducteur du gros orteil divisé en deux chefs l'un oblique l'autre transverse, le faisceau externe du court fléchisseur du gros orteil appartiennent à la loge moyenne. Le chef transverse de l'abducteur du gros orteil profondément situé ne peut être disséqué qu'après avoir enlevé les muscles superficiels de la région plantaire moyenne. La loge externe renferme l'abducteur, le court fléchisseur et l'opposant du petit orteil. Ces trois muscles sont faciles à préparer.

La loge moyenne est recouverte tout entière par la partie moyenne résistante de l'aponévrose plantaire. Relever la partie moyenne de l'aponévrose en la sectionnant transversalement dans sa partie antérieure et en coupant les adhérences qui unissent sa face profonde aux organes sous-jacents. Procéder avec prudence de la partie antérieure du pied vers la partie postérieure. On met à nu le muscle court fléchisseur commun des orteils qui s'insère sur la partie postérieure de la face profonde de l'aponévrose. Ce muscle se divise en avant en quatre tendons destinés aux quatre derniers orteils. Remarquer que ces tendons, comme ceux du fléchisseur superficiel à la main, sont perforés par ceux du long fléchisseur des orteils et se fixent aux deuxièmes phalanges : Au-dessus du court fléchisseur, plus profondément par conséquent, se trouvent les tendons du long fléchisseur commun des orteils et du long fléchisseur propre du gros orteil; on peut chercher ces tendons en écartant simplement les tendons du court fléchisseur, mais il est plus facile de couper transversalement le court fléchisseur et de relever les deux segments de part et d'autre de l'incision. On aperçoit alors les tendons des longs fléchisseurs pénétrant dans la plante en passant sous la malléole, en dedans du ligament annulaire interne du tarse. Dans la plante le tendon du long fléchisseur commun des orteils croise le tendon du long fléchisseur propre situé au-dessus de lui. Au moment où ils s'abordent, les deux muscles s'unissent par un échange mutuel de fibres (fig. 29). Le tendon du fléchisseur propre se porte directement d'arrière en avant pour atteindre le gros orteil. Il passe entre les deux faisceaux du court fléchisseur du gros orteil. Le fléchisseur commun reçoit par son bord postérieur les fibres de l'accessoire du long fléchisseur, nées en arrière de la face inférieure du calcanéum. C'est à ce plan charnu que Sylvius a donné le nom de caro quadrata. Au même niveau le fléchisseur commun se divise en quatre tendons destinés aux quatre derniers orteils. Le tendon externe est très oblique et gagne le bord externe du pied. Des tendons du fléchisseur profond se détachent les muscles lombricaux qui se comportent au pied sensiblement comme à la main.

Dans le sillon plantaire interne se trouve le nerf plantaire interne, branche du nerf tibial postérieur. Il innerve le côté interne du pied et les sept premiers bords des orteils, autrement dit il fournit les collatéraux plantaires des trois premiers orteils et le collatéral plantaire interne du quatrième : il fournit en outre des branches à l'adducteur et au court fléchisseur du gros orteil, au court fléchisseur commun des orteils et aux deux premiers muscles lombricaux. La branche externe du tibial postérieur, nerf plantaire

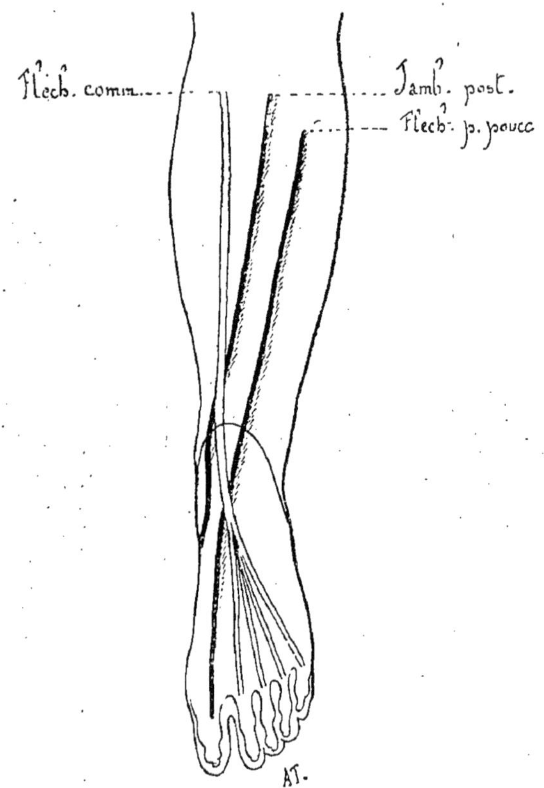

Fig. 29. — [*Rapports des tendons fléchisseurs des orteils et du jambier postérieur* (*schématique*).

Le jambier postérieur et le long fléchisseur propre du gros orteil sont sensiblement parallèles. Ils sont croisés par le tendon du fléchisseur commun : le jambier à la jambe, le fléchisseur propre au pied. Le fléchisseur commun reste toujours plus superficiel, c'est-à-dire plus près de la peau que les deux muscles qu'il croise].

externe, passe entre le court fléchisseur commun des orteils et la caro quadrata de Sylvius qu'il innerve (1) : en dehors d'elle il se divise en deux rameaux, l'un superficiel et l'autre profond.

(1) [D'après M. le professeur Sappey, la chair carrée de Sylvius est innervée à la fois par le nerf plantaire interne et par le nerf plantaire externe. Comparer cette double innervation à la double innervation des lombricaux et à la double innervation du fléchisseur profond des doigts au membre supérieur.]

Le premier donne une branche au court fléchisseur du cinquième orteil et marche dans le sillon plantaire externe pour aller fournir des branches sensitives au bord externe du pied et aux trois derniers bords des orteils.

Le rameau profond ou moteur contourne en dehors le chef du long fléchisseur commun destiné au cinquième orteil, devient profond, s'applique sur la face inférieure des muscles interosseux qu'il innerve, décrivant en se portant en dedans une arcade à concavité postérieure et interne. Il donne des branches à l'adducteur du gros orteil et aux deux lombricaux externes.

Les artères de la plante du pied sont fournies par l'artère tibiale postérieure; cette artère accompagne le nerf tibial postérieur et pénètre dans la plante du pied en passant sous l'abducteur du gros orteil. Dans la gouttière calcanéenne, l'artère se divise en plantaire interne et plantaire externe; la première, moins volumineuse, court avec le nerf du même nom dans le sillon plantaire interne et fournit des branches superficielles et profondes. La deuxième, notablement plus développée, suit le trajet du nerf plantaire externe, atteint la gouttière plantaire externe et se divise à ce niveau en branche superficielle et branche profonde; la branche superficielle donne des rameaux cutanés et musculaires. Elle ne se prolonge pas au delà de l'extrémité antérieure du métatarse; le rameau profond accompagne la branche profonde du nerf plantaire externe et forme l'arcade plantaire. Cette arcade est appliquée sur la face inférieure des muscles interosseux. Elle donne par sa face supérieure trois rameaux perforants qui traversent la partie la plus reculée de trois derniers espaces interosseux et s'anastomosent sur le dos du pied avec les artères interosseuses dorsales correspondantes. Elle se termine en se continuant à plein canal avec la pédieuse à travers la partie la plus reculée du premier espace interosseux. De la convexité de l'arcade partent les artères interosseuses plantaires destinées aux quatre espaces interosseux. Parvenues au niveau de l'extrémité antérieure des espaces interosseux, ces artères se bifurquent pour donner les collatérales plantaires des orteils. Pour préparer l'arcade plantaire et le nerf qui l'accompagne, il faut couper les tendons du long fléchisseur des orteils et les relever. Les vaisseaux et nerfs une fois préparés, effondrer la mince

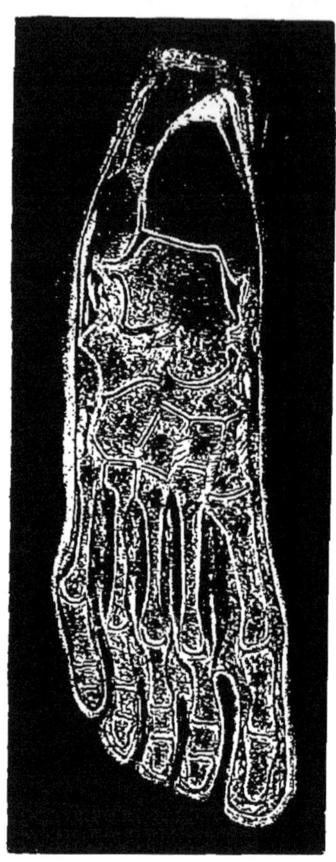

Fig. 30. — *Coupe horizontale du pied. Le pied est en extension forcée sur la jambe. Le plus grand nombre des articulations des os du tarse et du métatarse sont ouvertes.*

1, tibia. — 2, péroné. — 3, astragale. — 4, grande apophyse du calcanéum. — 5, ligament péronéo-calcanéen. — 6, ligament deltoïdien. — 7, appareil ligamenteux du sinus du tarse. — 8, tête de l'astragale avec l'articulation talo-naviculaire. — 9, scaphoïde. — 10, 11 et 12, les trois cunéiformes. — 13, cuboïde et ses articulations. — 14, ligament interosseux qui unit le deuxième métatarsien et le premier cunéiforme. — 15, deuxième métacarpien pénétrant entre le premier et le troisième cunéiforme. — 16, 17, 18, 19 et 20, métatarsiens du premier au cinquième. — 21, première articulation métatarso-phalangienne. — 22, première phalange des orteils avec l'articulation ouverte. — 23, les deux chefs du muscle interosseux externe. — 24, 25, les deuxième et troisième phalanges avec leur articulation ouverte.

aponévrose plantaire profonde et étudier les muscles interosseux qu'elle recouvre (fig. 30).

III. — TÊTE.

1. Région pariétale.

La région pariétale s'étend de la suture coronale en avant à la suture lambdoïde en arrière. La ligne temporale marque sa limite latérale.

Inciser la peau sur les limites de la région. Remarquer l'épaisseur considérable du tégument externe et la saillie des follicules pileux qui pénètrent jusque dans la graisse sous-catanée et vont s'y implanter par leur partie profonde. Le tissu cellulo-adipeux sous-cutané unit solidement la peau à l'aponévrose épicrânienne (*galea aponeurotica*). Dans les cas où il est bien développé, on peut le relever en une couche spéciale : c'est dans cette couche que viennent se ramifier les veines et les artères frontales, temporale superficielle et occipitale (fig. 31). Les vaisseaux s'unissent les uns avec les autres par des séries d'arcades artérielles ou veineuses. Ainsi s'établissent des anastomoses qui unissent les vaisseaux d'un même côté et les vaisseaux d'un côté à l'autre : il en résulte que dans les plaies de la région, le sang s'échappe des deux lèvres de la plaie, et qu'il faut placer des ligatures ou faire de la compression sur ces deux lèvres pour devenir maître de l'hémorrhagie.

Les nerfs sont des rameaux du frontal externe et du frontal interne, branches du trijumeau ; ou des rameaux du grand nerf sous-occipital, branche nerveuse émanant directement de la moelle. Tous sont des nerfs sensitifs.

Sous le tissu cellulo-adipeux sous-cutané, on aperçoit les expansions tendineuses des muscles épicrâniens, frontal, temporal, superficiel et occipital, expansions dont la plupart vont se jeter dans l'aponévrose épicrânienne. Le plan aponévrotique n'est uni au périoste sous-jacent que par un tissu cellulaire lâche qui permet aux deux couches de glisser l'une sur l'autre.

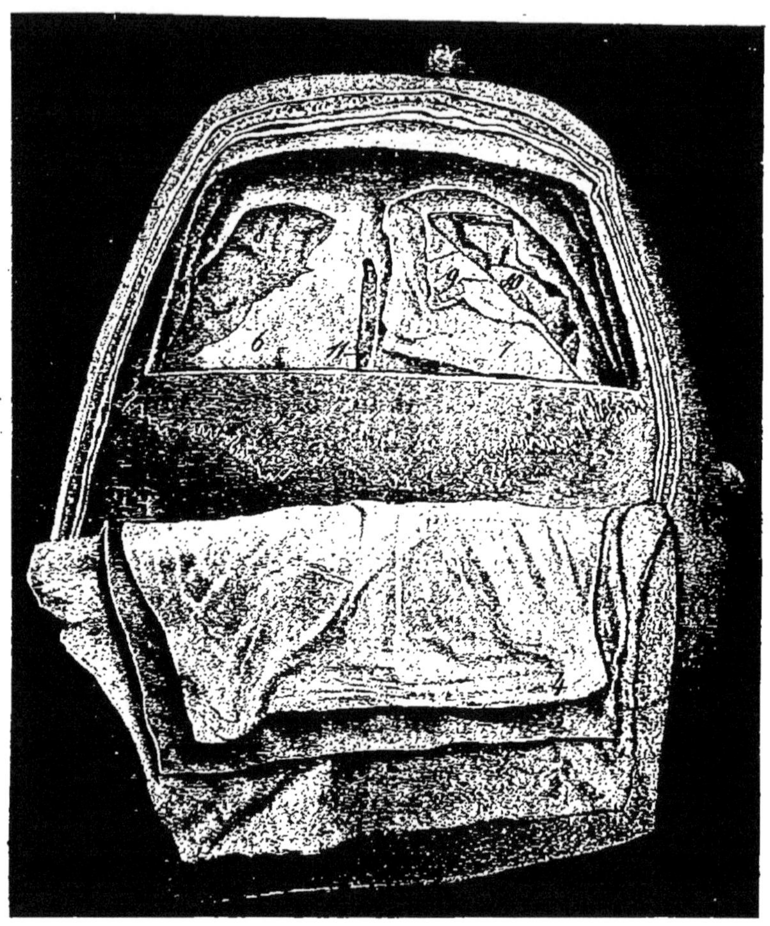

Fig. 31. — *Divers plans de la région pariétale. Connexions de la région avec le cerveau.*

1, peau. — 2, tissu cellulaire sous-cutané. — 3, aponévrose épicrânienne. — 4, périoste. — Au-dessous de ces quatre couches : 5, os pariétal avec la suture coronale. Après avoir enlevé un segment du frontal on aperçoit : — 6, la dure-mère. — 7, la même relevée. — 8, sac arachnoïdien sous-jacent à la dure-mère. Le sac est ouvert, on aperçoit le cerveau à travers le feuillet viscéral de l'arachnoïde et la pie-mère. — 9, pie-mère et feuillet viscéral de l'arachnoïde relevé. — 10, circonvolutions du lobe frontal. — 11, sinus longitudinal supérieur ouvert.

Le périoste ou péricrâne externe se détache facilement des os, il n'adhère qu'au niveau des sutures. Dans la partie postéro-supérieure de la région, on aperçoit les trous pariétaux. Par ces trous émergent deux troncs veineux qui unissent le sinus longitudinal supérieur aux veines superficielles et représentent pour ce sinus une voie de décharge. Des canaux veineux creusés dans le diploé des pariétaux font communiquer les vaisseaux du périoste et les vaisseaux de la dure-mère.

Pratiquer dans cette région une coupe osseuse comprenant un segment quadrangulaire des pariétaux (fig. 31). Cette coupe présente un intérêt particulier : elle permet d'étudier les connexions des branches de l'artère et de la veine méningée moyenne avec le plan osseux ; elle découvre d'autre part le sinus longitudinal supérieur rampant au-dessous de la suture sagittale. Dans le sinus viennent se jeter à ce niveau des veines cérébrales supérieures. En incisant la dure-mère parallèlement aux os, en avant, en arrière et en dehors, et en la relevant en dedans, on aperçoit l'arachnoïde, la pie-mère, et après avoir enlevé ces membranes, le lobe pariétal et le lobe temporal du cerveau.

La connaissance des rapports exacts des sutures et des circonvolutions avec les couches superficielles présente un haut intérêt en chirurgie. Elle permet à l'opérateur d'aller attaquer un épanchement sanguin, un foyer de suppuration intracérébral, de relever un fragment osseux qui comprime l'écorce. L'étude des phénomènes qui précèdent et suivent une semblable intervention, quand on sait localiser exactement le point de l'économie sur lequel elle porte, donne à chacune de ces opérations la valeur d'une expérience physiologique pratiquée sur l'homme.

2. Région frontale.

La région frontale que nous décrivons non pas avec la face, mais avec le crâne, correspond à l'os coronal dans presque toute son étendue. Elle est limitée en bas par l'arcade orbitaire, en arrière par la suture coronale et latéralement par la ligne temporale.

Sur les limites de la région, faire trois incisions de manière à relever en haut la peau. Disséquer avec soin le muscle orbiculaire des paupières adhérant à la face profonde de la peau et le muscle frontal, qui, sous forme d'une mince lamelle musculaire, recouvre presque toute la largeur de la région (fig. 32). Ce muscle naît de la racine du nez et de la portion inférieure du frontal (1). Il se termine dans l'aponévrose épicrânienne dont il représente le muscle tenseur. On peut constater qu'il affecte des connexions très intimes à son origine avec l'orbiculaire des paupières et le muscle sourcilier. [Un espace triangulaire à sommet inférieur sépare le frontal d'un côté de celui du côté opposé. Cet espace est comblé par un prolongement de l'aponévrose épicrânienne.]

Dans le tissu cellulo-adipeux sous-cutané on aperçoit, placée verticalement sur la ligne médiane de la région du front et descendant vers la racine du nez où elle se bifurque, la veine frontale. Les autres vaisseaux de la région émergent par le trou sus-orbitaire, ou le long de la portion interne du rebord supérieur de l'orbite. Ils doivent donc, pour arriver à la peau, traverser le muscle frontal. Il faut, pour les mettre en évidence, écarter les fibres de ce muscle dans sa partie moyenne [ou bien en dedans de la ligne qui unit le tiers interne et le tiers moyen du rebord orbitaire (Tillaux), à 20 ou 30 millimètres de la ligne médiane (Poirier) (2)] et chercher le trou ou l'échancrure sus-orbitaire. De cet orifice, on voit sortir, accompagnant les vaisseaux sus-orbitaires, le nerf frontal externe, branche de l'ophtalmique de Willis. Ce nerf donne la sensibilité à toute la région du front jusqu'à la région pariétale. Au niveau de l'angle interne de l'orbite émerge une autre branche de l'ophtalmique, le frontal interne. Ce nerf naît par un tronc commun avec le précédent, sort de la cavité orbitaire au-dessus de la poulie du grand oblique, et fournit des branches non seulement à la paupière supérieure et à la conjonctive, mais aussi à la région du front. Les nerfs moteurs des muscles du front viennent du facial dont les rameaux rampent sur l'aponévrose temporale avant d'aborder la région frontale. Ils s'anastomosent avec le

(1) [Ces insertions osseuses du frontal ne sont pas données par les auteurs français. M. Sappey fait insérer le muscle à la face profonde de la peau. Si le frontal s'insérait réellement au squelette, il serait sans action sur le tégument du sourcil].

(2) Poirier, *Anat. médic. chirurgicale*, p. 22.

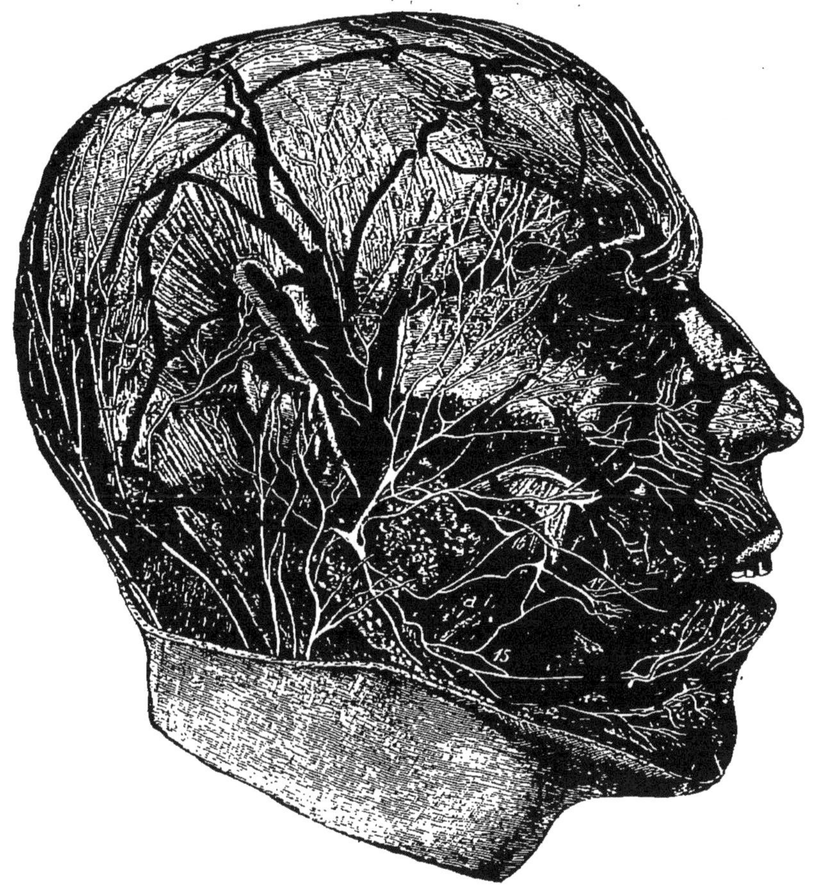

Fig. 32. — *Organes superficiels du crâne et de la face (Photographie d'après une préparation fraîche).*

a, muscle masséter. — *b*, parotide. — *c*, canal de Sténon. — *d*, muscle triangulaire du menton détaché avec une portion de l'orbiculaire des lèvres et rabattu en bas pour laisser voir les glandes labiales inférieures. — *e*, partie supérieure de l'orbiculaire des lèvres. — *f*, muscle buccinateur recouvert par des vaisseaux et des nerfs. — *g*, grand zygomatique. — *h*, myrtiforme, les muscles superficiels de la lèvre supérieure sont enlevés. — *i*, orbiculaire des paupières refoulé vers l'arcade orbitaire. — *k*, muscle frontal. — *l*, muscle auriculaire supérieur. — *m*, muscle auriculaire postérieur. — *n*, muscle occipital. — *o*, sterno-cleïdo mastoïdien. — *p*, muscle trapèze. — *q*, splénius de la tête et du cou. — 1, veine faciale postérieure. — 2, veine temporale antérieure placée dans un dédoublement l'aponévrose temporale, recevant les veines des paupières et communiquant avec les veines de la cavité orbitaire. — 3, artère temporale superficielle. — 4, veine temporale superficielle. — 5, artère faciale. — 6, artère coronaire labiale inférieure droite très développée, s'anastomosant avec celle du côté opposé. — 7, artère angulaire recouverte par le muscle orbiculaire. — 8, artère dorsale du nez. — 9, veine faciale antérieure. — 10, couronne veineuse s'anastomosant avec les veines temporales, sur l'orbiculaire des paupières. — 11, artère et 12 veine occipitales. — 13, grand nerf auriculaire, branche du plexus cer-

nerf temporo-malaire, filet cutané du maxillaire supérieur, seconde branche du trijumeau.

Après avoir étudié tous les organes superficiels, les enlever avec le périoste, pénétrer jusqu'au plan osseux, ouvrir avec un ciseau les deux sinus frontaux placés immédiatement au-dessus de la racine du nez et chercher avec une sonde l'orifice qui fait communiquer ces sinus avec le méat moyen. Dans les cas de suppuration des sinus, la paroi antérieure est refoulée en avant, la cavité est agrandie et l'orifice de communication devient plus facilement accessible.

3. Région temporale.

La région temporale est limitée en avant, en haut et en arrière par une ligne demi-circulaire à concavité inférieure, ligne courbe temporale ; en bas, par une ligne suivant en avant le bord supérieur de l'apophyse zygomatique et se prolongeant en arrière au-dessus du conduit auditif externe et de l'apophyse mastoïde jusqu'à la partie terminale de la ligne courbe temporale. Après avoir soulevé la peau et l'avoir rabattue en bas, on rencontre le tissu cellulo-adipeux sous-cutané peu développé dans cette région, puis l'aponévrose temporale superficielle se continuant en haut avec l'aponévrose épicrânienne ; enfin le muscle temporal superficiel, muscle tenseur de l'aponévrose épicrânienne, compris dans un dédoublement de celle-ci.

vical, et nerf facial émergeant de la parotide (*pes anserinus major*). — 14, nerf auriculaire postérieur profond, branche du facial. — 15, rameau marginal destiné aux muscles du menton. — 16, rameaux buccaux pour le buccinateur et les muscles de la bouche. — 17, nerf buccal, branche sensitive du trijumeau. — 18, nerf mentonnier émergeant du maxillaire par deux orifices. — 19, rameau zygomatique du nerf facial destiné aux muscles de la lèvre supérieure, du nez et de la paupière inférieure. — 20, nerf sous-orbitaire, rameau de la seconde branche du trijumeau (*pes auserinus minor*). — 21, rameau facial du nerf temporo-malaire, sortant par un canal osseux du malaire. — 22, nerf nasal externe, rameau de l'ophthalmique, première branche du trijumeau. — 23, rameaux temporaux du nerf facial qui innervent les muscles de la région frontale. — 24, rameaux temporaux du temporo-malaire sortant de l'aponévrose temporale. — 25, nerf frontal interne très développé. Du trou sus-orbitaire émerge le nerf sus-orbitaire, branche de l'ophtalmique. — 26, nerf frontal après ablation d'une partie du muscle frontal. — 27, nerf auriculo-temporal, branche du nerf maxillaire inférieur. — 28, petit nerf sous-occipital et son rameau auriculaire. — 29, grand nerf sous-occipital. — 30, épanouissement du grand et du petit nerf sous-occipital dans la région occipitale et temporale.

[L'aponévrose épicrânienne est recouverte dans cette région par le petit muscle auriculaire antérieur et par les fibres antérieures de l'auriculaire supérieur.

Les auteurs ne sont pas d'accord sur le point où il convient de faire terminer l'aponévrose épicrânienne. D'après M. Sappey elle vient s'insérer sur l'aponévrose temporale profonde, un peu au-dessus de l'arcade zygomatique. Pour MM. Richet et Paulet, elle descend jusqu'à l'arcade zygomatique et s'y insère. MM. Tillaux et Testut la font se perdre dans la joue. D'après M. Poirier, l'aponévrose s'amincit et se perd dans le tissu cellulaire, soit un peu au-dessus, soit un peu au-dessous de l'arcade zygomatique. Ne pas confondre l'aponévrose temporale superficielle décrite ici, constituée par le prolongement de l'aponévrose épicrânienne, avec l'aponévrose temporale superficielle de M. Richet. M. Richet désigne sous ce nom un feuillet de dédoublement de l'aponévrose temporale proprement dite.]

C'est dans la couche de tissu cellulaire qui sépare l'aponévrose épicrânienne de l'aponévrose temporale profonde ou vraie que sont placés l'artère et la veine temporale superficielle, ainsi que le nerf auriculo-temporal, branche du trijumeau. [L'artère avant de pénétrer dans la région passe sur la racine longitudinale de l'arcade zygomatique derrière le condyle de la mâchoire, juste dans l'angle qui forment ces deux parties (Farabeuf) (1). Les trois organes sont placés la veine en arrière, l'artère en avant et un peu plus profonde, le nerf au milieu, encore plus profond (Farabeuf)] (2) (fig. 32). La situation relative des trois organes n'est pas absolument constante. [Comparer à ce point de vue Sebileau, *Démonstration d'anatomie*, page 14, et Poirier, *Anatomie médico-chirurgicale*, page 11.]

Vaisseaux et nerfs montent devant l'oreille.

Enlever ensuite l'aponévrose temporale superficielle, en laissant adhérer à cette aponévrose les vaisseaux et les nerfs; on arrive sur l'aponévrose temporale profonde ou aponévrose temporale proprement dite, tendue des deux lignes courbes temporales, du frontal, du pariétal et de l'occipital à l'apophyse zygomatique. Cette

(1) Farabeuf, *Précis du manuel opératoire* (ligature de la temporale).
(2) Idem., *Cours de la Faculté.*

aponévrose donne insertion par sa face profonde à un certain nombre de fibres du temporal. Au niveau de l'apophyse zygomatique, elle se divise en deux feuillets qui embrassent l'apophyse en se

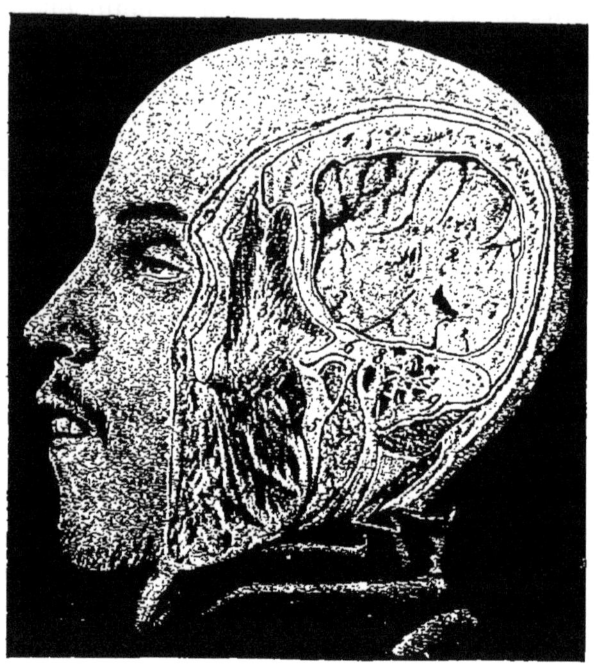

Fig. 33. — *Coupe verticale antéro-postérieure du côté gauche de la tête pour montrer les connexions du maxillaire inférieur, du conduit auditif externe et de la région mastoïdienne.*

1, os frontal et os temporal coupés, paraissant épais en raison de l'obliquité de la section. — 2, coupe des lobes pariétaux et temporaux du cerveau. On aperçoit en avant la partie terminale de la scissure de Sylvius. — 3, coupe du muscle temporal. — 4, muscle masséter intimement uni au temporal. — 5, branche montante du maxillaire inférieur supportant le condyle. — 6, articulation du maxillaire inférieur et son ménisque coupé dans le sens sagittal et étendu de la paroi antérieure à la postérieure. La cavité articulaire située au-dessus du ménisque est plus grande que celle qui est située au-dessous (les surfaces articulaires ont été avec intention légèrement écartées). — 7, coupe de la glande parotide. — 8, conduit auditif externe, sa portion cartilagineuse. — 9, portion mastoïdienne du temporal avec ses cellules : en bas et en arrière muscles de la nuque.

portant à sa face externe et à sa face interne et laissent entre eux un espace rempli de graisse [dans lequel rampent l'artère zygomato-orbitaire, branche de la temporale, et la veine qui l'accompagne]. La veine ramène le sang de la région palpébrale externe. Logée entre deux feuillets aponévrotiques, elle est comprimée entre ces feuillets pendant la contraction du temporal. Cette disposition facilite la circulation veineuse. Détacher les insertions de l'aponévrose à l'arcade zygomatique et la préparer par sa face profonde en remontant vers la ligne courbe temporale. On met à nu le muscle temporal, dont une partie des fibres se détache de la face profonde de l'aponévrose. En écartant les fibres superficielles du muscle, on trouve au milieu du corps charnu un puissant tendon qui va se fixer à l'apophyse coronoïde du maxillaire inférieur. Chercher en même temps l'artère temporale moyenne, branche de l'artère temporale superficielle. Elle va se loger dans un sillon de l'écaille de l'os temporal. On trouve encore dans la région, des branches temporales profondes issues de l'artère maxillaire interne, placées immédiatement sur le plan osseux. Elles montent sur la face externe de l'os accompagnées de trois nerfs moteurs, branches du maxillaire inférieur, les rameaux temporaux profonds antérieur (1), branche du buccal, postérieur (2), branche du massétérin, et moyen, branche directe du maxillaire inférieur (fig. 33).

On ne peut isoler dans cette région le périoste masqué par les insertions que le muscle temporal prend sur l'os. Après avoir enlevé le muscle, on peut dans l'angle antérieur et inférieur du pariétal ouvrir avec le ciseau le canal pariétal que suivent l'artère et la veine méningées moyennes dans leur trajet ascendant (3).

4. Région occipitale.

La région occipitale répond à toute la partie postérieure de l'occipital, de la suture lambdoïde au trou occipital. Elle comprend par conséquent les muscles de la nuque, que cependant il vaut mieux décrire dans une région spéciale, région de la nuque.

Inciser la peau sur les deux branches de la suture lambdoïde, et rabattre le volet cutané autour de la ligne qui joint les apo-

(1) *Ramus temporalis profundus anterior.*

(2) *Ramus temporalis profundus posterior.*

(3) [Comme M. Rüdinger, M. Sebileau décrit un dédoublement de l'aponévrose temporale au niveau de l'arcade zygomatique. M. Poirier n'admet pas cette disposition. La région est sillonnée d'un grand nombre de veines tributaires de la temporale superficielle, de la maxillaire interne et du plexus alvéolaire].

physes mastoïdes comme axe. Relever de même le tissu cellulo-adipeux sous-cutané, déjà confondu dans la partie inférieure de la région avec l'aponévrose de la nuque. Latéralement derrière les

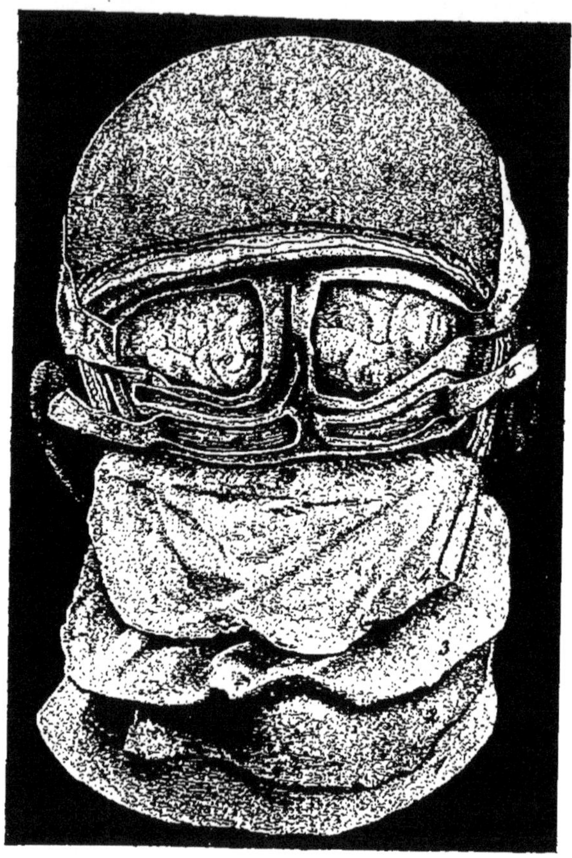

Fig. 34. — *Couches de la région occipitale.*

1, peau. — 2, tissu cellulo-adipeux sous-cutané. — 3, aponévrose épicrânienne. — 4, péricarne et origine des muscles de la nuque. Au dessous de ces couches, des segments osseux ont été enlevés à la scie. — 5, dure-mère sectionnée au niveau du lobe occipital du cerveau et rejetée en arrière. — 6, dure-mère incisée au niveau du cervelet et relevée. — 7, sinus longitudinal ouvert. Il se continue en 8, avec le sinus transverse gauche. — 9, sinus transverse droit plus petit. Il continue le sinus de la tente du cervelet. — 10, lobe occipital du cerveau recouvert par l'arachnoïde et la pie-mère. — 11, hémisphère du cervelet.

oreilles, on aperçoit les deux muscles occipitaux, minces lamelles musculaires qui vont se perdre dans l'aponévrose épicrânienne. Entre ces deux muscles, on voit monter émergeant de la région de la nuque [à un travers de doigt en arrière du bord postérieur rugueux de l'apophyse mastoïde (Tillaux)], l'artère occipitale, et se dégageant de la partie postérieure de la région auriculaire les petites artères auriculaires postérieures : les veines reproduisent la disposition générale des artères.

Les nerfs moteurs sont fournis par le rameau auriculaire postérieur (1), branche du facial. Les nerfs sensitifs sont pour la plus grande partie des rameaux du grand nerf sous-occipital. Quelques branches viennent du petit nerf sous-occipital : ces deux troncs se détachent directement de la moelle. Les branches mastoïdiennes et auriculaires (2) du plexus cervical superficiel envoient également quelques filets à la région. Le muscle occipital se termine par des fibres tendineuses qui vont se perdre dans l'aponévrose épicrânienne. Celle-ci adhère plus intimement au périoste dans la région occipitale que dans la région pariétale ; elle se confond presque entièrement avec lui dans l'espace que laissent entre eux les muscles occipitaux. Le périoste lui-même disparaît au niveau du point où les muscles de la nuque viennent s'insérer sur le squelette.

Il est très instructif de pratiquer dans le squelette de la région occipitale une fenêtre, en enlevant au ciseau un segment osseux quadrilatère (fig. 34). Cette coupe met à nu les deux sinus transverses, latéralement, le sinus longitudinal supérieur en haut, et le sinus occipital postérieur en bas ; on peut faire pénétrer un stylet dans ces différents canaux veineux. Les anciens décrivent en face de la protubérance occipitale interne un confluent des sinus [pressoir d'Hérophile]. Ce confluent n'existe pas : au niveau du prétendu confluent on aperçoit l'orifice postérieur du sinus droit ou sinus de la tente du cervelet. Ce sinus reçoit par sa partie antérieure la veine de Gallien. Il s'abouche la plupart le temps dans le petit sinus transverse [ou sinus transverse droit], tandis que le sinus longitudinal supérieur se rend dans le grand sinus transverse [ou sinus transverse gauche]. Les deux sinus transverses suivent à partir de la protubérance occipitale interne un trajet diamétralement opposé.

Les deux sinus veineux étudiés, couper le long de leur bord la

(1) *Ramus auricularis posterior profundus.*
(2) *Nervus auricularis magnus.*

dure-mère : on aperçoit alors les deux lobes occipitaux du cerveau en haut, les deux hémisphères du cervelet en bas, et on peut ap-

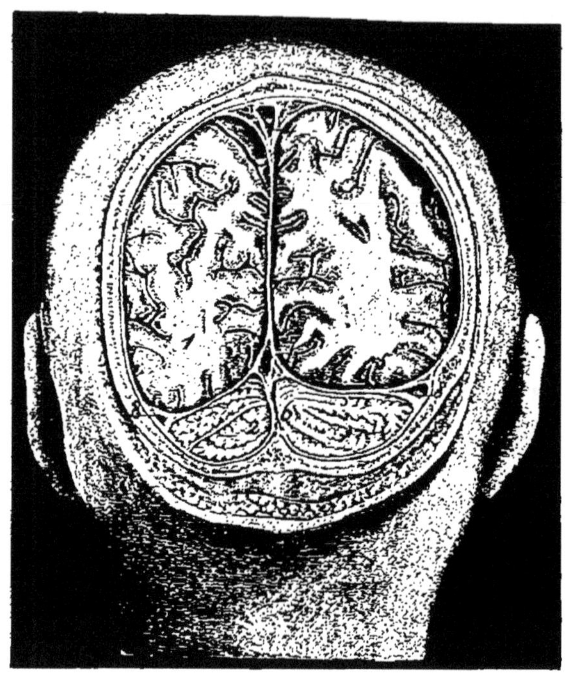

Fig. 35. — *Coupe frontale de la région occipitale, segment antérieur de la coupe.*

1, lobe occipital du cerveau avec ses faces externe, interne et inférieure. — 2, hémisphère du cervelet. — 3, grande faux du cerveau séparant l'un de l'autre les lobes occipitaux. — 4, sinus longitudinal supérieur. — 5, face inférieure du lobe occipital séparée du cervelet par la tente du cervelet, lame fibreuse résistante et fortement tendue. — 6, faux du cervelet avec la coupe transversale du sinus occipital postérieur. — 7, sinus droit placé à la jonction de la grande faux du cerveau et de la tente du cervelet. — 8, sinus latéral dont le droit est plus large que le gauche. — Dans toute l'étendue de la coupe on aperçoit : en dedans des os, la dure-mère; en dehors, les couches superficielles.

préciser ainsi les connexions qu'affecte la région occipitale avec les centres nerveux (fig. 35).

5. Cavité crânienne.

Pour ouvrir la cavité crânienne, diviser à fond toutes les parties molles transversalement d'une oreille à l'autre en passant sur le vortex; soulever ensuite la lèvre postérieure, puis la lèvre antérieure de l'incision, en rasant les os, la lèvre postérieure jusqu'à un doigt environ au-dessus de la protubérance occipitale externe, et la lèvre antérieure jusqu'à la bosse frontale. Les os mis à nu, scier le squelette avec une scie à lame plate, en se tenant dans un plan oblique passant par les deux points extrêmes : protubérance occipitale, bosse frontale. Engager d'abord la scie par quelques petits mouvements de va-et-vient, fixant la lame avec l'extrémité du pouce gauche, pour l'empêcher de glisser. Creuser ensuite circulairement et de la même manière dans le squelette une sorte de gouttière n'intéressant que la table externe et le diploé. On pourra déjà constater à ce moment que le crâne présente une épaisseur fort variable suivant les régions. Les variations individuelles ne sont pas moins considérables que les variations régionales. Laisser alors la scie, introduire dans la rainure osseuse un ciseau avec lequel on achèvera la section du squelette à petits coups de marteau. Les dernières travées osseuses rompues, la calotte est fixée encore par ses adhérences avec la dure-mère, adhérences que la traction rompt assez facilement.

La dure-mère mise à nu, fendre avec des ciseaux le sinus longitudinal supérieur. On aperçoit parfois des granulations de Pacchioni, faisant saillie dans la lumière du vaisseau. Inciser ensuite longitudinalement la dure-mère à droite et à gauche du sinus, et relever les deux lambeaux en dehors : on aperçoit la face profonde de la membrane, lisse et séreuse. Des granulations de Pacchioni très développées ; des veines du cerveau venant s'aboucher dans le sinus longitudinal supérieur, gênent parfois pour le relèvement. Des adhérences solides unissent quelquefois la dure-mère et les os. La séparation de deux plans est alors très difficile.

Sous la dure-mère, on aperçoit la surface polie et séreuse de l'arachnoïde cérébrale, passant comme un pont sur les sillons du cerveau, unie seulement par de minces tractus celluleux à la pie-mère sous-jacente : il en résulte qu'entre l'arachnoïde et la pie-mère se trouve un espace séreux, l'espace sous-arachnoïdien. C'est dans cet espace que circule le liquide céphalo-rachidien.

Sur la ligne médiane, on aperçoit la faux du cerveau pénétrant entre les deux hémisphères, pour aller se fixer en avant par son sommet à l'apophyse crista-galli, en arrière par sa base à la tente du cervelet. Son bord inférieur loge le sinus longitudinal inférieur (1), qui ramène le sang des deux faces du cerveau qui limitent la scissure inter-hémisphérique. Inciser la faux du cerveau au niveau de l'apophyse crista-galli et la rejeter en arrière, On peut alors enlever le cerveau de la cavité crânienne : pour ce faire, soulever avec précaution la partie antérieure de l'organe en engageant le doigt sous la corne antérieure, couper de quelques coups de pointe de scalpel les nerfs olfactifs afin d'enlever avec le cerveau les bulbes olfactifs, couper ensuite successivement les nerfs optiques, les deux carotides et la tige du corps pituitaire.

A droite et à gauche le long des apophyses clinoïdes postérieures, on aperçoit les nerfs oculo-moteurs et au-dessous du bord interne fortement tendu de la tente du cervelet, les deux nerfs pathétiques dont les origines doivent rester adhérentes au cerveau ; soulever alors avec précaution les deux lobes temporaux : on découvre une veine volumineuse venant de la fosse de Sylvius et se rendant au sinus sphéno-orbitaire. Après l'avoir incisée, on se porte en arrière jusqu'à ce qu'on aperçoive la limite antérieure de la tente du cervelet.

Pour détacher la tente du cervelet de la crête du rocher, soutenir les lobes temporaux et conduire prudemment la pointe d'un scalpel le long de la crête du rocher de dedans en dehors. Les nerfs trijumeaux, facial, acoustique apparaissent. Soulevant légèrement le cervelet, on met à jour les deux nerfs moteurs oculaires externes placés à droite et à gauche du clivus Blumenbachii. Les nerfs glosso-pharyngien, pneumo-gastrique et spinal ramassés en faisceau sont situés plus en dehors. Quand tous ces organes sont coupés, le cerveau tend à se détacher par son propre poids de la base du crâne, si on donne à la tête une position convenable ; il ne reste plus alors qu'à sectionner, en soutenant le cerveau de la main gauche, le nerf hypoglosse, les artères vertébrales, la grande veine de Galien, enfin le bulbe. On sort complètement le cerveau du crâne : et on peut étudier la conformation de la base du crâne,

(1) *Sinus sagittalis inferior.*

les vaisseaux et les nerfs qui la traversent pour y entrer ou pour en sortir.

La base du crâne est divisée en trois parties ou fosses: fosses antérieure, moyenne et postérieure.

La fosse antérieure loge les lobes orbitaires dont les circonvolutions s'impriment sur le squelette et donnent naissance à ces dépressions connues sous le nom d'impressions digitales. De chaque côté de la ligne médiane, on remarque dans cette fosse deux gouttières séparées par l'apophyse crista-galli. Ces gouttières logent les bulbes olfactifs. De la face inférieure des bulbes se détachent les nerfs olfactifs proprement dits, sous forme de filets qui traversent la dure-mère et la lame criblée de l'ethmoïde. La dure-mère recouvre dans cette région le filet ethmoïdal du rameau nasal de la branche ophtalmique de Willis. En avant du tubercule antérieur de la selle turcique, est une gouttière sur laquelle reposait le chiasma des nerfs optiques. Ces nerfs ont été enlevés avec le cerveau. La gouttière se prolonge latéralement et en avant, et se termine par les deux trous optiques. Elle loge les nerfs optiques et les artères ophtalmiques. Les trous optiques font communiquer la cavité crânienne avec les cavités orbitaires.

Les deux fosses moyennes [ou temporales] séparées l'une de l'autre par la selle turcique, sont limitées en avant par le bord postérieur des petites ailes du sphénoïde. en arrière par la crête du rocher. Elles logent les lobes temporaux du cerveau. Sur la selle turcique est tendu comme un diaphragme un prolongement de la dure-mère, c'est la tente de l'hypophyse. En détachant ce couvercle membraneux on met à nu l'hypophyse ou corps pituitaire, prolongement du cerveau rattaché à la masse principale par un pédicule creusé à sa partie centrale d'un canal qui fait communiquer la cavité de l'hypophyse avec le ventricule moyen du cerveau.

Au niveau de la partie postérieure de la base de la petite aile du sphénoïde, un orifice de la dure-mère laisse passer l'artère carotide interne. Dans la partie de son trajet qui précède cet orifice, l'artère est logée au milieu d'un réseau de trabécules conjonctives dans les mailles duquel circule du sang veineux, c'est le sinus caverneux. En disséquant la dure-mère qui forme la paroi externe de ce sinus, on met à nu quatre nerfs qui se terminent en avant dans la cavité orbitaire, qu'ils atteignent en traversant la fente sphénoïdale (1). Ce sont, tout à fait à la partie supérieure, le nerf pathétique, puis l'ophtalmique de Willis avec le rameau récurrent de la tente; plus rapproché de la partie inférieure l'oculo-moteur commun; enfin, en dehors de ce dernier et tout à fait en bas, le moteur oculaire externe immédiatement accolé à la carotide interne. Chercher ensuite le tronc du trijumeau et le disséquer. Le nerf pénètre sous la dure-mère, au niveau de la pointe de la pyramide pétrée. Il présente bientôt un renflement, le ganglion de Gasser, couché dans une dépression de la partie interne de la face supérieure du rocher, fosse ou caverne de Mœckel. De la partie antérieure et convexe du ganglion partent les trois branches terminales du nerf. De haut en bas, l'ophtalmique de Willis, le maxillaire supérieur et le maxillaire inférieur. [Ces trois branches sortent du crâne, la première par la fente sphénoïde, la deuxième par le trou grand rond, la troisième par le trou ovale.] En soulevant légèrement le ganglion, on aperçoit à sa face profonde la racine grêle et motrice du trijumeau placée d'abord en dedans de la grosse racine ou racine sensitive, et se rendant ensuite à sa branche de trifurcation inférieure. Sur la face antérieure du rocher court obliquement en dedans et en avant le grand nerf pétreux superficiel, branche du facial, émergeant du rocher par l'hiatus de Fallope, s'engageant ensuite dans le canal vidien, pour aller s'unir dans la fosse sphéno-palatine au ganglion sphéno-palatin. C'est par ce filet que passent les rameaux moteurs du facial destinés à l'azygos de la luette.

La fosse postérieure du crâne, que sa situation déclive permet d'appeler aussi fosse inférieure, loge le cervelet, le pont de Varole, et la partie supérieure du bulbe.

Dans cette région la dure-mère est remarquable par la présence d'un grand nombre de conduits veineux ou sinus. On trouve dans la tente du cervelet, le sinus de la tente ou sinus droit, sinus

(1) *Fissura orbitalis.*

à direction antéro-postérieure placé à la face inférieure de la tente, au niveau du point où elle donne insertion à la faux du cervelet. Le sinus droit reçoit par sa partie antérieure le sinus longitudinal inférieur, et la grande veine de Galien. Il se jette en arrière, le plus souvent dans le sinus latéral gauche.

Le sinus latéral droit, ordinairement plus développé que le gauche, continue le sinus longitudinal supérieur. Les deux sinus latéraux contournant les parties latérales de la fosse postérieure du crâne, aboutissent à la partie externe du trou déchiré postérieur et se continuent là avec la veine jugulaire interne. Cette veine reçoit presque immédiatement après son origine le sinus pétreux inférieur, qui par son autre extrémité se détache de la partie postéro-externe du sinus caverneux. Le sinus pétreux supérieur suit la crête du rocher, et établit une anastomose entre la partie horizontale du sinus latéral et le sinus caverneux. Un réseau veineux assez développé accompagne la carotide interne. Ce réseau représente une voie de dérivation importante pour le sang veineux de la cavité crânienne.

Au centre de l'étage postérieur du crâne, on aperçoit le trou occipital. Ce trou laisse passer les deux artères vertébrales. Ces deux artères viennent s'unir sur le clivus de Blumenbach, au-dessous du pont de Varole, pour donner naissance par leur réunion à un tronc médian impair, l'artère basilaire ; sur les côtés du clivus, le moteur oculaire externe s'engage sous la dure-mère pour aller passer sur la pointe de la pyramide pétrée, se rendre au sinus caverneux, et de là à la cavité orbitaire. Sous la tente pénètre, comme nous l'avons déjà dit, en haut le trijumeau et, plus profondément, le nerf pathétique. Sur la face postérieure de la pyramide du rocher, on voit s'enfoncer dans le conduit auditif interne, le nerf acoustique et le facial, séparés par l'intermédiaire de Wrisberg ; tandis que le glosso-pharyngien, le pneumo-gastrique, le spinal vont passer pour sortir du crâne par le trou déchiré postérieur. Ils occupent la partie interne de cet orifice, dont la partie externe est comblée par le golfe de la jugulaire. Sur les côtés du trou occipital, le trou condylien antérieur laisse passer le grand hypoglosse.

Les nerfs doivent être suivis du point où ils pénètrent dans la dure-mère, jusqu'à l'orifice par lequel ils traversent la base du crâne. Les régions dont la préparation est à ce point de vue la plus délicate, sont les parties latérales de la selle turcique et le trou déchiré postérieur. C'est là, en effet, qu'on rencontre le plus grand nombre de nerfs.

6. Face.

La face est limitée en haut et latéralement par les os malaires, le sourcil et la racine du nez; en arrière et en bas par la base du maxillaire inférieur. On peut la subdiviser en un certain nombre de régions qui tirent leur importance chirurgicale du nombre d'organes qui y sont rassemblés sur un très petit espace. C'est ainsi qu'on trouve une région parotido-massétérine, sous-orbitaire, nasale, labiale supérieure, buccale, labiale inférieure et mentale. Pour éviter les redites, nous devrons parfois réunir dans une même description certaines régions. Les vaisseaux et les nerfs sont en effet communs à plusieurs d'entre elles et devraient être signalés dans chacune d'elles.

a. RÉGION PAROTIDO-MASSÉTÉRINE.

Cette région est limitée par le conduit auditif externe [et le bord antérieur du sterno-mastoïdien], en arrière ; le bord antérieur du masséter, en avant ; l'apophyse zygomatique, en haut ; le bord inférieur du maxillaire, en bas.

Après avoir relevé la peau, on rencontre le tissu cellulo-adipeux sous-cutané modérément développé [et dans ce tissu les fibres les plus élevées du paucier et l'extrémité postérieure du risorius de Santorini, ainsi que des rameaux des branches auriculaire et mastoïdienne du plexus cervical superficiel. On trouve encore dans cette région des ganglions lymphatiques (Richet), parmi lesquels il faut signaler le ganglion prétragien (Sebileau) (1)]. Dans la partie antérieure de la région, marchant parallèlement à l'arcade zygo-

(1) Sebileau, *Démonstrations d'anatomie*, p. 78.

matique et au-dessous d'elle, les rameaux terminaux de l'artère transverse de la face, branche de l'artère temporale, émergent de la parotide et se portent vers la joue en passant perpendiculairement sur le masséter.

Au-dessous du tissu cellulo-adipeux sous-cutané, on rencontre l'aponévrose parotido-mastoïdienne, aponévrose assez développée [qui part du bord antérieur du sterno-mastoïdien] et passe à la fois sur la parotide et le masséter.

Dénuder cette aponévrose avec précaution, et la relever. [On voit se dégager de la parotide en haut le nerf auriculo-temporal avec l'artère et la veine temporale superficielles, en arrière la branche auriculaire postérieure du nerf facial (Tillaux)], en avant un prolongement glandulaire, prolongement antérieur de la parotide qui recouvre le masséter et accompagne le canal de Sténon. [Le canal se détache de la partie inférieure de la glande, se porte en haut, puis change de direction et se dirige transversalement en avant (Richet).] Il contourne le bord antérieur du masséter, traverse le buccinateur, et va s'ouvrir dans la bouche. L'artère transverse de la face et les filets temporaux faciaux du facial se dégagent au même niveau. [Vaisseaux et nerfs sont placés plus haut que le canal de Sténon.] Les filets du facial s'unissent dans le tissu glandulaire par de nombreuses anastomoses et constituent ainsi un véritable plexus, le *pes anserinus major*. Poursuivre ce plexus vers son origine en enlevant le tissu glandulaire grain à grain. [On découvre bientôt la branche anastomotique qui unit le facial à l'auriculo-temporal, en contournant la partie postérieure du col du maxillaire.] Les différentes branches s'unissent en s'avançant vers le trou stylo-mastoïdien et se confondent pour former le tronc du facial.

[En enlevant ainsi le tissu glandulaire on met en évidence une fente verticale limitée en avant par le bord postérieur du maxillaire, en arrière par le bord antérieur du sterno-mastoïdien. Cette fente constitue l'orifice externe de la loge parotidienne. Pour étudier cette loge continuer à extirper prudemment grain à grain avec les pinces la glande parotide. On voit alors que la loge a l'aspect d'une pyramide à quatre faces à sommet profond.

La loge parotidienne renferme outre la glande parotide et le nerf facial, l'artère carotide externe. L'artère pénètre dans la loge par sa face interne à l'union de son tiers inférieur avec ses deux tiers supérieurs (Tillaux). D'après Triquet quatre fois sur vingt l'artère reste en dedans de la loge et se creuse simplement une demi-gouttière à la face profonde de la glande. MM. Richet et Sappey n'ont jamais vu cette disposition ; M. Sebileau admet son existence. Dans tous les cas où elle est intra-glandulaire, l'artère adhère intimement au tissu de la glande dont on ne peut la séparer que par le dissection ; elle est plus profondément située que le nerf facial. Elle fournit dans la glande quelquefois l'occipitale ; toujours l'auriculaire (Tillaux), et quelques rameaux glandulaires. Elle se termine au niveau du condyle du maxillaire en se divisant en temporale superficielle et maxillaire interne. Les artères sont accompagnées par des veines ; leur réunion forme la jugulaire externe, tronc veineux qui accompagne l'artère et occupe son côté superficiel.

Enfin il faut signaler encore dans la loge des ganglions lymphatiques ; mais de petit volume, ils échappent généralement quand on dissèque des pièces non injectées.

Les parois qui ferment la loge se distinguent en supérieure, inférieure, postérieure et antérieure. La paroi supérieure est formée par la partie cartilagineuse du conduit auditif externe et l'articulation temporo-maxillaire. Le périchondre ou le périoste qui recouvrent cet organe complètent à ce niveau la loge fibreuse de la glande.

La paroi inférieure est constituée par la bandelette aponévrotique qui unit l'angle de la mâchoire à la partie voisine du bord antérieur du sterno-mastoïdien, et par une lame fibreuse qui sépare la parotide de la glande sous-maxillaire. La paroi postérieure est constituée par une aponévrose qui se détache de la face profonde de la gaine du sterno-mastoïdien ; elle sera décrite en même temps que la région carotidienne avec laquelle elle affecte des rapports intimes. Quant à la paroi antérieure, aponévrotique comme la précédente, elle présente près du sommet un orifice laissant échapper le prolongement pharyngien de la glande.] Superficiellement elle est formée par le masséter et la branche montante du maxillaire. En réclinant en arrière le prolongement antérieur de la glande, on met à découvert ces deux organes et on peut étudier les insertions du masséter au bord inférieur de l'arcade zygomatique en haut, à l'angle du maxillaire inférieur en bas. Dans le reste de son étendue la paroi antérieure sépare la glande d'une région fort importante, la région rétro-maxillaire.

b. RÉGION RÉTRO-MAXILLAIRE.

Pour préparer la région rétro-maxillaire (fig. 36 et 37), scier l'apophyse zygomatique à ses extrémités antérieure et postérieure : couper l'aponévrose temporale le long du bord supérieur de l'arcade zygomatique et rabattre en bas le segment osseux ainsi isolé en y laissant adhérer le masséter. [On aperçoit alors pénétrant le muscle par sa face profonde un filet nerveux, le nerf massétérin, branche du trijumeau qui fournit au muscle ses filets moteurs, et l'artère massétérine, branche de la maxillaire interne. Il faut respecter le nerf et l'artère.] Décoller autant que cela est nécessaire les insertions les plus élevées du masséter sur l'angle de la mâchoire, et découvrir l'apophyse coronoïde avec l'insertion du muscle temporal. [Temporal et masséter échangent constamment quelques faisceaux musculaires qu'on est obligé de sectionner.]

Scier l'apophyse coronoïde à sa base et la relever en haut avec le muscle temporal; on aperçoit alors les muscles masticateurs profonds, ptérygoïdiens interne et externe et la partie la plus reculée du muscle buccinateur, mais avant de passer à la préparation de ces muscles, étudier les organes qui passent entre les divers corps musculaires.

Immédiatement accolée au côté interne de la branche montante du maxillaire, l'artère maxillaire interne vient s'engager entre les deux ptérygoïdiens [elle longe ensuite le bord antérieur du ptérygoïdien externe pour atteindre la tubérosité du maxillaire supérieur, là elle change de direction] et se porte vers la fosse ptérygo-maxillaire dans laquelle elle pénètre en passant entre les deux faisceaux d'origine du ptérygoïdien externe. Elle donne un grand nombre de branches; ce sont, en arrière des ptérygoïdiens, la tympanique, la méningée moyenne, la petite méningée, des branches musculaires et l'artère dentaire inférieure (1). Celle-ci se dirige en bas vers le canal dentaire du maxillaire inférieur et donne, avant de pénétrer dans le conduit osseux, le rameau mylo-hyoïdien (2). [Parvenue sur la face antérieure du ptérygoïdien externe la maxillaire interne fournit la buccale, la ptérygoïdienne, la temporale profonde antérieure, l'alvéolaire et la sous-orbitaire. Enfin elle donne dans la fosse ptérygo-maxillaire, mais ces branches sont inaccessibles sans préparation spéciale, la vidienne, la ptérygo-palatine, la palatine supérieure et la sphère palatine. Aux artères correspondent des veines anastomosées largement et formant dans la région de riches plexus. Les branches efférentes de ces plexus se divisent en antérieures tributaires de la faciale et postérieures tributaires de la jugulaire externe.]

Les nerfs que l'on rencontre dans la région rétro-maxillaire proviennent de l'épanouissement du maxillaire inférieur, troisième branche du trijumeau. Les uns sont sensitifs et les autres moteurs. Ces derniers sont destinés aux muscles masticateurs [muscles masséter, ptérygoïdien interne et temporal. Il y a un nerf massétérin, un nerf du ptérygoïdien interne, un nerf temporal profond moyen. Le ptérygoïdien externe reçoit des filets du buccal. Le temporal reçoit deux filets accessoires qui seront signalés plus loin.] Les nerfs sensitifs sont le nerf dentaire inférieur (3), le nerf lingual, le nerf auriculo-temporal et le buccal.

Le nerf dentaire inférieur pénètre avec l'artère et la veine du même nom dans le canal du maxillaire inférieur. Il donne au moment où il s'engage dans le conduit osseux le nerf mylo-hyoïdien. Ce nerf suit le sillon mylo-hyoïdien du maxillaire inférieur et se rend au muscle mylo-hyoïdien et au ventre antérieur du digastrique. Le nerf lingual occupe le côté antérieur du dentaire. Il

(1) *Arteria alveolaris inferior*.

(2) [Le texte porte encore comme branches se détachant de la maxillaire interne à ce niveau : la stylo-mastoïdienne et l'auriculaire postérieure, branches importantes en raison de leur rapport avec la caisse du tympan et la faciale. Aucun auteur français ne signale ces branches. L'auriculaire vient de la carotide et fournit la stylo-mastoïdienne. Il y a probablement eu une confusion de la part des personnes qui ont recueilli le cours].

(3) *Nervus alveolaris inferior*.

reçoit à sa partie postéro-supérieure la branche anastomique que lui envoie le facial; branche connue sous le nom de corde du tympan. Le lingual passe entre les deux muscles ptérygoïdiens, puis descend le long du bord antérieur de la branche montante du maxillaire, entre le ptérygoïdien interne et le plan osseux.

Ces nerfs et ces vaisseaux une fois mis à nu, il est facile, tout en conservant avec soin les branches musculaires, de disséquer les deux ptérygoïdiens. Le ptérygoïdien externe se détache [par deux faisceaux, de la paroi supérieure de la fosse zygomatique] et de la face externe de l'apophyse ptérygoïde. Il se rend à la face interne du col et du condyle du maxillaire inférieur. Le muscle ptérygoïdien interne, né dans la fosse ptérygoïde, se termine sur la face interne de la branche montante du maxillaire inférieur qu'elle couvre de ses insertions jusqu'au niveau de son bord inférieur. En dedans on rencontre le péristaphylin externe. En avant du ptérygoïdien, on aperçoit la partie la plus reculée du buccinateur dont les fibres se détachent des saillies des alvéoles du maxillaire supérieur et inférieur. Le ligament ptérygo-maxillaire le sépare en arrière des fibres antérieures du constricteur supérieur du pharynx.

Ouvrir alors l'articulation temporo-maxillaire et attirer en bas le maxillaire inférieur. On découvre aussi le nerf auriculo-temporal dont les deux racines embrassent l'artère méningée moyenne. Ce nerf contourne le col du condyle pour devenir superficiel. Plus profondément se trouvent les trois nerfs temporaux profonds. Ils sont appliqués immédiatement avec les deux vaisseaux temporaux profonds antérieur et postérieur sur le squelette de la fosse temporale. [L'antérieur se détache du buccal, le postérieur du masséterin le moyen vient directement du maxillaire inférieur.] Le nerf buccal, branche sensitive du maxillaire inférieur, et le rameau moteur qui se détache du buccal pour se rendre au muscle temporal sont faciles à mettre en évidence. Les branches terminales de l'artère maxillaire interne et le nerf maxillaire supérieur, seconde branche du trijumeau, sont placés très profondément dans la fosse ptérygo-maxillaire et sont par suite très difficiles à préparer.

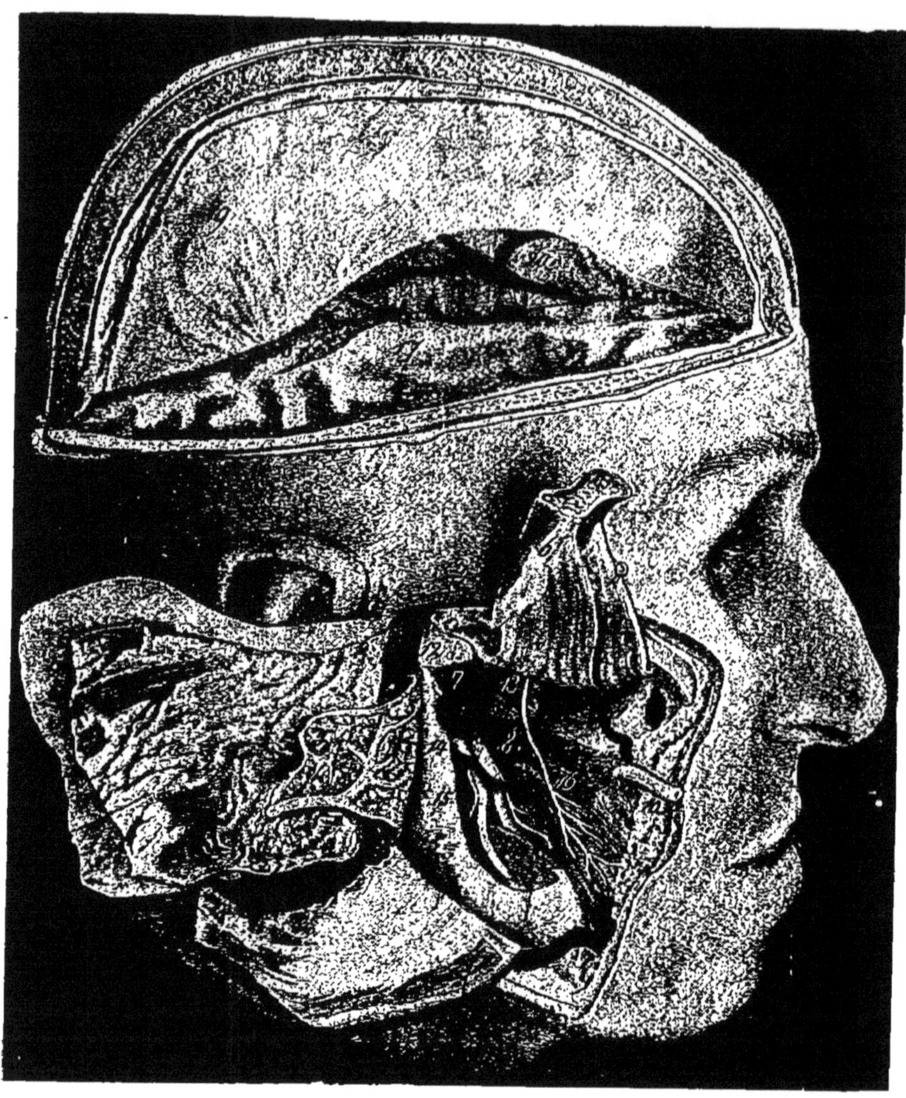

Fig. 36. — *Fosse rétro-maxillaire. La cavité du crâne est ouverte, le lobe droit du cerveau est enlevé.*

1, peau réclinée en dehors. — 2, tissu cellulo-adipeux sous-cutané avec l'aponévrose et le muscle risorius de Santorini également relevés. — 3, parotide et canal de Sténon relevés. — 4, masséter récliné en bas. En avant et au-dessous de lui, l'artère faciale pénètre dans la face. — 5, maxillaire inférieur. — 6, apophyse coronoïde et muscle temporal coupés et réclinés. — 7, muscle ptérygoidien externe. — 8, muscle ptérygoïdien interne. — 9, muscle buccinateur. — 10, extrémité antérieure du canal de Sténon. — 11, maxillaire supérieur avec le sinus maxillaire ouvert, et la branche antérieure de l'artère alvéolaire. — 12, artère temporale superficielle. Le chiffre est sur l'articulation temporo-maxillaire. — 13, artère maxillaire interne émergeant de la profondeur sous le ptérygoïdien externe. — 14, nerf lingual. — 15, nerf dentaire inférieur et le nerf mylo-hyoïdien qui s'en détache. — 16, nerf buccal. — 17, hémisphère droit du cerveau coupé. — 18, ventricule latéral ouvert avec le plexus choroïde. — 19, faux du cerveau. — 20, face interne de l'hémisphère gauche du cerveau avec l'artère du corps calleux.

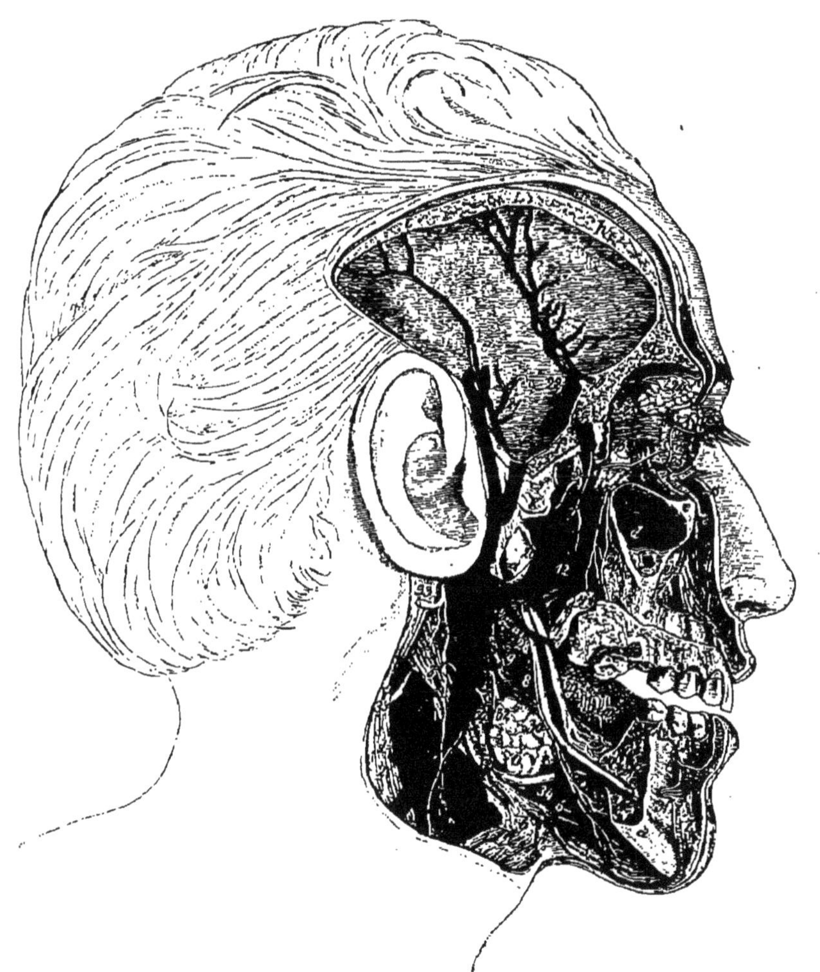

Fig. 37. — *Organes profonds de la tête avec ouverture des cavités du crâne, de l'orbite, du maxillaire supérieur, et de la bouche jusqu'à la fosse rétro-maxillaire.*

a, mâchoire inférieure sciée derrière la deuxième molaire. Le nerf dentaire inférieur et l'artère du même nom sont conservés. — *b*, os hyoïde et muscles qui s'y insèrent. — *c*, maxillaire supérieur, la gencive est conservée et le sinus maxillaire ouvert. A sa partie inférieure, on aperçoit un kyste ouvert. — *d*, condyle du maxillaire inférieur laissé en place. — *e*, bord orbitaire inférieur. — *f*, grande aile du sphénoïde sciée. — *g*, frontal. La partie externe est coupée. — *h*, partie frontale du frontal. — *i*, os pariétal. — *k*, articulation temporo-maxillaire ouverte. — *l*, veine jugulaire interne. — *m*, veine jugulaire externe (faciale postérieure). — *n*, veine thyroïdienne supérieure coupée. — *o*, glande sous-maxillaire. — *p*, branche terminale de la carotide externe (artère temporale). — *q*, portion de la veine temporale superficielle. — 1, muscles sterno et omo-hyoïdien. — 2, muscle sterno-cléido-mastoïdien. — 3, ventre postérieur du digastrique. — 4, muscle stylo-hyoïdien traversé par le tendon du digastrique. — 5, ventre antérieur du digastrique. — 6, muscle mylo-hyoïdien. — 7, muscles du

c. RÉGIONS SOUS-ORBITAIRE, NASALE, LABIALE SUPÉRIEURE ET BUCCALE.

Chacune de ces petites régions peut être exactement délimitée. Toutefois comme les muscles et autres organes passent d'une région dans l'autre, on peut les réunir dans une seule description. Après avoir enlevé la peau, qu'il faut détacher en commençant près de l'angle externe de l'œil, on tombe sur les muscles de la mimique faciale. On les prépare en conservant leurs nerfs. La région est remarquable par le développement du réseau sanguin, ainsi qu'on peut s'en assurer sur des pièces bien injectées. Cette richesse vasculaire explique la facilité avec laquelle reprennent les lambeaux autoplastiques dans cette région.

Les muscles sont, en commençant par la partie supérieure, le muscle orbiculaire des paupières, le petit zygomatique qui se détache de sa partie inféro-externe, plus en dehors le grand zygomatique étendu du malaire à l'orbiculaire des lèvres. Plus en dedans on rencontre le carré de la lèvre supérieure (1) formé de trois portions qui se détachent du rebord orbitaire inférieur, de la branche montante du maxillaire supérieur et du malaire, ses fibres se terminent en s'entre-croisant avec celles de l'orbiculaire des lè-

(1) Sous ce nom les auteurs allemands réunissent les élévateurs communs superficiels et profonds de l'aile du nez et de la lèvre supérieure, et ordinairement le petit zygomatique décrit ici à part.

menton et de la lèvre inférieure. — 8, muscle styloglosse. — 9, muscle ptérygoïdien externe. — 10, dos de la langue. — 11, ligament ptérygo-maxillaire. — 12, muscle ptérygoïdien externe. — 13, muscle canin. — 14, muscle élévateur de la lèvre supérieure et de l'aile du nez. — 15, orbiculaire des paupières coupé. — 16, muscle droit externe de l'œil. — 17, muscle petit oblique. — 18, artère thyroïdienne supérieure. — 19, veine maxillaire interne. — 20, artère maxillaire interne. — 21, branche postérieure de l'artère et de la veine méningée moyenne. — 22, branche antérieure de la méningée moyenne; la veine est double et présente de nombreuses anastomoses. — 23, artère, veine et nerf lacrymal. — 24, glande lacrymale. — 25, conjonctive détachée du bulbe oculaire et rameau orbitaire du maxillaire supérieur. — 26, nerf dentaire postérieur et supérieur. — 27, nerf sous-orbitaire. — 28, nerf dentaire inférieur. — 29, nerf lingual avec le ganglion sous-maxillaire. — 30, nerf mylo-hyoïdien se rendant au ventre antérieur du digastrique et au muscle mylo-hyoïdien. — 31, nerf mentonnier. — 32, nerf glosso-pharyngien visible dans la profondeur au-dessus de la glande sous-maxillaire. — 33, nerf facial avec le rameau digastrique et le rameau stylo-hyoïdien. Un rameau cervico-facial forme collier à la veine jugulaire externe. — 34, nerf hypoglosse. Devant l'épingle qui retient le sterno-mastoïdien on aperçoit le spinal se portant en bas.

vres. On découvrira donc en même temps ce dernier muscle et on le préparera. En se portant de l'orbiculaire vers la joue on rencontre un peloton graisseux, en général très developpé, qui recouvre le muscle buccinateur et dans la partie superficielle de cette couche les branches du nerf facial dont quelques-unes sont destinées au buccinateur. Le meilleur procédé pour préparer les branches du facial consiste à les chercher au niveau du bord antérieur et supérieur de la parotide, et à les isoler en allant du centre à la périphérie. Le nerf buccal, branche sensitive du nerf maxillaire inférieur, envoie quelques rameaux à travers le muscle à la portion génienne de la muqueuse de la bouche.

Les branches du nerf facial se terminent dans les muscles que nous avons mentionnés précédemment. L'artère maxillaire externe ou faciale pénètre dans la région en avant de la partie inférieure du bord antérieur du masséter, elle donne des branches labiales, nasales, et enfin se termine au niveau de la racine du nez en prenant le nom d'angulaire.

Au-dessous du muscle orbiculaire des paupières et élévateur de la lèvre supérieure, se trouve le trou sous-orbitaire d'où émerge le nerf sous-orbitaire, rameau sensitif du maxillaire supérieur, accompagné de la veine et de l'artère du même nom. Les ramifications de ces divers organes se perdent dans la face. Ouvrir ensuite le sinus maxillaire en abattant au ciseau la partie inférieure du rebord orbitaire. On voit alors les connexions de cette cavité avec le canal lacrymo-nasal. Mais les rapports de ce canal ne peuvent être étudiés réellement avec profit que sur des séries de coupes.

d. RÉGIONS LABIALE INFÉRIEURE ET MENTONNIÈRE.

Après avoir préparé le muscle orbiculaire dans la lèvre supérieure, le préparer de même dans la lèvre inférieure. Un certain nombre de muscles convergent vers l'orifice buccal. Ce sont le triangulaire du menton ou dépresseur de la commissure labiale et le carré du menton, qui tous deux se détachent de la portion mentonnière du maxillaire inférieur et se perdent dans la lèvre

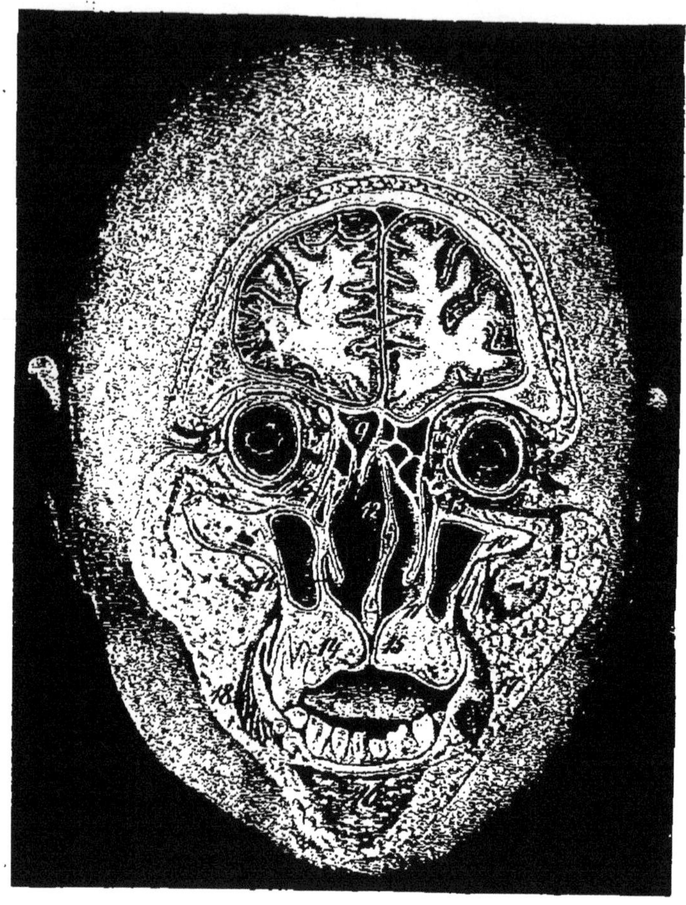

Fig. 38. — *Coupe frontale de la partie antérieure de la face (femme chargée de graisse).*

1, lobe frontal des hémisphères cérébraux. — 2, sinus longitudinal supérieur. — 3, faux du cerveau coupée au niveau de son insertion à l'apophyse crista-galli, formant par suite une cloison complète entre les deux hémisphères. — 4, voûte de l'orbite. — 5, cavités orbitaires avec les globes oculaires coupés en avant de l'iris. Le chiffre 5 est placé sur la partie antérieure coupée du muscle grand oblique. — 6, canal lacrymal coupé. — 7, graisse qui se trouve derrière le sac conjonctival. — 8, paupières avec la section de l'orbiculaire. — 9, cellules ethmoïdales et entrée des sinus frontaux. — 10, sinus maxillaire ou antre d'Highmore. — 11, extrémité antérieure du cornet inférieur. Le chiffre 11 du côté gauche de la figure répond à l'orifice inférieur du canal nasal. — 12, cloison du nez formée en haut par la lame perpendiculaire de l'ethmoïde et en bas par le cartilage de la cloison. — 13, les deux canalicules lacrymaux s'ouvrant sur la paroi latérale du sac lacrymal. — 14, processus alvéolaire du maxillaire supérieur avec la première molaire à droite, à gauche la coupe passe entre la canine et la première molaire. — 15, canal palatin antérieur, adossement des muqueuses nasale et buccale. Le canal n'est que rarement complet chez l'adulte. — 16, muscles du menton coupé. — 17, graisse de la joue dans laquelle on aperçoit les muscles de la face coupés. — 18, buccinateur accolé à la muqueuse.

inférieure. Entre les deux carrés, les muscles de la houppe du menton descendent de la portion mentonnière du maxillaire inférieur à la face profonde de la peau du menton. Sur la portion externe de la commissure, on voit se terminer quelques fibres du peaucier et le risorius de Santorini.

Au-dessus du carré du menton, émerge du trou mentonnier la branche terminale du nerf dentaire inférieur ou nerf mentonnier, dont les ramifications se répandent devant le maxillaire inférieur. L'artère et la veine de même nom l'accompagnent.

Je renvoie le lecteur pour l'étude des cavités de la face et des organes des sens aux traités d'anatomie descriptive.

IV. — COU

1. Région antérieure du cou.

La région antérieure du cou a la forme d'un trapèze, dont les bords latéraux sont formés par les deux sterno-cléido-mastoïdiens obliques en bas et en dedans; le bord supérieur, par le maxillaire inférieur; et le bord inférieur, par le manubrium. Cette région peut être subdivisée en raison de la disposition des muscles en régions secondaires. Latéralement : en haut, les deux ventres du muscle digastrique limitent avec le maxillaire inférieur la petite région ou trigone sous-maxillaire. Plus bas, le ventre postérieur du digastrique en haut, le sterno-cléido-mastoïdien en dehors, l'omo-hyoïdien en dedans, limitent la région carotidienne supérieure. Sur la ligne médiane, la région antérieure du cou peut être divisée en une série de petites régions qui empruntent leur dénomination au principal organe qu'elles renferment. On rencontre successivement de haut en bas: la région sous-mentale, entre le menton et l'os hyoïde; la région hyo-laryngée, comprenant l'os hyoïde et le larynx; la région trachéale avec la région thyroïdienne; enfin au-dessus du manubrium la fosse sus-sternale. Je ne décrirai pas ici à part une région sterno-mastoïdienne, parce que les organes qui se mettent en connexion avec le sterno-cléido-mastoïdien n'affectent pas de rapports exclusifs avec ce muscle et peuvent rentrer plus ou moins dans les régions voisines.

Pour préparer les couches superficielles et les nerfs qui en dépendent, il convient de ne pas subdiviser la peau en autant de parties qu'il y a de régions profondes. Les nerfs qui occupent la face profonde de la peau sont en effet communs à tout ce segment. Il faut donc relever en un lambeau la peau de la ligne médiane au bord antérieur du sterno-cléido-mastoïdien. On enlèvera en même temps le peaucier, les nerfs et les veines superficielles, et on les préparera par la face profonde. Le peaucier est immédiatement appliqué à la face profonde de la peau, il monte de la région claviculaire, et se portant en haut et dedans, vient passer sur le maxillaire inférieur pour se terminer au niveau de la commissure des lèvres et de la partie antérieure du menton. Au-dessous de cette mince lamelle musculaire, on aperçoit des veinules superficielles. On se rend parfaitement compte que le peaucier, en se contractant, doit soulever leur paroi et contribuer ainsi à faciliter la circulation. La plus développée des veines superficielles est la veine jugulaire externe [Voir page 134]. Elle est formée ordinairement par la réunion de la veine occipitale et d'une branche de la temporale : elle passe verticalement sur le sterno-mastoïdien pour se rendre à la fosse sus-claviculaire ; à ce niveau elle perfore au voisinage du bord postérieur du muscle l'aponévrose, et vient se jeter dans la veine sous-clavière, non loin du point où cette veine reçoit la jugulaire interne (1).

Au-dessous du tissu cellulo-adipeux sous-cutané, l'aponévrose superficielle du cou vient voiler tous les organes profonds, en comblant les vides que laissent entre eux le sterno-mastoïdien et le trapèze. Elle engaine ces muscles en se confondant avec leur périmysium. Par sa face profonde elle affecte des connexions avec les organes sous-jacents. Nous étudierons dans chaque région la manière dont elle se comporte vis-à-vis de ces organes.

Les nerfs sous-cutanés rampent à sa surface ; ce sont : en haut, la branche cervico-faciale (2) du nerf facial, qui émerge de la parotide et perfore l'aponévrose. Elle fournit les filets moteurs au peaucier. Plus bas, la branche cervicale transverse (3) du plexus cervical superficiel contourne le bord postérieur du sterno-mastoïdien, et couvre de ses ramifications divergentes la région antérieure du cou ; enfin, en bas, les rameaux les plus anté-

(1) *Vena jugularis communis.*
(2) *Nervus subcutaneus colli superior.*
(3) *Nervus subcutaneus colli medius.*

rieurs (1) des nerfs sus-claviculaires se dirigent obliquement en bas et en avant, devant le sterno-mastoïdien. Après avoir étudié ces nerfs, relever l'aponévrose pour découvrir les muscles longs de la paroi antérieure du cou. On met à nu dans cette préparation un certain nombre de filets moteurs du nerf hypoglosse, qu'il faut éviter avec soin de détruire.

Ces organes superficiels du cou connus et préparés, on peut étudier les organes profonds dans chacune des régions secondaires.

a. RÉGION SUS-STERNALE, TRACHÉALE ET THYROIDIENNE.

Plus superficielle que l'aponévrose, on trouve sur la ligne médiane, la veine jugulaire antérieure (2). Elle naît au niveau de la partie inférieure de la région du menton. Elle s'anastomose généralement avec la veine jugulaire externe, et se termine dans une des branches de la veine thyroïdienne moyenne, après avoir perforé l'aponévrose dans le creux sus-sternal. Cette veine ordinairement impaire, est rarement située exactement sur la ligne médiane. Le plus souvent elle se rapproche du bord antérieur du sterno-cléido-mastoïdien.

En arrivant au sternum, l'aponévrose superficielle, composée jusque-là d'un seul feuillet, se divise en deux lamelles dont l'une se fixe au bord antérieur du manubrium, l'autre à son bord postérieur. L'espace que limitent les deux feuillets est chez les individus bien portants rempli de graisse. Derrière ce double feuillet il existe une couche de tissu cellulaire rétro-aponévrotique ; ce tissu se continue en bas avec le tissu cellulaire du médiastin antérieur. Cette disposition anatomique a une très grande importance ; elle commande la marche des suppurations du cou. Sous l'aponévrose et le tissu cellulaire rétro-aponévrotique, on aperçoit les muscles cléido-hyoïdiens, lames musculaires larges et minces qui se touchent sur la ligne médiane par leur bord interne, séparées seulement par la ligne blanche cervicale. Écarter ces deux mus-

(1) *Nervus subcutaneus colli inferior.*
(2) *Vena cervicalis superficialis media.*

1, muscle sterno-cléido-mastoïdien. — 2, muscle cléido-hyoïdien présentant dans sa partie inférieure une intersection aponévrotique. — 3, muscle sterno-thyroïdien. — 4, ventre antérieur et supérieur de l'omo-hyoïdien. — 5, ventre postérieur du digastrique. — 6, trousseau fibreux qui fixe ce muscle à l'os hyoïde. — 7, muscle stylo-hyoïdien. — 8, ventre antérieur du digastrique. — 9, muscle mylo-hyoïdien. — 10, muscle stylo-glosse. — 11, muscle hyo-glosse. — 12, muscle masséter. — 13, glande parotide. — 14, glande sous-maxillaire. — 15, glande sublinguale visible à travers une fente du mylo-hyoïdien. — 16, os hyoïde. — 17, cartilage thyroïde. — 18, cartilage cricoïde. — 19, ligament crico-thyroïdien moyen. — 20, isthme du corps thyroïde sur lequel repose une branche importante de l'artère thyroïdienne supérieure. Au-dessous de l'isthme les branches de la veine thyroïdienne moyenne descendent vers l'orifice supérieur du thorax. — 21, carotide primitive. — 22, carotide interne. — 23, carotide externe. — 24, artère thyroïdienne supérieure. — 25, artère linguale. — 26, artère faciale. — 27, artère carotide externe pénétrant dans la parotide. — 28, veine faciale antérieure s'anastomosant par une branche avec la veine jugulaire antérieure superficielle. Elle se jette en arrière, dans 29, la veine faciale postérieure. De la réunion des deux troncs naît la veine jugulaire externe, 30. — 31, veine jugulaire antérieure. Elle s'unit avec la veine thyroïdienne supérieure et entre par suite en connexion avec 32, la veine jugulaire interne. — 33, rameau marginal du nerf facial. — 34, nerf mylo-hyoïdien; au-dessous du chiffre on voit se détacher la branche cervico-faciale du facial. — 35, nerf hypoglosse placé entre les vaisseaux artériels et veineux dans le triangle carotidien supérieur. Il se rend à la langue en décrivant au-dessus de l'os hyoïde une courbe à concavité supérieure. — 36, son rameau descendant qui forme avec la branche descendante du plexus cervical, l'anse de l'hypoglosse et innerve tous les muscles longs de la partie antérieure du cou sauf le sterno-cléido-mastoïdien. — 37, entre la partie inférieure de la parotide et la partie supérieure du sterno-mastoïdien, on voit la onzième paire, nerf spinal ou accessoire de Willis, se portant en bas et en arrière. — 38, grand nerf auriculaire.

[On trouvera employée dans cette figure une terminologie qui n'est pas d'usage courant en France.

Le système des veines jugulaires bien que toujours disposé à peu près suivant le même type présente en effet des variétés individuelles locales, et selon qu'on adopte comme normale telle ou telle disposition, on emploie telle ou telle terminologie. Cette question a été complètement traitée par MM. Sebileau et Demoulin (*Bulletins de la Société anatomique*, 1892). Nous la résumerons ici pour l'intelligence du texte.

Voici d'après M. Sappey quel serait le type normal. La jugulaire interne descend sur les parties latérales du cou et reçoit au voisinage de la grande corne de l'os hyoïde : la faciale, la linguale, la thyroïdienne supérieure. Ces trois veines peuvent se confondre au moment où elles se terminent, formant le tronc thyro-linguo-facial (Farabeuf).

Au niveau du col du condyle, la maxillaire interne et la temporale superficielle s'unissent pour former la veine jugulaire externe. Ce tronc reçoit des veines occipitales et auriculaires. La veine jugulaire externe descend dans la parotide, puis devient superficielle au niveau du bord inférieur de la glande, passe sur le sterno-mastoïdien, pour redevenir profonde dans la partie inférieure de la région sus-claviculaire et se jeter dans la jugulaire interne. Au moment où la veine jugulaire externe va devenir superficielle, on voit s'en détacher dans la parotide un tronc qui va rejoindre directement la jugulaire interne, en côtoyant l'artère carotide externe. Or, toute la question est de savoir quelle signification il faut donner à ce tronc.

Ce tronc est-il peu développé, il semble bien qu'il y ait deux jugulaires : une externe naissant au niveau du col du condyle et descendant vers le triangle sus-claviculaire, l'autre interne accompagnant la carotide interne. Le tronc est une simple anastomose qui unit les deux jugulaires au niveau de l'angle de la mâchoire.

Mais si ce tronc est très volumineux, et c'est le cas le plus fréquent, il continue nettement la portion intra-parotidienne de la veine jugulaire externe de Sappey. Il faut alors réunir la portion intra-parotidienne de la jugulaire externe et la branche anastomotique sous le nom de veine faciale postérieure. C'est la terminologie adoptée par MM. Sebileau et Demoulin, par certains auteurs allemands, par Labalette

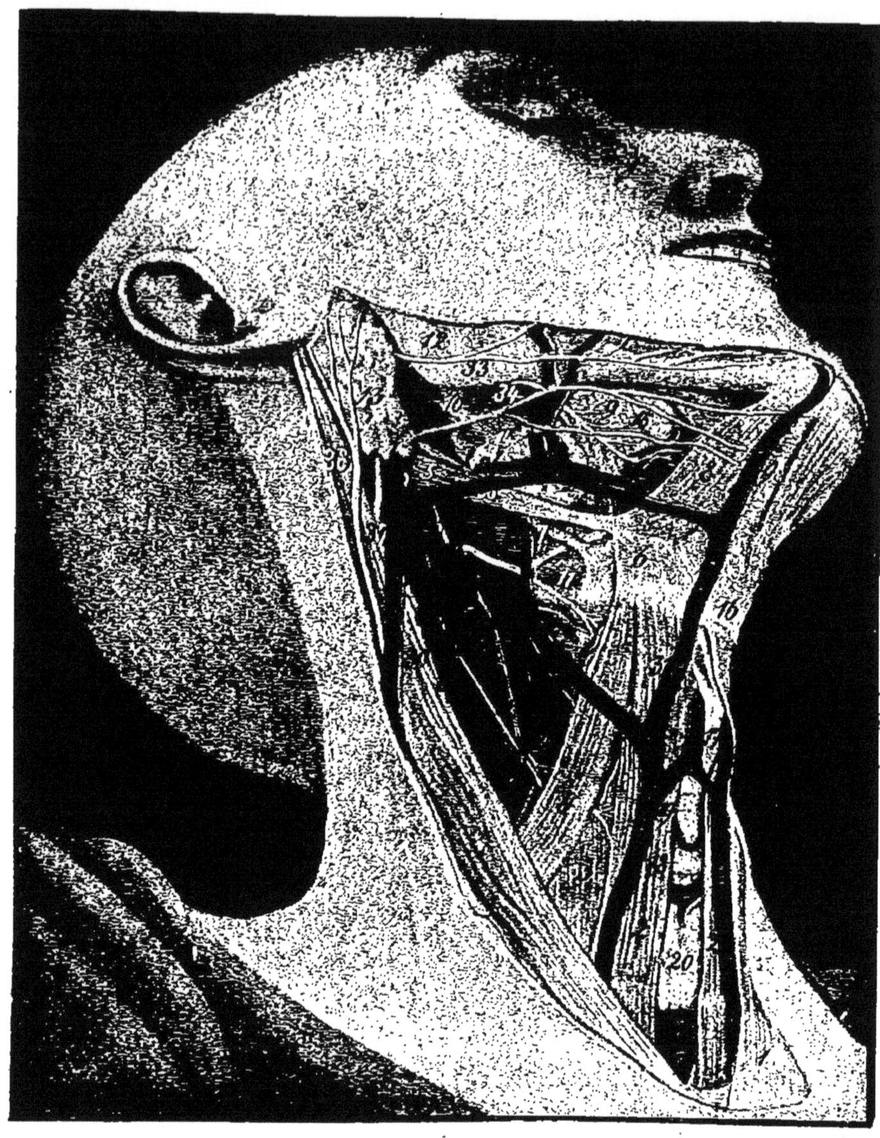

Fig. 39. — *Les organes de la région moyenne du cou.*

dans sa thèse de Lille, 1892. La veine faciale postérieure naît de la réunion de la maxillaire interne et de la temporale superficielle, elle descend en bas et en avant; un peu au-dessous de l'angle du maxillaire elle rencontre la veine faciale proprement dite ou veine faciale antérieure; ces deux troncs en s'unissant forment la faciale commune qui vient enfin aboutir à la jugulaire interne. La faciale commune reçoit profondément les veines pharyngiennes; elle peut recevoir la linguale et la thyroïdienne supérieure, plus souvent elle reçoit seulement la première; enfin, faciales postérieure et antérieure peuvent se jeter isolément dans la jugulaire interne; dans ce cas, il n'y a pas de faciale commune.

Quant à la portion sous-cutanée de la jugulaire externe de Sappey, elle garde son nom. C'est un canal de sûreté entre la partie moyenne et la partie inférieure de la jugulaire interne. Ce tronc reçoit en outre la veine auriculaire postérieure et l'occipitale qui constituent sa principale origine.

cles pour découvrir les muscles sterno-thyroïdiens situés au-dessous et un peu en dehors; ces muscles recouvrent le corps thyroïde (fig. 39, 20). Entre ces deux longues bandelettes musculaires se trouve un interstice rempli de tissu cellulo-adipeux. C'est là que le chirurgien doit plonger le bistouri quand il veut pratiquer la trachéotomie. Cet interstice est dévié dans les cas de goitre.

Couper les muscles transversalement et les rabattre en haut et en bas. On met à nu le corps thyroïde. Ce corps présente même à l'état normal de grandes variations de volume suivant les individus. Il est formé de deux lobes placés sur les côtés de la trachée, et d'une partie moyenne intermédiaire plus ou moins développée, l'isthme du corps thyroïde. De l'isthme se détache un prolongement peu développé connu sous le nom de lobe moyen ou de pyramide de Lalouette. Ce prolongement s'effile en montant et s'attache à l'os hyoïde par l'intermédiaire d'un ligament.

Les vaisseaux du corps thyroïde méritent une description spéciale en raison de leur importance et de leur situation superficielle. Ce sont d'abord les veines thyroïdiennes inférieures qui se portent en bas devant la trachée derrière l'aponévrose et les muscles longs que nous avons signalés. Ils forment le plexus thyroïdien inférieur (1), plexus dangereux au cours des opérations, en raison des hémorrhagies qui accompagnent sa blessure. Au milieu des veines on rencontre parfois une artère thyroïdienne moyenne qui, née du tronc brachio-céphalique ou de la crosse de l'aorte, se termine dans l'isthme ou dans un des lobes de la glande. L'artère thyroïdienne inférieure naît du tronc thyro-cervical; elle est d'abord placée le long de la colonne vertébrale, où elle décrit quelques sinuosités : elle se termine dans les parties inférieures et latérales du corps thyroïde. L'artère thyroïdienne supérieure, première branche de l'artère carotide externe, descend vers l'extrémité supérieure des lobes latéraux de la glande. Sur le vivant, quand les individus sont peu chargés de graisse, on peut sentir leurs pulsations sur les parties latérales du larynx. Les artères sont accompagnées par des veines de même

(1) *Plexus venosus thyreoideus medius.*

nom ordinairement doubles, au moins dans une partie de leur trajet. [Il existe en outre ordinairement deux veines thyroïdiennes moyennes partant de la partie moyenne des bords latéraux de la glande pour se jeter dans la jugulaire interne.]

Sur les parties latérales du larynx on rencontre le muscle thyro-hyoïdien étendu du cartilage thyroïde à l'os hyoïde ; il représente la continuation du sterno-thyroïdien et recouvre immédiatement le canal aérien.

Dans la profondeur de la fosse sus-sternale, derrière le plexus veineux thyroïdien inférieur, immédiatement devant la trachée, à droite dans le plan de la poignée du sternum, se trouve un tronc artériel très volumineux, le tronc innominé, qui, sorti du thorax, se divise en deux branches : la sous-clavière et la carotide primitive (1). Devant ce tronc, est couchée la veine brachio-céphalique gauche qui descend derrière la poignée du sternum de gauche à droite. Ce n'est pas elle qu'on risque le plus de blesser dans la trachéotomie inférieure, c'est bien plutôt le tronc brachio-céphalique artériel. Tous ces organes une fois isolés, dénuder la trachée et la séparer de tout le tissu cellulo-adipeux chargé de graisse qui l'enveloppe. Remarquer qu'elle est d'autant plus superficielle qu'on la considère sur un point plus élevé. Derrière la trachée se trouve l'œsophage qui la déborde à gauche, et dans le sillon que limitent ainsi la trachée et l'œsophage à gauche, on voit monter la branche récurrente du nerf pneumo-gastrique ou nerf laryngé inférieur. [A droite, le nerf est placé sur un plan postérieur accolé au flanc droit de l'œsophage. Accompagnant le tube laryngo-trachéal, le récurrent affecte les mêmes rapports que lui. Un de ces rapports est surtout intéressant, c'est celui qu'il affecte avec l'artère thyroïdienne inférieure ; il a été diversement donné par les auteurs : pour Rotter, sur un tiers des sujets le nerf passe devant la thyroïdienne, sur un autre tiers, le nerf passe derrière. Chez le dernier tiers, à 2 ou 4 centimètres de la trachée, l'artère se divise en deux rameaux dont l'un passe derrière le nerf. En tout cas, artère et nerf affectent des rapports intimes. Aussi faut-il prendre garde

(1) *Carotis communis.*

de saisir le nerf dans le fil qui va étreindre l'artère, quand on pratique la thyroïdectomie.] Derrière l'œsophage on ne rencontre plus que l'aponévrose profonde du cou, qui s'unit avec l'aponévrose profonde du côté opposé, recouvrant aussi toute la face antérieure des muscles prévertébraux. Tous les organes mis à nu depuis le sternum jusqu'au larynx, étudier les connexions de l'isthme du corps thyroïde avec la trachée et particulièrement de son bord supérieur qui peut être gênant dans la trachéotomie supérieure. [En général il répond aux 2e, 3e et 4e anneaux de la trachée.]

b. RÉGION HYO-LARYNGÉE.

Le muscle thyro-hyoïdien et le lobe moyen du corps thyroïde étant déjà préparés, il suffit de les refouler pour mettre à nu le cartilage cricoïde et le cartilage thyroïde. Entre ces deux cartilages on aperçoit sur la ligne médiane le ligament crico-thyroïdien moyen, ligament très élastique de forme conique. Le ligament présente de nombreux orifices vasculaires destinés aux branches terminales de l'artère et de la veine crico-thyroïdienne, branches qui vont irriguer l'extrémité antérieure des cordes vocales. Latéralement, se trouvent les deux muscles crico-thyroïdiens étendus de la face antérieure du cartilage cricoïde au cartilage thyroïde. [M. Poirier a décrit devant la membrane crico-thyroïdienne, au milieu de la graisse et des ramuscules veineux et artériels qui remplissent le V circonscrit par les muscles crico-thyroïdiens, un ou deux ganglions lymphatiques. Ils sont ordinairement placés sur la ligne médiane, présentent la grosseur d'un pois en moyenne,

1, palais. — 2, luette. — 3, arc glosso-palatin (pilier antérieur). — 4, arc pharyngo-palatin (pilier postérieur). — 5, amygdale atrophiée, dans sa loge entre les deux piliers. — 6, muqueuse de la paroi postérieure du pharynx. — 7, épiglotte coupée verticalement sur la ligne médiane, les deux segments légèrement écartés à droite et à gauche. — 8, fente intermédiaire aux deux cartilages de Santorini. — 9, cartilage cunéiforme ou de Wrisberg dans le pli ari-épiglottique. — 10, face latérale du cartilage thyroïde. — 11, coupe des parties latérales du cartilage cricoïde. — 12, vraies cordes vocales avec le ruban musculaire qu'elles renferment, muscle thyro-aryténoïdien. — 13, fausses cordes vocales. — 14, ventricule du larynx ou ventricule de Morgagni. — 15, portion du muscle crico-thyroïdien. — 16, muscle thyro-hyoïdien. — 17, canal aérien avec ses anneaux cartilagineux coupés sur les côtés. La muqueuse qui recouvre la paroi postérieure membraneuse est plissée longitudinale-

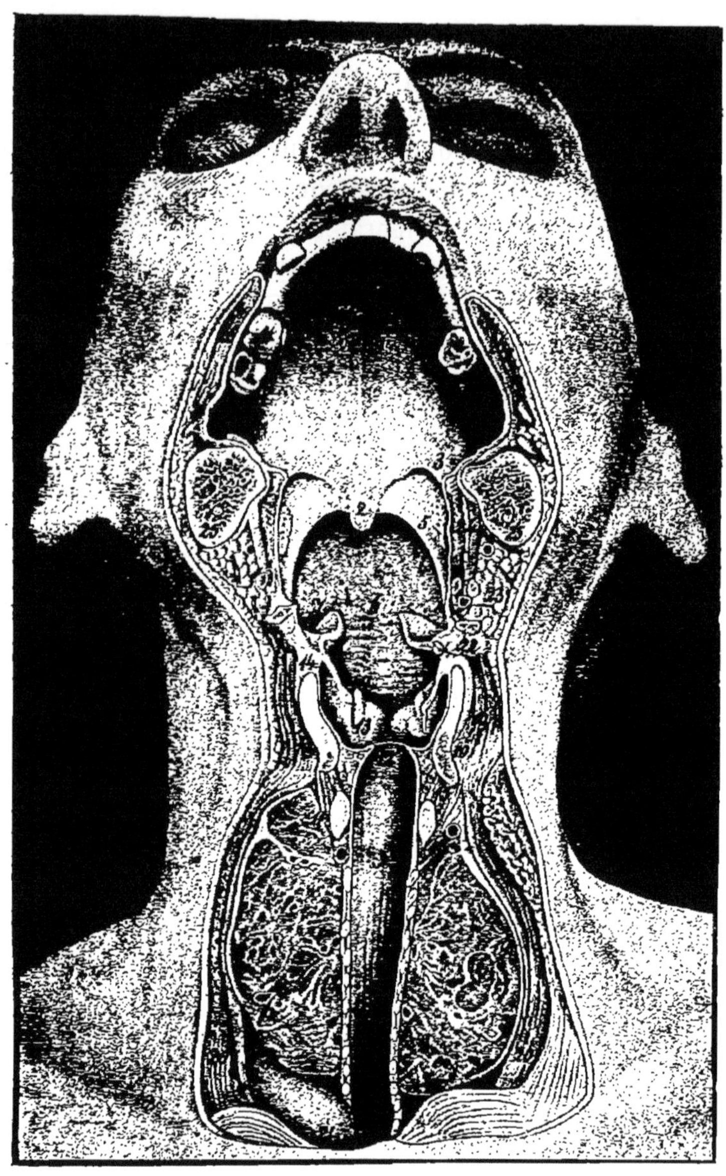

Fig. 40. — *Coupe frontale de la cavité buccale, du larynx, de la trachée, du corps thyroïde jusqu'au sternum sur un cadavre non soumis à la congélation.*

ment. — 18, corps thyroïde assez fortement développé, coupé suivant son grand axe. — 19, partie latérale du muscle sterno-thyroïdien reposant sur le cartilage thyroïde. — 20, sterno-cléido-mastoïdien. — 21, tronc innominé devant la trachée, au-dessus du corps thyroïde. En dehors, on aperçoit sa division en carotide et sous-clavière. — 22, grande corne de l'os hyoïde. — 23, glandes sous-maxillaires avec les tendons du digastrique. — 24, muscle hyo-glosse et portion du staphylo et du stylo-glosse. — 25, corps du maxillaire inférieur coupé ainsi que les vaisseaux et les nerfs du canal dentaire. — 26, buccinateur et orbiculaire des lèvres.

et reçoivent les efférents de la muqueuse sous-glottique du larynx (Poirier) (1).] Au bord supérieur du cartilage thyroïde se fixe l'extrémité inférieure du ligament thyro-hyoïdien moyen, dont l'extrémité supérieure s'insère à l'os hyoïde. Devant ce cartilage se trouve une bourse séreuse, la bourse sous-hyoïdienne [ou de Boyer] qui facilite les glissements du cartilage thyroïde sur l'os hyoïde. Deux cordons grêles, les ligaments thyro-hyoïdiens latéraux, unissent les grandes cornes de l'os hyoïde aux cornes supérieures du thyroïde.

Entre ces ligaments et la membrane thyro-hyoïdienne moyenne, pénètrent l'artère et la veine laryngées supérieures, branches de la thyroïdienne supérieure; elles irriguent les parties contenues dans le larynx. Les vaisseaux sont accompagnés de chaque côté par des nerfs sensitifs; ce sont les rameaux internes du nerf laryngé supérieur, branche du pneumo-gastrique. De la partie inférieure du nerf se détache un rameau moteur qui se rend en dehors du cartilage thyroïde au muscle crico-thyroïdien. Ce filet est connu sous le nom de laryngé externe.

Une injection est nécessaire pour bien préparer les vaisseaux de cette région.

C. TRIGONE CAROTIDIEN SUPÉRIEUR.

Les couches superficielles sont déjà connues [ce sont la peau, le peaucier, le tissu cellulo-adipeux dans lequel rampent les branches cervicale transverse et auriculaire du plexus cervical, l'aponévrose superficielle. Au-dessous d'elle on aperçoit les trois muscles qui limitent le triangle, ventre postérieur du digastrique sterno-mastoïdien et omoplato-hyoïdien (fig. 39)]. Écarter ces muscles pour bien découvrir les organes profonds ; le ventre postérieur du digastrique en haut, avec la glande sous-maxillaire qui le recouvre ; le bord antérieur du sterno-cléido-mastoïdien en arrière; en avant le ventre supérieur de l'omo-hyodien qui se détache de la grande corne de l'os hyoïde et se porte obliquement en bas et en arrière pour s'engager sous le bord antérieur du sterno-cléido-mastoïdien.

(1) Poirier, *Société anat.* 1887.

Superficiellement on trouve un grand nombre de ganglions lymphatiques enveloppant les grosses veines de la région, veines qu'il faut épargner au cours des opérations chirurgicales pratiquées pour extirper ces ganglions.

La plus grosse de ces veines vient de la face, c'est la veine faciale commune formée par la réunion de la veine faciale antérieure et de la faciale postérieure. Elle s'unit aux autres veines de la région [linguales, thyroïdiennes supérieures] au niveau du bord antérieur du sterno-mastoïdien et pénètre alors dans la profondeur; ces troncs veineux répondent aux branches de l'artère carotide externe (1). [Il existe en outre un peu plus bas une veine thyroïdienne moyenne.]

Le nerf grand hypoglosse est placé au-dessous de ces veines. Il pénètre dans le triangle carotidien par son extrémité supérieure et décrit une courbe à concavité supérieure qui embrasse dans son anse l'artère sterno-mastoïdienne (2). Au moment où il aborde la grande corne de l'os hyoïde, il détache par sa convexité le rameau thyro-hyoïdien destiné au muscle du même nom. Après avoir fourni ce rameau, le nerf abandonne la région pour s'appliquer à la face externe du muscle hyo-glosso, et se ramifier dans les muscles de la langue. En suivant le nerf vers son origine jusqu'au point où il pénètre entre la carotide et la veine jugulaire interne, on voit s'en détacher un rameau descendant, c'est la branche descendante de l'hypoglosse. Ce filet nerveux se porte en bas, en avant et en dehors pour croiser la face externe de la gaine des vaisseaux; il s'unit là à une ou plusieurs branches nerveuses médullaires venues du plexus cervical. De ces anastomoses résultent deux à trois arcades nerveuses qui constituent les anses de l'hypoglosse. Cette anse fournit des branches qui innervent le cléido-hyoïdien, le sterno-thyroïdien et les deux ventres de l'omo-hyoïdien. On peut facilement trouver et mettre en évidence ces branches motrices en exerçant sur les muscles une légère trac-

(1) Pour la nomenclature des veines de la région, voir plus haut page 34 (note).

(2) [D'après Sappey, Testut, ce n'est pas sur une artère sterno-mastoïdienne que le grand hypoglosse se met ainsi à cheval, mais sur l'occipitale, c'est cette disposition que j'ai toujours rencontrée.]

tion. Tous ces filets tirent leur origine des nerfs cervicaux par l'intermédiaire des anastomoses qui les unissent au grand hypoglosse, au moment où ce nerf sort du trou condyloïdien antérieur. Tous les faisceaux bulbaires de l'hypoglosse sont donc exclusivement destinés aux muscles de la langue. En refoulant le sterno-cléido-mastoïdien en arrière, on aperçoit les gros troncs vasculaires du cou : en dehors et tout à fait superficielle la veine jugulaire interne [et ses affluents tronc thyro-linguo-facial, et thyroïdienne moyenne], en dedans de la veine, la carotide primitive placée immédiatement contre les organes viscéraux du cou. Les deux vaisseaux sont renfermés dans une gaine commune incomplète qui représente un prolongement de l'aponévrose cervicale superficielle. Devant les vaisseaux, dans la même gaine ou devant la gaine se trouvent la branche descendante de l'hypoglosse, les rameaux cardiaques du pneumo-gastrique et du sympathique. Suivre les gros vaisseaux, puis étudier leurs branches. Toute branche artérielle est accompagnée d'une veine qui suit le même trajet et affecte dans la région carotidienne les mêmes rapports : mais les veines sont toujours plus superficielles que les artères, et par conséquent les recouvrent. Au niveau du bord supérieur du cartilage thyroïde la carotide primitive se divise en ses deux branches terminales, carotide interne (1) et externe. La carotide externe donne presque immédiatement naissance à l'artère thyroïdienne supérieure qui se rend sur les parties latérales du larynx, en décrivant quelques flexuosités : elle est assez superficielle et par là même exposée aux traumatismes. Elle est accompagnée de deux veines et se termine au niveau des parties supérieure et latérale du corps thyroïde. Une branche volumineuse de cette artère, l'artère laryngée supérieure, se rend au larynx, en traversant la membrane thyro-hyoïdienne. [Une autre branche, la sterno-mastoïdienne, se rend à la face profonde du sterno-mastoïdien en suivant un trajet récurrent.] Au-desous de l'artère thyroïdienne supérieure [à 12 millimètres plus haut (Farabeuf) (2)] se détache l'artère linguale qui bientôt se cache sous le

(1) *Carotida cerebralis.*
(2) Farabeuf, *Médec. opér.*, *ligat. des carotides.*

muscle hyo-glosse et suit dès lors un trajet parallèle au nerf hypoglosse en restant au-dessous du nerf, séparée de lui par le muscle hyo-glosse. [La thyroïdienne est sous-hyoïdienne, la linguale sus-hyoïdienne. Au niveau de la thyroïdienne, mais profondément, on voit se détacher la pharyngienne inférieure ; la faciale naît quelques millimètres plus haut, puis vient l'occipitale (Farabeuf). L'occipitale longeant le bord inférieur du ventre postérieur du digastrique confine à la limite supérieure de la région.] En séparant la carotide primitive de la veine jugulaire, on aperçoit placé derrière les vaisseaux et dans la même gaine qu'eux le nerf vague : du nerf vague se détache dans la partie supérieure de la région un rameau volumineux, le nerf laryngé supérieur ; il pénètre avec l'artère à travers le ligament thyro-hyoïdien et donne la sensibilité à la muqueuse du larynx. Il ne fournit qu'un rameau moteur, nerf laryngé externe, qui se rend au muscle crico-thyroïdien. En refoulant les gros troncs vasculaires latéralement, on trouve, mais dans une autre gaine un peu en dedans du vague à ce niveau, profondément devant les muscles prévertébraux qui le séparent de la face antérieure de la colonne vertébrale, un tronc assez mince, d'aspect grisâtre, c'est le nerf sympathique. En suivant le tissu du nerf on découvre facilement le ganglion cervical supérieur allongé en forme de fuseau, assez volumineux, remarquable par ses anastomoses et par les rameaux qu'il jette sur les différentes artères.

Tout à fait profondément, sur la face antérieure des corps vertébraux, sont placés des muscles, muscle grand droit antérieur de la tête, et long du cou. Ils sont recouverts par le feuillet profond de l'aponévrose cervicale qui les sépare des organes du cou et qu'il faut enlever pour mettre les muscles en évidence. Enfin tout à fait en haut, dans l'angle supérieur et externe du triangle carotidien, caché par la parotide et le sterno-mastoïdien, se trouve le nerf spinal ou accessoire de Willis. Ce nerf se porte en bas et en arrière et va perforer le sterno-mastoïdien.

[Au moment où le paquet vasculaire aborde le muscle digastrique, il se dissocie. La carotide externe passe entre le digastrique et le stylo-hyoïdien en dehors, le stylo-glosse en dedans, et gagne la parotide dans laquelle elle pénètre. La carotide interne monte derrière le stylo-glosso et le stylo-pharyngien pour gagner la région rétro-parotidienne (fig. 37).]

2. Région rétro-parotidienne.

Si on fait une coupe horizontale antéro-postérieure de la tête, passant par la partie moyenne de la branche montante du maxillaire, on voit au-dessous du sterno-mastoïdien et des couches superficielles qui le recouvrent : peau, tissu cellulo-adipeux, aponévrose superficielle du cou, et les organes qu'ils renferment ; un espace triangulaire, limité en avant par la face postérieure de la parotide, en arrière par la colonne vertébrale, en dedans par le pharynx. Cet espace renferme la partie terminale de la carotide interne, l'origine de la jugulaire interne, et un certain nombre de troncs nerveux qui s'échappent de la base du crâne. Il forme un défilé destiné à conduire ces organes du cou au crâne, ou du crâne au cou. Étroit en haut, plus large en bas, ce défilé ressemble à une pyramide dont le sommet tronqué et ouvert se continuerait avec le trou déchiré postérieur et le canal carotidien.

Pour étudier la région, incliner le sterno-mastoïdien en arrière, tirer la parotide en avant après avoir mobilisé le maxillaire inférieur comme il est dit dans le région rétro-maxillaire.

De la face profonde de la gaine du sterno-mastoïdien, on voit se détacher une lame aponévrotique qui forme la paroi antérieure de l'espace. Elle tapisse le ventre postérieur du digastrique et l'engaine ; puis se jette sur l'apophyse styloïde et les muscles qui en partent, stylo-hyoïdien, stylo-glosso et stylo-pharyngien : en leur fournissant également à chacun une gaine (Tillaux). L'espace vide qui sépare la gaine musculaire est comblé par la paroi aponévrotique propre de la glande (Sébileau). Tout à fait en dedans l'aponévrose beaucoup plus mince se porte vers le sommet de la glande qu'elle recouvre. La paroi est souvent soulevée, d'après Richet, par des prolongements de la parotide en deux points : dans l'espace qui sépare le digastrique du sterno-mastoïdien ; dans l'espace qui sépare le digastrique des muscles styliens. En dedans la paroi antérieure est complète ou incomplète suivant que la parotide atteint ou n'atteint pas le pharynx.

La paroi postérieure ne présente rien de particulier; la colonne vertébrale qui la constitue est, par ses parties latérales, très rapprochée de la face profonde du sterno-mastoïdien, grâce au développement considérable de l'apophyse transverse de l'atlas. L'apophyse transverse de l'axis est un peu moins développée.

La paroi interne est formée par les constricteurs supérieurs et moyens du pharynx recouverts par l'aponévrose péri-pharyngée (Sébileau). Accolés au pharynx on trouve le plexus pharyngé et les branches ascendantes de l'artère pharyngienne inférieure.

L'espace est rempli de tissu cellulaire lâche. On y remarque de la superficie à la profondeur : la jugulaire interne qui monte obliquement en haut, en arrière et en dehors pour gagner le trou déchiré postérieur; plus profondément, la carotide interne qui gagne verticalement l'orifice inférieur du canal carotidien. Autour des vaisseaux viennent se placer les nerfs; ce sont le grand sympathique, le pneumo-gastrique, le grand hypoglosse, le spinal et le glosso pharyngien.]

Le grand sympathique et le pneumo-gastrique descendent parallèles à la carotide : le grand sympathique en dedans du pneumo-gastrique à ce niveau et derrière l'artère; le pneumo-gastrique dans l'espace angulaire que limitent l'artère carotide et la veine jugulaire internes. Du pneumo-gastrique se détachent le rameau pharyngien et le laryngé supérieur. Ces deux nerfs s'engagent entre le pharynx et la carotide interne.

Le grand hypoglosse sort du trou condylien antérieur et se porte obliquement en bas et en avant pour contourner la partie postérieure de la carotide et du pneumo-gastrique. Il s'engage entre la jugulaire et la carotide. Le glosso-pharyngien suit un trajet sensiblement parallèle, mais né de la partie antérieure du trou déchiré antérieur, il occupe un plan antérieur, et dans tout son trajet est situé devant le pneumo-gastrique. L'anse qu'il décrit est située au-dessus de celle de l'hypoglosse; en avant il s'engage entre le stylo-glosse et le stylo-pharyngien. Enfin le spinal descend en avant de l'hypoglosse, en arrière du pneumo-gastrique entre la carotide interne et la jugulaire. Après avoir jeté sur le pneumo-gastrique la plus grande partie de ses fibres par l'intermédiaire de sa branche interne, réduit à sa branche externe il se porte immédiatement en arrière pour gagner le sterno-mastoïdien.

e. RÉGION DU TRIGONE SOUS-MAXILLAIRE.

Après avoir enlevé la peau et le peaucier, on met à nu la veine faciale commune (1) et la branche cervico-faciale du nerf facial, qui émerge de la partie antérieure de la parotide. La région est remarquable par la présence d'un grand nombre de ganglions lymphatiques.

L'aponévrose superficielle du cou adhère au muscle digastrique qu'elle engaine et se fixe par ses deux bords en haut au bord inférieur du maxillaire supérieur, en bas à l'os hyoïde. A sa partie supérieure, elle se dédouble, formant ainsi entre les ventres du digastrique et le maxillaire inférieur une véritable niche aponévrotique dans laquelle est renfermée la glande sous-maxillaire. L'aponévrose ouverte prudemment, on met à nu les différents organes de la région (fig. 37 et 39); on constate que le tendon du ventre postérieur du digastrique perfore le tendon du muscle stylo-hyoïdien et vient se fixer à l'os hyoïde. [L'espace circonscrit par les deux ventres du digastrique et le maxillaire, est occupé par la glande sous-maxillaire. Toutefois la glande n'est pas exactement limitée à cet espace. Ainsi que M. Ricard l'a montré (2) elle déborde en bas l'os hyoïde et atteint le bord supérieur du thyroïde, qu'elle

(1) Voir page 134, note.

(2) Ricard, *Société anatomique*, 1889.

1, face interne de l'hémisphère cérébral gauche. — 2, lobe occipital du cerveau reposant sur la tente du cervelet. — 3, lobe frontal reposant sur la lame criblée en arrière des sinus frontaux. — 4, corps calleux et gyrus fornicatus. — 5, genou du corps calleux avec le bec du corps calleux dirigé en bas et en arrière. — 6, bourrelet du corps calleux au-dessous duquel se trouve l'entrée du troisième ventricule (fissura transversa cerebri). — 7, couche optique partiellement coupée. — 8, le lobe vermiforme du cervelet avec la substance blanche et grise coupée un peu latéralement. — 9, pont de Varole, derrière le clivus de Blumenbach. — 10, face postérieure de la moelle allongée formant le plancher du quatrième ventricule. La moelle est coupée au niveau du point où elle se continue avec la moelle allongée. Les racines des nerfs cervicaux sont visibles en dedans de la dure-mère. — 11, deuxième vertèbre cervicale

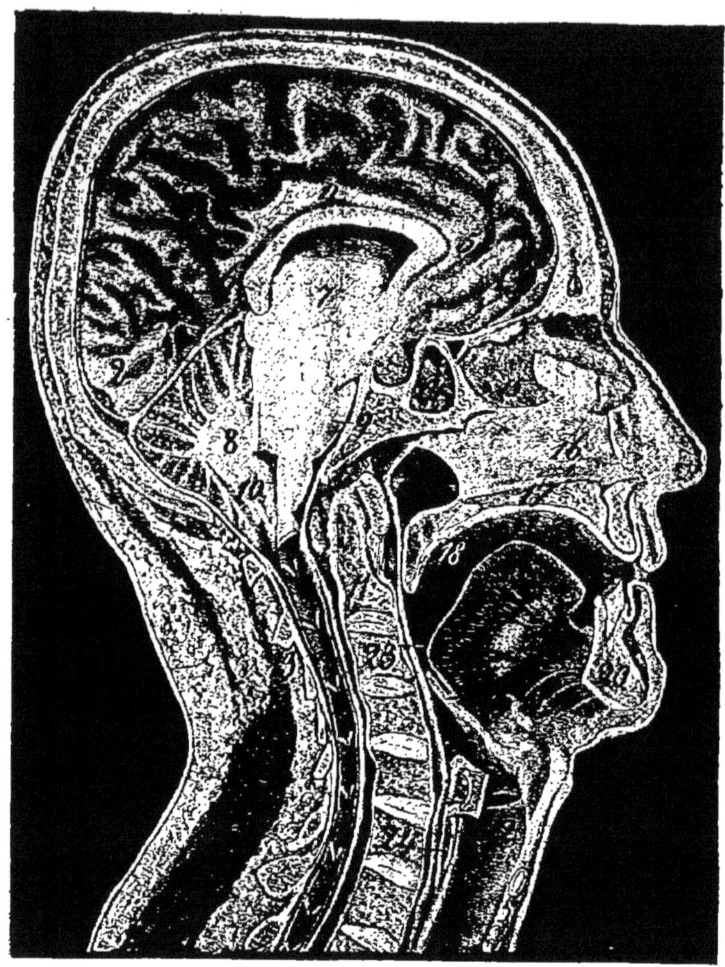

Fig. 41. — *Coupe sagittale médiane d'une tête humaine.*

ou axis avec une apophyse odontoïde très developpée. — 12, arc antérieur de l'atlas et cavité articulaire qui la sépare de l'apophyse odontoïde. L'espace blanc qui est situé derrière l'apophyse odontoïde et qui a la forme d'un ovale à grand axe vertical représente le ligament transverse de l'atlas coupé. — 13, dure-mère et arachnoïde du canal médullaire avec les nerfs cervicaux. — 14, sinus sphénoïdal. — 15, lame verticale du palatin. — 16, muqueuse de la cloison des fosses nasales. — 17, palais osseux avec le canal incisif et la lèvre supérieure placée devant lui. — 18, voile du palais avec la luette, dont la face postéro-supérieure est collée à la paroi postérieure du pharynx. — 19, génioglosse coupé. — 20, maxillaire inférieur avec une incisive, la lèvre inférieure placée devant elle, la gencive et les insertions des muscles de la langue. — 21, épiglotte placée immédiatement contre la racine de la langue. — 22, moitié gauche du larynx avec les cordes vocales inférieures et supérieures, et l'entrée du sinus de Morgagni placé entre elles deux. — 23, cul-de-sac pharyngo-laryngé et paroi postérieure du pharynx accolée à la colonne vertébrale. — 24, coupe du cartilage cricoïde séparant le larynx de l'œsophage. Au-dessus de lui, coupe des muscles aryténoïdiens transverses et obliques.

recouvre parfois en partie; en arrière elle couvre le ventre postérieur du digastrique. Ses rapports avec le ventre antérieur du digastrique sont moins étendus, en haut elle entre en contact avec le maxillaire surtout par sa partie postérieure. Dans sa loge se trouvent des ganglions lymphatiques.] En étudiant la glande sous-maxillaire, on voit qu'au niveau de son extrémité postérieure elle est excavée en gouttière ou creusée en canal pour laisser passer l'artère faciale. L'artère émerge au niveau du bord supérieur de la glande et pénètre alors dans la face en se plaçant sur le maxillaire devant l'insertion du masséter; elle détache au niveau du bord de la mâchoire une branche importante, l'artère sous-mentale. Cette artère se porte en avant dans la région mentonnière. [Artères faciale et sous-mentale sont accompagnées chacune d'une veine. La veine faciale située en avant de l'artère correspondante au cou, la croise pour se placer en arrière à la face. Les veines sont dans tout leur trajet plus superficielles que les artères.] En refoulant la glande en bas, on met en évidence son canal excréteur, canal de Wharton; le canal s'insinue entre le mylo-hyoïdien et l'hyoglosse, pour venir s'ouvrir sur le plancher de la bouche. On remarquera en outre que de la glande partent de fins ramuscules nerveux, branches du ganglion sous-maxillaire. Ce dernier est comme appendu à la convexité du lingual auquel l'unissent des rameaux antérieurs et postérieurs. Le lingual lui-même fait partie de la région dont il traverse la partie supérieure. Il donne à la sous-maxillaire un certain nombre de rameaux qui conduisent à la glande, les filets de la corde du tympan et des filets sympathiques. En dehors du nerf lingual, au-dessus de la glande sous-maxillaire, on aperçoit encore le nerf mylo-hyoïdien, rameau moteur du maxillaire inférieur : il occupe le sillon mylo-hyoïdien, se rend au muscle du même nom et au ventre antérieur du digastrique. Profondément, sous le tendon de ce dernier muscle, le nerf hypoglosse, après avoir décrit son arc dans le trigone carotidien supérieur, pénètre dans le trigone sous-maxillaire, se place au-dessus de la grande corne de l'os hyoïde, sur la face externe du muscle hyo-glosse, et fournit des rameaux moteurs à la plus grande partie des muscles de la langue. L'artère linguale sinueuse, suit pour se rendre à la langue un trajet à peu près parallèle à celui du nerf hypoglosse, mais elle est placée en dedans du muscle hyo-glosse. [Au niveau de l'extrémité de la grande corne de l'os hyoïde, avant son passage sous le digastrique,

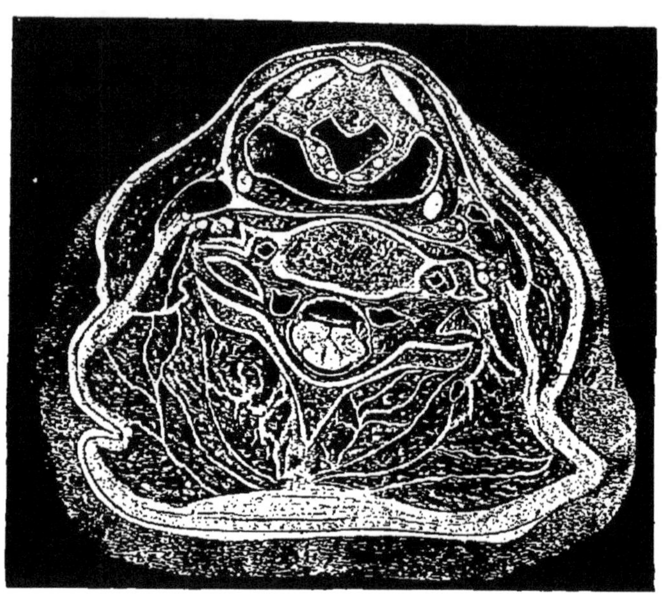

Fig. 42. — *Coupe horizontale du cou au niveau du bord supérieur du thyroïde, vue d'en haut.*

1, cartilage thyroïde dont les parties les plus élevées sont seules coupées. — 2, tubercule de l'épiglotte saillant dans l'orifice du larynx. — 3, repli ari-épiglottique coupé. — 4, cartilage de Wrisberg coupé à son extrémité supérieure. — 5, cartilage de Santorini en partie coupé. — 6, ventricule gauche du larynx coupé transversalement. — 7, corde vocale inférieure. — 8, ventricule du larynx. — 9, les muscles du larynx, à côté d'eux les cornes supérieures du thyroïde apparaissent sous forme de cercles blancs. — 10, coupe d'un corps vertébral. — 11, sterno-mastoïdien. — 12, veine jugulaire interne. — 13, carotide interne. Immédiatement en arrière d'elle le nerf pneumo-gastrique. — 14, branche des nerfs cervicaux coupés. — 15, artère vertébrale dans l'apophyse transverse d'une vertèbre cervicale, entourée d'une couronne veineuse. — 16, coupe de la moelle avec ses membranes et les veines du canal rachidien. — 17, différentes couches des muscles de la nuque avec leurs vaisseaux. — 18, veine jugulaire externe.

l'artère linguale est située au-dessus du nerf; mais elle décrit ensuite une courbe à concavité inférieure et se rapproche du bord supérieur de l'os hyoïde. Dans le trigone sous-maxillaire, l'artère est entre l'hypoglosse en haut, le bord supérieur de l'os hyoïde en bas, le bord postérieur de mylo-hyoïdien en avant (triangle mylo-hypoglosso-hyoïdien), séparée du nerf et cachée par le muscle hyo-glosse.] Dans l'angle postérieur du trigone sous-maxillaire, on rencontre d'abord le ventre postérieur du digastrique dont l'extrémité supérieure va s'insérer dans la rainure digastrique de l'apophyse mastoïde. Au-dessus se trouve le muscle stylo-hyoïdien né plus profondément de l'apophyse styloïde. Tous deux sont recouverts par le muscle sterno-cléido-mastoïdien. En arrière on rencontre dans la profondeur les muscles du pharynx et particulièrement les constricteurs moyen et supérieur et le stylo-pharyngien. La face externe de ce dernier muscle est croisée par le nerf glosso-pharyngien qui passe ainsi dans une boutonnière formée par le stylo-pharyngien en dedans et le stylo-glosse en dehors pour gagner la base de la langue.

Dans la partie antérieure on aperçoit la partie postérieure du mylo-hyoïdien et s'engageant sous le muscle, les fibres antérieures de l'hypoglosse. Plus profondément on voit le muscle lingual inférieur. Entre le lingual inférieur et le mylo-hyoïdien pénètrent le canal de Wharton et le nerf lingual. [Le nerf lingual occupe successivement le côté interne, puis inférieur, puis externe du canal de Wharton.]

2. Région latérale du cou (triangle sus-claviculaire).

Sous le nom de région latérale du cou, il faut comprendre tout l'espace compris entre le sterno-mastoïdien et le trapèze (fig. 43 et 44). Cette région est limitée nettement en bas par la saillie de la clavicule; en haut elle se continue directement avec la région occipitale : elle présente immédiatement au-dessus de la clavicule, une partie inférieure excavée à laquelle on donne le nom de fosse sus-claviculaire. C'est dans cette fosse que se trouve le trigone carotidien inférieur limité par la clavicule, le sterno-mastoïdien et le ventre postérieur et inférieur de l'omo-hyoïdien.

On rencontre successivement dans cette région : la peau sans caractère particulier, puis le peaucier dont les fibres se dirigent en haut et en dedans de la fosse sus-claviculaire vers la région hyoïdienne : l'aponévrose superficielle du cou qui recouvre tous

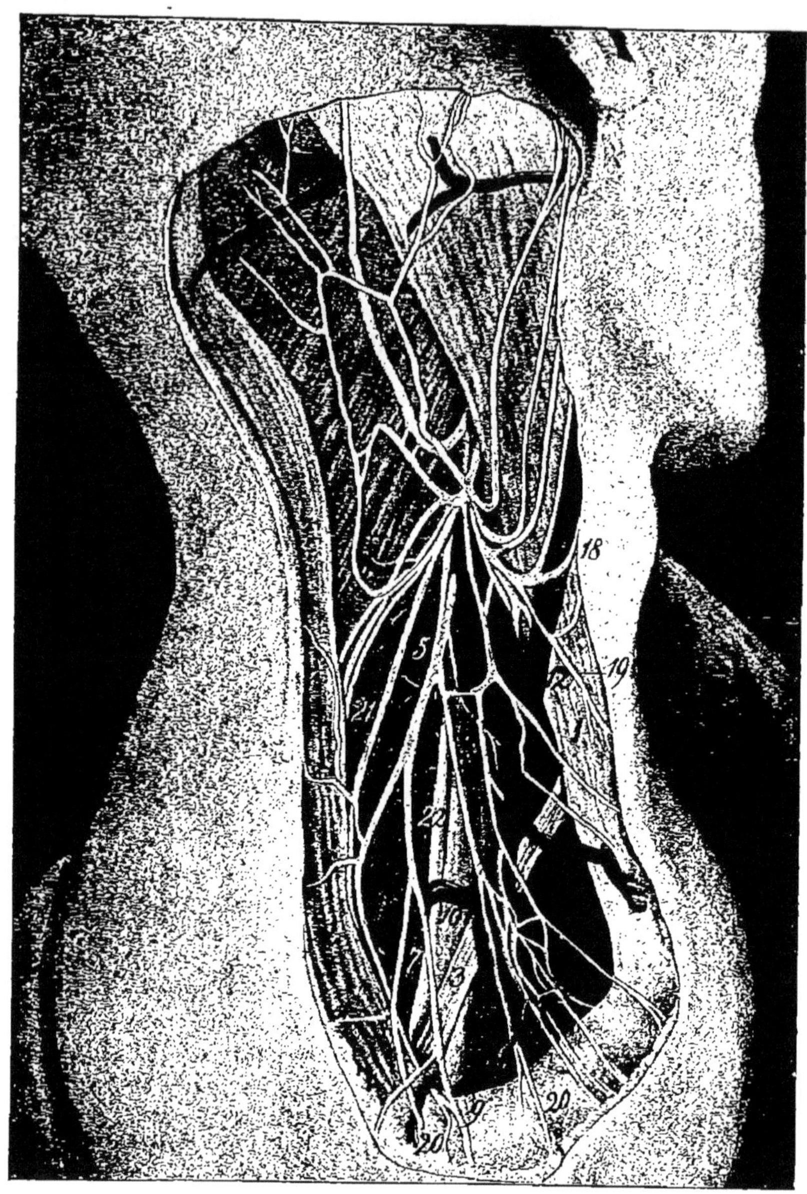

Fig. 43. — *Organes de la région latérale du cou.*

1, muscle sterno-cléido-mastoïdien. — 2, muscle trapèze. — 3, muscle omo-hyoïdien. — 4, splénius de la tête et du cou. — 5, angulaire. — 6, scalène antérieur. — 7, scalènes moyen et postérieur. — 8, artère sous-clavière. — 9, artère sus-scapulaire. — 10, artère scapulaire postérieure. — 11, cervicale ascendante. — 12, veine jugulaire externe. — 13, bulbe de la veine jugulaire interne. — 14, point où s'abouche la jugulaire externe. — 15, artère et veine occipitale. — 16, petit nerf occipital assez développé et formé par la coalescence de plusieurs nerfs. — 17, grand nerf auriculaire composé de plusieurs branches. — 18, nerf cervical transverse. — 19, branche descendante du nerf cervical transverse. — 20, nerfs sus-claviculaire. — 21, nerf accessoire de Willis [ce nerf paraît venir du plexus cervical, mais c'est un défaut de la figure, il est profond, vient directement du trou déchiré post.]. — 22, plexus brachial, les troncs qui le constituent convergent vers la partie inférieure de la région.

les organes de la région et engaine dans son dédoublement le sterno-mastoïdien et le trapèze (1). Des nerfs émergent de la profondeur en perforant le plan aponévrotique, puis rampent à sa surface. Ce sont les nerfs sus-claviculaires, branches du plexus cervical superficiel. Ils couvrent de leurs rameaux toute la région comprise entre l'acromion et la poitrine. Occupant le même plan que ces nerfs, c'est-à-dire rampant à la surface de l'aponévrose, on aperçoit un réseau veineux. Parmi ces veines il faut signaler dans la portion inférieure de la région la veine jugulaire externe qui, d'abord superficielle, perfore plus bas l'aponévrose et va se jeter profondément dans l'angle que forment par leur réunion la veine sous-clavière et la veine jugulaire interne; c'est sur la veine jugulaire externe que se pratique la saignée du cou.

Avant d'enlever complètement l'aponévrose et de mettre à nu le sterno-mastoïdien et le trapèze, chercher encore les nerfs superficiels : en haut, la branche mastoïdienne du plexus cervical, puis la branche auriculaire qui monte le long du bord postérieur du sterno-mastoïdien jusqu'à l'oreille, enfin la branche cervicale transverse. Au-dessous de l'aponévrose on aperçoit, traversant la partie supérieure de la région, le puissant nerf accessoire de Willis ou spinal. Ce nerf traverse le sterno-mastoïdien (2) à l'union du tiers supérieur avec le tiers moyen (Henle). [Il passe au milieu des fibres du faisceau profond cléido-occipital, ou même à la face profonde de ce faisceau, jamais au milieu des fibres du faisceau superficiel, ou entre le faisceau superficiel et le faisceau profond (?)], et se porte presque directement en bas et en arrière pour atteindre le trapèze, où il se termine. Il occupe dans la région latérale du cou une situation superficielle, et peut être facilement blessé. Cette lésion entraîne la paralysie du trapèze. Le nerf répond à une ligne étendue du lobule de l'oreille à l'acromion.

Mettre à nu le bord postérieur du sterno-mastoïdien et le bord antérieur du trapèze qui limitent la région. Les deux muscles affectent par leur face profonde des rapports intimes avec une languette musculaire, le muscle omo-hyoïdien immédiatement ap-

(1) *Musculus cucullaris.*

(2) Farabeuf, *Société anatomique*, 1880.

pliqué devant la veine jugulaire interne. Par leur extrémité inférieure les deux muscles viennent s'insérer sur la clavicule. Ils recouvrent les gros vaisseaux et sont maintenus à distance constante par l'aponévrose cervicale superficielle jetée comme un pont de l'un à l'autre ; en se contractant ils tendent cette aponévrose et empêchent ainsi pendant l'inspiration la compression des veines, par les téguments que la pression de l'air atmosphérique tend à affaisser. Le sterno-cléido-mastoïdien, l'omo-hyoïdien et la clavicule mis à nu, on aperçoit, limité par ces différents organes, un espace triangulaire étroit, c'est le

TRIGONE CAROTIDIEN INFÉRIEUR [OU OMO-CLAVICULAIRE].

Le premier organe que l'on rencontre dans cette région est un organe assez superficiel, l'artère du trapèze (1) [artère cervicale transverse superficielle (Farabeuf) (2)]. Elle rampe au milieu de la graisse et des ganglions lymphatiques de cette région, ganglions cervicaux inférieurs, accompagnée de deux veines assez superficielles pour qu'on puisse, après injection, les sentir ou les voir comme la veine jugulaire externe, à travers la peau. Il est cependant nécessaire pour cela que le tissu cellulo-adipeux ne soit pas trop développé. En se portant immédiatement derrière la clavicule on rencontre une autre artère, l'artère sus-scapulaire (3) [rétro-claviculaire (Farabeuf)], placée immédiatement derrière l'os : elle se rend aux fosses sus et sous-épineuse et est accompagnée de plusieurs veines ; plus profondément sous ces vaisseaux on aperçoit les scalènes et émergeant de leur interstice, les nerfs du plexus brachial (4) qui s'anastomosent en formant une série de longues arcades à sommet angulaire ; on voit passer au milieu des faisceaux nerveux qui constituent ce plexus, l'artère scapulaire postérieure (5) [cervicale transverse profonde (Farabeuf)], elle se porte en arrière dans la profondeur ; on peut constater que c'est la seule branche de

(1) *Arteria cervicalis superficialis.*
(2) FARABEUF, *Cours de la Faculté.*
(3) *Arteria transversa scapulæ.*
(4) *Plexus cervicalis inferior.*
(5) *Arteria transversa colli.*

l'artère sous-clavière qui se détache en dehors du tronc des scalènes. La sous-clavière placée dans la partie inférieure de la région, le long de la clavicule, est située sur un plan postérieur à celui du plexus brachial, aussi faut-il écarter les nerfs pour saisir l'artère. La sous-clavière sort du thorax par son orifice supérieur : elle forme, au-dessus de la coupole pleurale, une courbe à concavité inférieure, s'engage dans la fente des scalènes en passant sur la première côte. Elle est accompagnée par la veine sous-clavière située devant l'artère et séparée d'elle par le scalène antérieur. La veine sous-clavière s'unit à la veine jugulaire interne, en avant et en dedans du scalène antérieur; ces deux veines, par leur réunion, constituent le tronc brachio-céphalique veineux, qui se porte obliquement en bas et en dedans pour pénétrer dans le thorax.

Le plus grand nombre des branches de l'artère sous-clavière se détachent au voisinage, mais en dedans de la fente des scalènes, c'est-à-dire au-dessus de l'ouverture supérieure du thorax. Le plus important de ces troncs est le tronc thyro-cervical [tronc thyro-bicervico scapulaire (Farabeuf)], qui se divise bientôt en artère cervicale transverse superficielle, ou artère du trapèze, artère scapulaire supérieure, artère thyroïdienne inférieure, tronc volumineux destiné au thyroïde, et artère cervicale profonde, branche musculaire qui rampe devant le muscle prévertébral. Derrière le sterno-mastoïdien, on voit descendre la veine jugulaire interne et l'artère carotide primitive placée en dedans de la veine. En arrière et en dehors des vaisseaux se trouvent le plexus brachial avec ses nombreuses branches, et plus en dedans les nerfs vague et sympathique. Un organe important de la région est le nerf phrénique; il naît du quatrième nerf cervical, descend devant

a, trapèze. — *b*, sterno-cléido-mastoïdien tiré en haut et en arrière. — *c*, son extrémité inférieure tirée en bas. — *d*, muscle omoplato-hyoïdien également récliné en bas. — *e*, muscle sous-clavier, visible grâce à la section de la clavicule dont une portion est réclinée en bas. — *f*, angulaire de l'omoplate. — *g*, scalène postérieur. — *h*, scalène moyen. — *i*, scalène antérieur. — *k*, cléido-hyoïdien coupé et récliné. — *l*, splénius du cou. — *m*, muscle deltoïde. — *n*, clavicule coupée et tirée en bas avec un crochet. — *o*, partie cervicale de la trachée. — *p*, cartilage thyroïde. — *q*, cartilage cricoïde. — *r*, glande thyroïde. — *s*, ligament crico-thyroïdien moyen sur lequel repose l'artère thyroïdienne supérieure. — 1, tronc brachio-céphalique artériel se partageant en carotide droite et sous-clavière droite. — 2, sous-clavière après son passage entre les deux scalènes. — 3, carotide primitive droite. — 4, carotide externe.

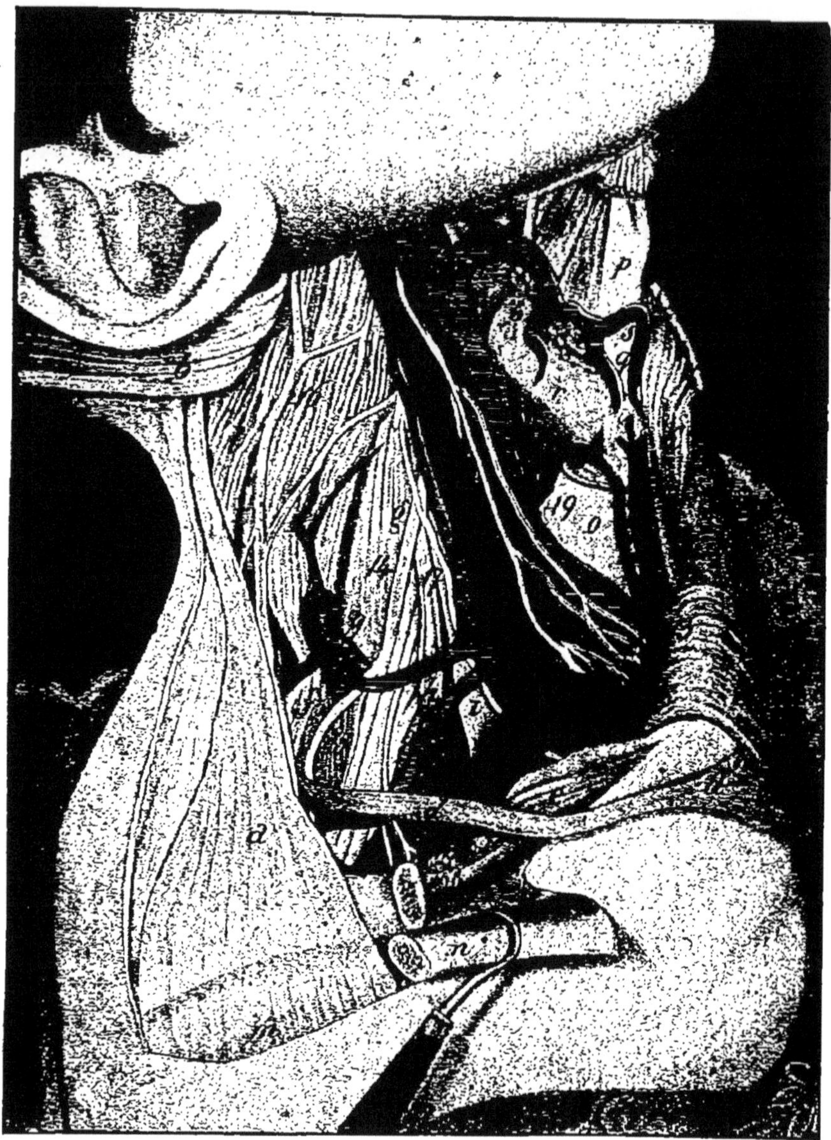

Fig. 44. — *Les différents organes profonds de la partie antérieure et latérale du cou.*

— 5, carotide interne. — 6, artère thyroïdienne supérieure. — 7, tronc thyro-cervical. — 8, artère scapulaire supérieure. — 9, artère du trapèze. — 10, origine de la veine cave supérieure. — 11, veine sous-clavière. — 12, veine jugulaire interne. — 13, veine thyroïdienne moyenne. — 14, cinquième nerf cervical. — 15, plexus brachial se rendant au creux de l'aisselle derrière l'artère sous-clavière. — 16, nerf accessoire de Willis. — 17, nerf phrénique. — 18, pneumo-gastrique et ses rameaux cardiaques. — 19, récurrent ou laryngé inférieur passant sous l'artère sous-clavière et montant au larynx le long de la trachée et de l'œsophage.

le scalène antérieur, et s'engage dans le thorax en passant derrière la veine sous-clavière.

Au-dessus de l'omoplato-hyoïdien, s'étend une partie étendue de la région latérale du cou : on y trouve une série de muscles formant la paroi interne de la région, ce sont les trois muscles scalènes, antérieur, médian et postérieur, se fixant en haut par une série de tendons aux apophyses transverses des vertèbres du cou, en bas aux deux premières côtes [l'antérieur s'insère à ce niveau sur un tubercule saillant, point de repère dans la ligature du vaisseau, c'est le tubercule de Lisfranc]. Adossés à ces muscles et en dedans d'eux se trouvent l'angulaire de l'omoplate, puis les splénius du cou et de la tête cachés en grande partie par le trapèze. Au milieu de ces muscles émergent les branches du plexus cervical : le plexus fournit des rameaux moteurs à tous les muscles que n'innervent pas l'anse de l'hypoglosse ou le spinal. Il faut avoir soin, en préparant les muscles, d'épargner les filets nerveux. Tout en haut de la région il faut enfin signaler la branche mastoïdienne et la branche auriculaire du plexus, dont il faut poursuivre la dissection aussi loin que possible.

[On rencontre sur les parties latérales du cou un grand nombre d'organes nerveux, qui viennent se grouper autour des gros vaisseaux carotidiens et jugulaires. Les connexions qu'affectent ces divers organes sont souvent difficiles à retenir. Il ne sera peut-être pas inutile d'en présenter ici une courte vue d'ensemble.

Je rappellerai d'abord que dans le cou les veines sont toujours placées plus superficiellement que les artères correspondantes. On peut même dire que la première couche vasculaire est entièrement veineuse. Entre la jugulaire interne et la couche superficielle, on ne rencontre que deux artères : l'artère sterno-mastoïdienne qui se dégage de la thyroïdienne supérieure et qui, se portant en arrière, croise la jugulaire interne en passant au-dessus d'elle, et l'artère occipitale, branche de la carotide externe, qui gagne la partie postérieure du cou en suivant le bord inférieur du digastrique, et par suite croise la jugulaire interne qu'elle recouvre.

Ainsi donc les gros vaisseaux du cou forment deux plans :

Plan superficiel veineux;

Plan profond artériel.

C'est autour de deux gros vaisseaux que sont venus se grouper les principaux nerfs. — On peut le diviser en :

Nerfs sus-veineux. — La plupart des branches du plexus cervical superficiel.

Le nerf du sous-clavier qui passe devant la veine sous-clavière.

La branche descendante du plexus cervical qui, avant d'aller rejoindre la branche correspondante du grand hypoglosse, croise la jugulaire.

Nerfs inter-artério-veineux. — Ce sont le phrénique, le pneumo-gastrique.

Le grand sympathique droit dans la dernière portion de son trajet (passe entre l'artère et la veine sous-clavière).

Le grand hypoglosse et sa branche descendante interne. Le nerf est deux fois inter-artério-veineux, il passe sur la carotide interne, puis sur l'externe.

Le spinal à son origine.

Nerf inter-artério-veineux et sous-artériel. — Le glosso-pharyngien qui d'abord, entre la carotide et la jugulaire interne, passe en avant, sous la carotide externe, l'artère se portant à ce niveau en dehors, le nerf en dedans. Ce caractère le différencie donc de l'hypoglosse.

Nerfs sous-artériels. — Le laryngé supérieur qui passe en dedans de la carotide interne.

Le récurrent qui contourne à droite la sous-clavière en passant sous elle, à gauche la crosse de l'aorte et monte ensuite derrière la carotide primitive.

Un certain nombre de nerfs décrivent en outre sur les parties latérales du cou des arcades à concavité supérieure. Plusieurs de ces arcades se mettent à cheval sur des vaisseaux. Ce sont ces vaisseaux qui infléchissent ainsi les nerfs. Primitivement en effet, le cœur et les arcs aortiques d'où naissent les gros vaisseaux, sont placés dans le cou. Plus tard ils subissent un mouvement de descente apparent à la suite du développement du cou; vaisseaux et nerfs se portant en sens inverse s'opposent leur concavité. C'est ainsi qu'on voit le grand hypoglosse embrasser l'artère occipitale; l'anse de l'hypoglosse se mettre à cheval ainsi que j'ai pu souvent le constater sur une veine thyroïdienne moyenne, la branche de l'hypoglosse passant sous la veine, celle du plexus cervical dessus; l'anastomose du phrénique et des filets sympathiques du premier ganglion thoracique sur la moitié inférieure de la portion préscalénique de la sous-clavière droite. Enfin, la plus importante de toutes, le récurrent, contournant l'artère sous-clavière à droite, la crosse de l'aorte à gauche avant de gagner le larynx.]

V. — CAVITÉ THORACIQUE

Pour ouvrir le thorax seul, sans toucher à l'abdomen, mener une incision médiane de la partie supérieure de la poitrine à l'appendice xyphoïde, comprenant toutes les parties molles jusqu'aux os. En bas l'incision s'incline à droite et à gauche en suivant le rebord des fausses côtes. On dénude ensuite les cartilages costaux en coupant toutes les insertions musculaires : grand pectoral, grand oblique, grand droit de l'abdomen : on coupe les cartilages costaux au niveau du point où ils se continuent avec l'extrémité antérieure de la côte en n'en exceptant que le premier. La main gauche saisit la partie inférieure du segment ostéo-cartilagineux ainsi mobilisé, et coupe toutes les parties qui le retiennent par sa face profonde en suivant exactement le squelette ; on détache de cette manière les insertions du petit oblique du transverse de l'abdomen, on sectionne les adhérences qui unissent le plastron au médiastin et aux organes qu'il renferme. Il ne reste plus alors qu'à couper les deux premiers cartilages costaux et à ouvrir l'articulation sterno-claviculaire, opération qui se pratique facilement en commençant par la face profonde, et en soulevant fortement en haut le sternum. Les insertions sternales et claviculaires du sterno-mastoïdien, du cléido-hyoïdien et des sterno-thyroïdiens sont ensuite coupées immédiatement sur les os. Le plastron sternal avec les côtes adjacentes peut être enlevé, on a ouvert les cavités pleurales et mis à nu le médiastin. On peut alors étudier.

1. Plèvre et poumons.

Les cavités pleurales peuvent être considérées comme deux sacs sans ouverture complètement distincts ; c'est dans ces sacs que les poumons se sont insinués, refoulant devant eux une des parois du sac, se coiffant ainsi d'un revêtement séreux. Les deux sacs pleuraux sont séparés par le péricarde, le cœur et un certain nombre d'autres organes.

Fig. 45 *a*.

a, poumon gauche à trois lobes, lobe supérieur. — *b*, lobe moyen séparé du lobe inférieur par la scissure interlobaire inférieure. — *c*, poumon droit avec un lobe supérieur et un inférieur, la scissure interlobaire se termine en avant au voisinage de la pointe du cœur. — *d*, feuillet de la plèvre médiastine droite accolée au péricarde. — *e*, ventricule droit tourné en avant et à gauche. Le séjour de la pièce dans l'alcool a amené une rétraction des poumons, de sorte que le cœur est très découvert. — *f*, diaphragme, oblique en bas et à droite; à gauche il est soulevé par le foie. — *g*, le foie se comporte vis-à-vis de la partie gauche de la cavité abdominale, absolument comme un foie normal vis-à-vis de la partie droite : le grand lobe du foie s'adosse dans la région de l'hypocondre gauche aux côtes et à la paroi abdominale: le petit lobe se porte au-dessus de l'estomac et atteint la rate. — *h*, petit lobe du foie tourné à droite. — *i*, ligament suspenseur du foie coupé. — *k*, estomac avec la grande courbure tournée en bas et à droite. — *l*, côlon transverse. — *m*, intestin grêle fixé par le mésentère, il se comporte absolument comme à l'état normal, mais en sens inverse; la racine du mésentère se porte obliquement en bas et à gauche. — *n*, cæcum et côlon ascendant montant de la région iliaque à la région lombaire gauche. — *p*, péritoine pariétal occupant la face profonde relevée de la paroi abdominale. — *q*, vésicule biliaire un peu distendue. — *r*, glande thyroïde avec la carotide primitive qui lui est adossée à droite. — *s*, tronc innominé formant à gauche la première branche de la crosse de l'aorte et se divisant en carotide et sous-clavière gauches. — 1, veine innominée droite formée par la réunion des veines jugulaire et sous-clavière droites. — 2, veine innominée gauche très courte se jetant dans la précédente; la veine cave supérieure formée par la réunion des deux veines précédentes, occupe le côté gauche du médiastin et se jette dans la partie gauche du péricarde, dans l'oreillette gauche. — 3, veine cave supérieure dans le péricarde. — 4, crosse de l'aorte se portant en haut et à droite pour descendre, sous le nom d'aorte thoracique, dans la partie postérieure droite du médiastin; le tronc innominé, la carotide et la sous-clavière naissent successivement de cette crosse de gauche à droite. — 5, artère pulmonaire naissant du ventricule droit situé à gauche, et se partageant au-dessous de l'aorte en tronc droit et gauche. — 6, oreillette droite tournée à gauche et recevant les deux veines caves. — 7, ventricule gauche visible à droite par une partie très étroite contre la paroi thoracique antérieure. — 8, rate visible dans l'hypocondre droit et la région costale postérieure et inférieure. — 9, cardia adossé à la partie droite de la colonne vertébrale. — 10, pylore situé à gauche au-dedans du foie et de la vésicule biliaire; la petite courbure de l'estomac regarde à gauche et en haut. — 11, colon descendant situé dans la région lombaire et iliaque droite. — 12, cæcum dans la fosse iliaque gauche avec son appendice vermiculaire; ce dernier est tourné en avant et en haut.

Fig. 45 *b*.

Cl, clavicule. — IR, première côte. — XR, dixième côte. — *a*, lobe supérieur du poumon droit. — *b*, lobe moyen du poumon droit, au-dessous de celui-ci dans l'angle limité par la côte et le diaphragme, on peut voir une petite portion du lobe inférieur du poumon droit. — *d*, feuillets du médiastin antérieur accolés. — *e*, ventricule droit du cœur vu après l'ouverture du péricarde. — *f*, ligne suivant laquelle le péricarde s'unit au diaphragme, elle est plus élevée à droite qu'à gauche. — *g*, lobe droit du foie. — *h*, lobe gauche du foie. — *i*, ligament suspenseur du foie montant sur sa face antérieure et supérieure; il se continue sur la face inférieure du diaphragme avec les feuillets droit et gauche du péritoine pariétal. — *k*, estomac dont la grande courbure est fortement dirigée à gauche. — *l*, côlon transverse. — *m*, anses d'intestin grêle. — *n*, cæcum. — *o*, cordon spermatique. — *q*, fond de la vésicule biliaire (le grand épiploon a été sectionné à ses insertions à l'estomac et au côlon

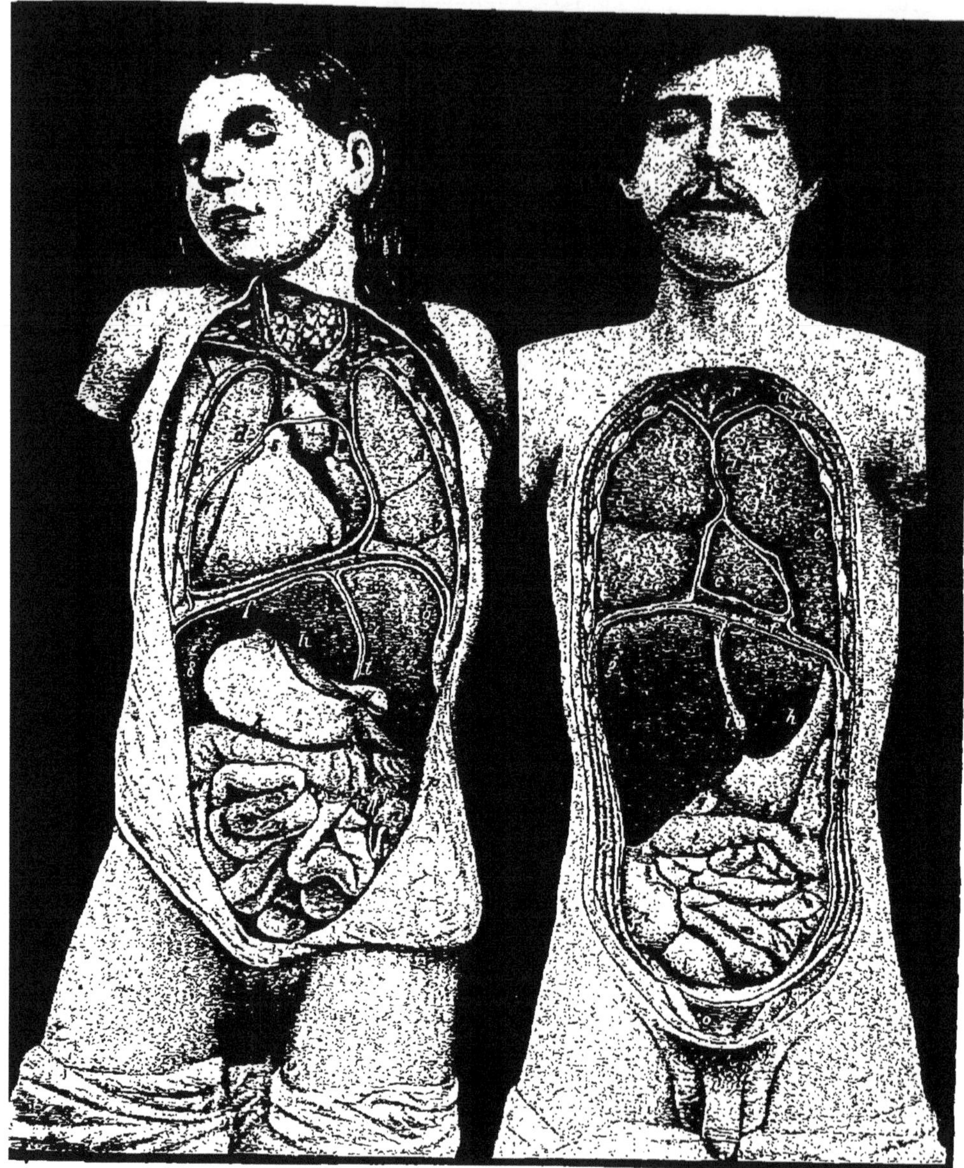

Fig. 45 *a*. — *Transposition des viscères (femme adulte, photographie d'un cadavre conservé dans le musée d'anatomie pathologique de Munich).*

Fig. 45 *b*. — *Organes du thorax et de l'abdomen. Face antérieure. Les poumons, sur le cadavre qui a servi à la préparation, étaient infiltrés et ne se sont pas affaissés au moment de l'ouverture du thorax.*

transverse, le foie est un peu hypertrophié). — *r*, tronc brachio-céphalique veineux gauche et veine thyroïdienne moyenne se dirigeant à droite pour s'unir à la veine brachio-céphalique droite. — *s*, tronc brachio-céphalique artériel se partageant en carotide primitive droite et sous-clavière droite.

On enseigne en anatomie descriptive qu'il n'y a pas dans le thorax à l'état normal de véritable cavité, les poumons remplissant exactement tout l'espace que laissent libre les autres organes. Les plèvres pariétales et viscérales sont immédiatement accolées l'une à l'autre, et s'il est vrai que certains points du sac pleural, dits espaces complémentaires, ne sont pas occupés dans l'état ordinaire de la respiration par les poumons, ces espaces ne constituent pas à proprement parler de cavités. A ce niveau les feuillets séreux pariétaux voisins s'accolent immédiatement l'un à l'autre. A la périphérie du poumon il n'existe pas de cavité, au sens propre du mot. Il nous faut néanmoins conserver cette expression; elle est inexacte, mais consacrée par l'usage.

La plèvre est préformée, les poumons la soulèvent pour se placer dans l'espace qui leur est réservé: ils se recouvrent ainsi à leur surface d'un feuillet séreux.

La plèvre qui revêt la surface du poumon prend le nom de plèvre viscérale; celle qui recouvre la paroi de la cavité thoracique prend le nom de plèvre pariétale: on distingue dans la plèvre pariétale, suivant qu'elle recouvre les cartilages costaux, la cloison médiastine ou le diaphragme, une plèvre costale, médiastine, diaphragmatique. Des deux côtés et en arrière la plèvre pariétale, au moment où elle passe des côtes sur les cloisons médiastines, recouvre les parties latérales de la colonne vertébrale. On pourrait donc décrire aussi une plèvre vertébrale. Cette région est susceptible de présenter des altérations localisées dans les maladies des corps vertébraux. La partie des feuillets pleuraux qui s'étend du sternum à la colonne vertébrale est connue sous le nom de feuillet médiastinal de la plèvre, de lame ou de plèvre médiastine; elle comprend deux parties: l'une, placée devant le pédicule du poumon, prend le nom de lame médiastine antérieure; l'autre, placée derrière ce pédicule, est désignée sous le nom de lame médiastine postérieure; c'est au niveau du pédicule pulmonaire que s'établit la continuité de la plèvre médiastine et de la plèvre pulmonaire. Les deux feuillets en se continuant constituent un des principaux moyens de fixité du poumon.

L'espace compris entre les deux sacs pleuraux, c'est-à-dire

entre les deux plèvres médiastines, constitue le médiastin. Le médiastin loge en bas le péricarde et le cœur, en haut et en arrière de gros troncs vasculaires et nerveux, la trachée et l'œsophage.

Il nous faut étudier maintenant les connexions de la plèvre

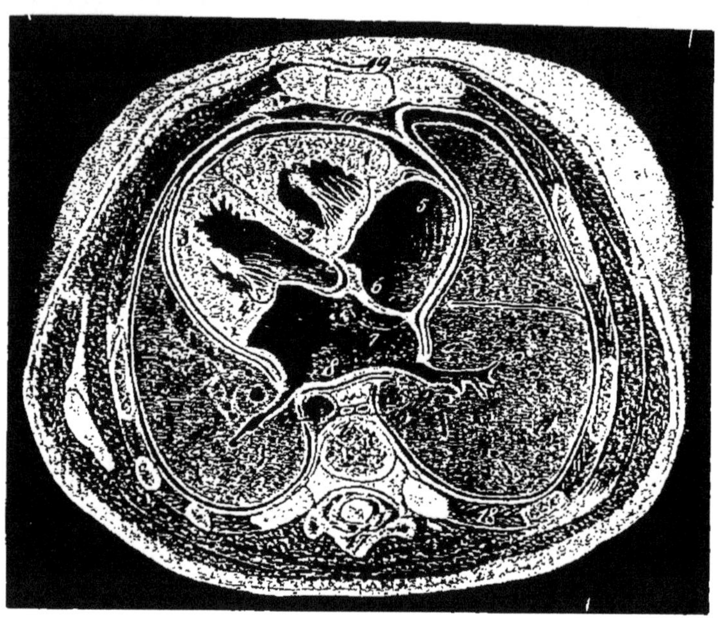

Fig. 46. — *Coupe transversale horizontale du thorax d'un nouveau-né au niveau de la ceinture thoracique, segment inférieur de la coupe.*

1, paroi antérieure du ventricule droit avec ses muscles papillaires et les cordages tendineux qui se jettent sur la valvule tricuspide. — 2, cloison inter-ventriculaire. — 3, paroi du ventricule gauche plus développée que la paroi du ventricule droit. — 4, valvule bicuspide avec ses cordages tendineux. — 5, oreillette droite avec son muscle pectiné. — 6, cloison inter-auriculaire au niveau de la fosse ovale. — 7, valvule de la fosse ovale. — 8, oreillette gauche dans laquelle viennent s'aboucher deux veines pulmonaires. — 9, pédicule pulmonaire avec la veine pulmonaire. — 10, péricarde confondu à droite et à gauche avec les feuillets de la plèvre médiastine. — 11, poumon droit avec le sillon interlobaire inférieur. — 12, poumon gauche. — 13, aorte thoracique adossée au feuillet postérieur gauche du médiastin. — 14, œsophage : l'œsophage et l'aorte sont en rapports intimes en avant avec la face postérieure du péricarde. — 15, canal thoracique. — 16, veine azygos : ces deux organes sont en rapport, comme l'œsophage lui-même, avec le feuillet postérieur droit du médiastin. — 17, canal rachidien avec la moelle. — 18, muscles intercostaux avec la plèvre costale. — 19, sternum avec les cartilages costaux.

pariétale (fig. 48 *b*) : en haut, et des deux côtés, la plèvre s'élève au-dessus du niveau de la première côte, formant au voisinage de la fosse sus-claviculaire deux prolongements en forme de coupole : les culs-de-sac supérieurs de la plèvre ; ces culs-de-sac logent le sommet des poumons. En bas la plèvre costale se continue dans toute la périphérie de la base du thorax avec la plèvre diaphragmatique, mais le point où s'établit la continuité ne répond pas aux insertions costales du diaphragme ; la réflexion se fait un peu au-dessus de celle-ci : dans la ligne mamillaire, au niveau du bord inférieur de la sixième et de la septième côte ; dans la ligne axillaire, au niveau du bord inférieur de la neuvième côte. A gauche, en raison de l'inclinaison du diaphragme, le point de réflexion est plus bas de toute la hauteur d'une côte environ. Le centre aponévrotique du diaphragme, dans sa partie médiane et dans sa portion gauche, n'est pas revêtu par la plèvre. A ce niveau, en effet, il est recouvert par le péricarde et le cœur.

Essaye-t-on de suivre la plèvre médiastine d'avant en arrière (après avoir ouvert le thorax suivant le procédé que nous avons donné plus haut) ; cette étude est assez difficile. On constate que la plèvre médiastine se porte directement, sans interruption, du sternum à la colonne vertébrale, au-dessus du pédicule du poumon (fig. 47); tandis qu'au-dessous de la racine pulmonaire, cette plèvre comprend deux parties (fig. 46) : l'une est située devant le pédicule vasculaire, l'autre en arrière ; ces deux parties sont séparées l'une de l'autre par un repli vertical. La portion de plèvre qui est en avant recouvre le péricarde, de sorte que ce dernier est recouvert latéralement par deux plans séreux ; cette portion de plèvre prend le nom de plèvre péricardique. La plèvre médiastine droite recouvre encore les parties latérales de la veine cave inférieure et l'origine de l'artère innominée. La plèvre médiastine gauche recouvre la paroi latérale de la crosse de l'aorte et l'aorte descendante qui refoule légèrement la plèvre ; en haut et de chaque côté, les artères sous-clavières viennent déprimer en gouttières les plèvres médiastines.

Derrière le corps du sternum les deux plèvres s'adossent (fig. 45 *b*), mais elles ne tardent pas à se séparer : en haut, derrière le manubrium ; en bas, au niveau de la quatrième côte. A ce niveau le péricarde s'insinue entre les deux plèvres et les écarte (mésocarde).

Au-dessous de la racine du poumon, les parties de la plèvre située en avant et en arrière du pédicule ne se continuent pas l'une avec l'autre, mais s'adossent par leur face profonde pour se porter en dehors, puis s'écartent pour se continuer avec les feuillets correspondants de la plèvre pulmonaire. En s'adossant elles donnent naissance à une cloison transversale, qui se trouve ainsi formée

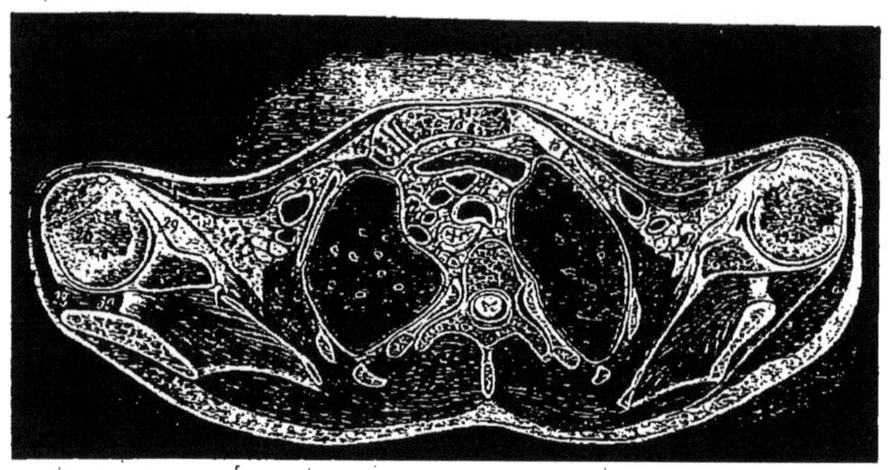

Fig. 47. — *Coupe horizontale au niveau du thorax de la première côte et de l'articulation de l'épaule chez un adulte. Segment inférieur vu d'en haut.*

1, poumon droit. — 2, feuillet droit du médiastin allant directement du premier cartilage costal à la colonne vertébrale. — 3, poumon gauche. — 4, feuillet gauche du médiastin, plus éloigné de la ligne médiane que le droit, s'étendant directement comme lui de la paroi antérieure à la paroi postérieure du thorax. — 5, trachée entre le tronc innominé et l'œsophage qui la déborde à gauche. — 6, œsophage. Sa muqueuse est plissée. — 7, canal thoracique. — 8, tronc brachio-céphalique veineux gauche, qui se porte à droite derrière la poignée du sternum. — 9, tronc innominé artériel. — 10, carotide primitive gauche. — 11, sous-clavière gauche. — 12, artère vertébrale gauche se détachant de la crosse de l'aorte (anomalie); à son côté antérieur on peut voir sur la coupe le nerf pneumogastrique; à droite, ce nerf côtoye le tronc innominé. — 13, poignée du sternum. — 14, articulation sterno-claviculaire avec ses ménisques. — 15, cartilage de la première côte droite. — 16, quatrième vertèbre thoracique et la côte qui s'appuie sur elle. — 17, grand dentelé. — 18, sous-scapulaire et son tendon au-dessous duquel on aperçoit la bourse sous-scapulaire. — 19, muscle sous-épineux. — 20, muscle trapèze; en dedans et en avant de lui on voit le rhomboïde et devant celui-ci les différents muscles du dos. — 21, muscles pectoraux grand et petit. — 22, veine sous-clavière. — 23, artère sous-clavière. — 24, plexus brachial. — 25, tête de l'omoplate avec la cavité glénoïde. — 26, tête et col de l'humérus. — 27, tendon de la longue portion du biceps. — 28, muscle deltoïde. — 29, cavité articulaire de l'articulation de l'épaule avec sa capsule fibreuse et sa synoviale. — 30, muscle sous-épineux qui affecte des connexions intimes avec la capsule articulaire comme le sous-scapulaire.

de deux feuillets pleuraux séparés par du tissu conjonctif: c'est le ligament du poumon ou méso-poumon. Dans l'écartement des deux feuillets vient se loger le bord postérieur du poumon.

Comme les poumons sont plus petits que la cavité pleurale qui les loge, celle-ci n'est pas complètement remplie, et les feuillets séreux de la plèvre pariétale s'adossent l'un à l'autre, circonscrivant des espaces angulaires. Ces espaces se rencontrent entre les côtes et le diaphragme; entre la paroi thoracique antérieure et le péricarde, les poumons n'envahissent ces régions que dans les grandes inspirations : c'est ce qu'on appelle les espaces complémentaires ou sinus de la plèvre. On distingue un sinus phréno-costal, un sinus médiastino-costal ou péricardo-costal et un sinus médiastino-phrénique. Après avoir étudié la plèvre, il faut étudier le poumon et son revêtement séreux, étude pour laquelle les cadavres des nouveau-nés sont particulièrement favorables.

On voit que les poumons, sauf leur bord postérieur mousse enveloppé par le ligament du poumon, sont complètement libres dans la cavité pleurale. Ils ne sont unis à la paroi que par leurs pédicules. Il en résulte que pendant la respiration leur surface polie et lisse peut glisser facilement dans tous les sens, sur tous les points de la face interne de la plèvre pariétale, et suit tous les mouvements de la paroi thoracique. Le sommet du poumon répond à la coupole pleurale que nous avons signalée et déborde la première côte; la face concave du poumon s'adapte assez exactement à la face convexe du diaphragme. De profondes incisures, sillons interlobaires, que tapisse la plèvre pulmonaire, partagent le poumon droit en trois, et le poumon gauche en deux lobes.

Le sillon interlobaire inférieur droit commence sur le bord postérieur mousse du poumon, au niveau de la partie postérieure de la troisième ou de la quatrième côte (fig. 48 *a*). Il se porte obliquement en avant et en bas sur la face externe du poumon, atteint son bord inférieur à cinq travers de doigt environ de l'extrémité antérieure de ce bord et passe alors sur la base du poumon qu'il incise profondément jusqu'au niveau du hile.

A niveau du point où le sillon interlobaire croise la ligne axillaire, il se bifurque. La branche de bifurcation supérieure prend le nom de scissure supérieure. Cette scissure est presque horizontale, et se porte en avant pour atteindre le bord antérieur du poumon au voisinage du quatrième cartilage costal. Elle limite avec la branche de bifurcation inférieure ou scissure inférieure un segment pulmonaire en forme de coin, c'est le lobe moyen du poumon.

Le sillon interlobaire gauche répond à la scissure inférieure droite. Il atteint le bord inférieur du poumon très près de son extrémité antérieure ; le lobe inférieur se prolonge ainsi en bas et en dedans en s'amincissant ; on lui donne le nom de lobe lingual.

La face interne des poumons est concave ; cette concavité est surtout prononcée à gauche, où elle est destinée à loger le cœur : les deux dépressions de la face interne du poumon prennent le nom de fosses cardiaques droite et gauche.

2. Médiastin.

Après avoir étudié les cavités pleurales et les poumons qu'elles renferment, il faut voir quels sont les organes contenus entre ces deux cavités. Ces organes sont logés dans un espace auquel on a donné le nom de médiastin ; le médiastin se divise en deux parties : une partie inférieure contient le cœur et le péricarde et prend le nom de région cardiaque ; une partie supérieure constitue la région supra-cardiaque.

a. RÉGION CARDIAQUE.

Le péricarde constitue comme la plèvre un sac complètement fermé, au plafond duquel le cœur est pour ainsi dire suspendu par l'origine des gros vaisseaux. Cœur et vaisseaux descendant dans le péricarde par sa partie supérieure se recouvrent d'un feuillet séreux auquel on donne le nom de péricarde viscéral, pour le distinguer du feuillet pariétal qui forme la paroi excentrique de la cavité péricardique. Le feuillet pariétal est doublé d'un tissu fibro-conjonctif très fort, et l'ensemble de ces deux couches séreuse et fibreuse constitue le péricarde pariétal. Le sac fibreux affecte des connexions avec différents organes placés autour de lui. A droite et à gauche il est recouvert par le feuillet séreux de la plèvre médiastine (fig. 46) ; en avant, il est en rapport avec le sternum, auquel il est uni par deux trousseaux fibreux nettement limités : les ligaments sternopéricardiques inférieur et supérieur; en arrière il est uni par un tissu conjonctif lâche aux organes du médiastin postérieur. La face inférieure du péricarde recouvre le centre aponévrotique du diaphragme et une partie de sa portion musculaire; elle est intimement unie au diaphragme dans une étendue de $2^{cm},5$ à droite et de 5 centimètres à gauche de la ligne médiane. Le péricarde est fixé dans sa situation par les connexions que son feuillet fibro-conjonctif affecte avec la tunique adventice des gros vaisseaux auxquels il est suspendu comme le cœur lui-même.

Le péricarde étudié en place et avec ses connexions, faire sur sa face antérieure une petite incision; après avoir laissé pénétrer l'air, agrandir l'ouverture avec des ciseaux pour étudier en place le cœur et l'origine des gros vaisseaux.

Le cœur dans sa situation normale occupe la partie médiane du thorax : il a la forme d'un coin légèrement aplati d'avant en arrière, et orienté de telle sorte que sa base regarde en haut et à droite, sa pointe en bas, à gauche et en avant. Des deux faces, l'une est antérieure et regarde légèrement en haut; l'autre est postérieure et regarde en arrière et en bas. Cette dernière repose sur le diaphragme. Le cœur est asymétriquement placé, de sorte que les deux tiers environ de l'organe sont situés à gauche de la ligne médiane, tandis qu'un tiers seul est situé à droite. Le cœur droit occupe particulièrement la partie droite et antérieure; le cœur gauche, la partie postérieure et gauche. Le bord droit est inférieur, couché dans l'angle du diaphragme et de la paroi thoracique; le bord gauche est supérieur, recouvert par le poumon gauche; l'axe du cœur fait avec l'axe du corps un angle d'environ 48° à 52°.

Les vaisseaux nourriciers du cœur ou vaisseaux coronaires parcourent à la surface de l'organe deux séries de sillons remplis de graisse réciproquement perpendiculaires. Ces sillons partagent extérieurement le cœur en quatre parties : le sillon longitudinal antérieur et le sillon longitudinal postérieur, en partie droite et partie gauche; le sillon horizontal ou coronaire, en partie inférieure ou ventriculaire, et partie supérieure ou auriculaire.

L'oreillette droite présente sur sa face antérieure un appendice, ou auricule du cœur droit, qui du bord droit de l'oreillette se porte sur la gauche jusqu'au contact de l'infundibulum du ventricule droit. En haut l'oreillette reçoit la veine cave supérieure enveloppée par le péricarde [dans sa moitié antérieure seulement] dans une étendue d'environ 2 centimètres. L'oreillette repose en bas par sa face inférieure sur la portion du péricarde qui se confond avec le diaphragme; c'est à ce niveau que pénètre la veine cave inférieure. De cette disposition il résulte que cette veine déborde à peine le diaphragme.

Le ventricule droit a des parois minces; sa base remonte jusqu'au niveau du troisième ou du cinquième cartilage costal, suivant qu'on le considère en diastole ou en systole. Il est placé derrière le corps du sternum. Sa pointe se porte obliquement en bas et à gauche, jusqu'au niveau de l'espace qui sépare les cinquième et la sixième côtes gauches. La face antérieure est en rapport avec le sternum et avec les bords antérieurs minces des deux poumons qui le recouvrent en partie. Le ventricule n'est donc libre que dans un espace triangulaire, au niveau duquel il n'est séparé du sternum que par le péricarde (matité absolue du cœur). Sa face postérieure repose sur le diaphragme. Le ventricule communique en haut avec l'oreillette par l'orifice auriculo-ventriculaire droit. Cet orifice présente une valvule, dite valvule tricuspide. Elle est placée profondément derrière la poignée du sternum, et répond pendant la diastole au troisième, pendant la systole du quatrième au cinquième cartilage costal. De la partie antérieure du ventricule part un prolongement en forme de cône, c'est l'infundibulum (1) du ventricule droit: cet infundibulum se continue par l'intermédiaire de l'orifice ventriculo-pulmonaire avec l'artère pulmonaire. L'orifice présente trois valvules en nid de pigeon. Il est situé à 4 ou 5 centimètres plus haut que la valvule tricuspide et répond à l'espace qui sépare le deuxième du troisième cartilage costal gauche; l'artère pulmonaire est située d'abord à gauche des gros vaisseaux, puis s'engage au-dessous d'eux.

L'oreillette gauche est de toutes les parties du cœur, celle qui

(1) *Conus arteriosus.*

occupe le plan le plus élevé. Pour bien la mettre en évidence il faut tirer le cœur du péricarde en le portant en haut et à droite. L'oreillette occupe dans presque toute son étendue un plan postérieur, accolé au médiastin postérieur, encadrée par les deux pédicules pulmonaires d'où se détachent les quatre veines pulmonaires qui viennent s'ouvrir sur la face postérieure de l'oreillette. En regardant le cœur directement d'en avant dans sa situation physiologique, on n'aperçoit de l'oreillette que la pointe de son auricule embrassant le côté gauche de l'artère pulmonaire.

Le ventricule gauche est séparé du ventricule droit par le sillon inter-ventriculaire antérieur. Dans la situation normale du cœur, on n'aperçoit du ventricule qu'une bande fort étroite ; ce qui tient à la situation de ce ventricule sur un plan postérieur. Le ventricule droit le masque en partie. Pour mettre complètement en évidence le ventricule gauche, il faut saisir le cœur par la pointe et le faire pivoter en haut et à droite, jusqu'à ce qu'on aperçoive le sillon inter-ventriculaire postérieur. La base du ventricule gauche est située presque au même niveau que la base du ventricule droit : elle regarde en haut et à droite. Sa pointe forme la pointe du cœur ; elle se dirige à gauche et en bas. La plus grande partie de la face antérieure est en rapport avec le feuillet gauche du médiastin ou adossée au médiastin postérieur. L'orifice auriculo-ventriculaire (1) gauche d'où se détache la valvule bicuspide est situé à 1 centimètre et demi au-dessus, un peu à gauche et en arrière, de l'orifice auriculo-ventriculaire droit. Il répond à l'extrémité antérieure du troisième espace intercostal gauche. L'orifice ventriculo-aortique présente trois valvules semi-lunaires. Il est placé environ 3 centimètres plus haut que l'orifice auriculo-ventriculaire, et 1 centimètre et demi plus bas que l'orifice pulmonaire dont il occupe le côté postérieur et droit.

Dans les sillons du cœur, sillons que nivelle du tissu cellulo-adipeux, on trouve deux cercles vasculaires développés formés par les anastomoses des artères coronaires : l'artère coronaire gauche naît du bulbe de l'aorte au niveau du sinus de Valsalva

(1) *Ostium venosum.*

gauche ; elle se divise en deux branches, dont l'une volumineuse suit le sillon antérieur jusqu'à la pointe du cœur, tandis que l'autre moins développée parcourt le sillon horizontal en contournant d'avant en arrière et de droite à gauche la base du ventricule gauche. L'artère coronaire droite se porte du sinus de Valsalva droit vers la portion droite du sillon horizontal en passant au-dessous de l'auricule droit. Une de ses branches occupe le sillon longitudinal postérieur du cœur.

Après avoir étudié le cœur, étudier les gros vaisseaux ; constater qu'ils reçoivent du péricarde un revêtement séreux complet, et commun aux deux vaisseaux. Le vaisseau placé le plus loin en avant et à gauche est l'artère pulmonaire qui monte derrière le bord gauche du sternum du troisième au premier espace intercostal : elle est recouverte par le péricarde dans une étendue de 5 à 6 centimètres. L'aorte ascendante naît du ventricule gauche, à droite et en arrière de l'artère pulmonaire. Elle se porte obliquement en haut et à droite pour monter presque exactement sur la ligne médiane : elle est côtoyée à gauche par l'artère pulmonaire, à droite par la veine cave supérieure et repose en arrière sur une portion de l'oreillette gauche ; en avant et à droite elle est en connexion avec l'auricule droit. La portion originelle de l'aorte entourée par le péricarde a une longueur de 6 à 8 centimètres.

La veine cave supérieure est sur un plan postérieur à ces vaisseaux : elle s'ouvre à droite de l'aorte dans la partie supérieure de l'oreillette droite, immédiatement contre la cloison.

La veine cave inférieure s'ouvre dans l'oreillette droite au niveau de sa partie inférieure et postérieure : elle est entourée par le péricarde, mais seulement dans une faible étendue.

Les quatre veines pulmonaires, toutes fort courtes, ne sont recouvertes par le péricarde qu'au niveau de leur partie antérieure et inférieure, elles s'abouchent latéralement sur les limites de la paroi postérieure de l'oreillette gauche. Les deux veines pulmonaires gauches deviennent partiellement visibles en portant le cœur en haut et à droite ; les veines pulmonaires droites ne peuvent être mises en évidence qu'après avoir enlevé le péricarde.

Avant de passer à l'étude de la région supra-cardiaque, il nous faut encore étudier la situation des vaisseaux et des bronches dans le pédicule du poumon. Après avoir enlevé le tissu cellulo-adipeux, on constate que le pédicule pulmonaire renferme en avant et en haut les branches de l'artère pulmonaire, en avant et en bas les veines pulmonaires, en arrière et en haut les bronches. Au niveau du point où celles-ci se bifurquent on aperçoit quatre à six ganglions pigmentés de couleur noirâtre, ganglions bronchiques. Les bronches servent de tuteur aux vaisseaux nourriciers du poumon, artère et veine bronchiques, et au plexus pulmonaire, branches des nerfs pneumogastrique et grand sympathique.

b. RÉGION SUPRA-CARDIAQUE.

L'espace qui surmonte le cœur est occupé surtout par les gros vaisseaux qui entrent dans le péricarde ou qui en sortent, par quelques nerfs importants, puis par la trachée avec les bronches et les organes du médiastin postérieur. Chez le fœtus et les individus jeunes, on trouve placé devant toutes ces parties, derrière le sternum, le thymus. Le thymus a sur une coupe horizontale la forme d'un coin dont le sommet postérieur s'insinue entre les deux feuillets du médiastin. La glande recouvre en partie le péricarde, ses deux cornes supérieures mousses débordent le sternum même chez les individus où il est modérément développé.

Derrière ce corps, ou derrière ses restes dégénérés et chargés de graisse, on rencontre d'abord les deux veines innominées se réunissant pour former la veine cave supérieure. La courte veine innominée droite, formée par la réunion de la veine jugulaire interne et de la veine sous-clavière droites, se porte obliquement en bas et à gauche derrière l'articulation sterno-claviculaire. Elle reçoit la veine innominée gauche. Cette dernière est placée devant la carotide gauche et le tronc brachio-céphalique artériel, derrière le bord supérieur du sternum passant de gauche à droite presque horizontalement pour venir former en se réunissant avec le tronc opposé la veine cave supérieure.

La veine cave supérieure se porte en bas et en arrière, s'adosse au feuillet droit du médiastin et se rend en passant devant la racine du poumon droit à l'oreillette droite. Dans ce trajet elle reçoit au niveau de sa face postérieure la veine azygos qui ramène le sang des espaces intercostaux, du canal rachidien et de la moelle.

Entre la veine cave supérieure et l'artère pulmonaire monte l'aorte ascendante. Placée derrière la partie supérieure du corps et de la poignée du sternum, elle se porte en arrière et à gauche, décrivant ainsi au-dessus de la bronche gauche et du point de bifurcation de l'artère pulmonaire, un arc oblique à gauche et en arrière; c'est la crosse de l'aorte (1). Au niveau du point où la crosse croise la bifurcation de l'artère pulmonaire, un cordon unit les deux vaisseaux : c'est le canal artériel ou de Botal oblitéré chez l'adulte. Trois gros troncs naissent de la convexité de la crosse de l'aorte : à droite et en avant, le tronc innominé artériel adossé immédiatement à la face antérieure de la trachée, se divisant à peu près au niveau de la première côte en carotide primitive et sous-clavière droites; la première se rend aux organes du cou, en se portant directement en haut; la seconde passe au-dessus de la coupole pleurale pour atteindre la fente inter-scalénienne, point où elle abandonne le thorax.

La carotide primitive gauche naît directement de la crosse de l'aorte et se comporte absolument comme la droite, dont elle diffère cependant par sa longueur un peu plus considérable.

L'artère sous-clavière gauche naît aussi directement de la crosse; en raison de ce mode d'origine elle est plus longue que la droite, mais sauf cette différence affecte la même disposition que celle-ci.

Derrière les vaisseaux artériels, séparée de la colonne vertébrale par l'œsophage, se trouve la trachée. Au niveau de la quatrième ou cinquième vertèbre thoracique elle se bifurque et donne naissance aux deux bronches. La bronche droite est plus courte et moins oblique que la gauche.

Deux nerfs très importants dans la mécanique respiratoire affectent des connexions intimes avec les organes précédents.

(1) *Arcus aortæ.*

Fig. 48 *a*.

1, dure-mère: elle est enlevée à droite au niveau du lobe occipital et les circonvolutions sont à nu. — 2, dure-mère de la fosse cérébelleuse ; elle est enlevée à droite pour laisser voir le cervelet. — *3a*, muscle constricteur supérieur du pharynx. — *3b*, muscle constricteur moyen. — *3c*, muscle constricteur inférieur; à droite et à gauche du pharynx on peut voir l'artère carotide et les veines jugulaires. — 4, les deux artères pharyngiennes inférieures droite et gauche. — 5, omoplate coupée et muscles qui s'y insèrent. — 6, lobe inférieur du poumon, le sillon interlobaire commence à droite un peu plus bas qu'à gauche. — 7, trachée recouverte par l'œsophage et le débordant un peu à droite, le chiffre 7 est inscrit sur le lobe supérieur du poumon droit. — 8, œsophage. — 9, canal thoracique. — 10, aorte thoracique avec les artères intercostales coupées. — 11, veine azygos qui se porte en avant au-dessus de la racine du poumon droit pour s'aboucher dans la veine cave supérieure. — *11a*, veine demi-azygos. — 12, tronc innominé d'où se détachent la sous-clavière et la carotide droite. — 13, artère sous-clavière gauche se détachant directement de la crosse de l'aorte. — 14, diaphragme dont la partie lombo-costale est sectionnée et enlevée; la portion convexe sur laquelle est inscrite le chiffre 14, recouvre le foie. — 15, convexité répondant à la rate. — 16, sac péritonéal à travers lequel on aperçoit l'intestin grêle et le gros intestin. — 17, rein avec en haut et en dedans les capsules surrénales : les deux reins sont obliques de telle sorte que leur extrémité supérieure surmontée des capsules surrénales est très rapprochée de la colonne vertébrale : la partie inférieure se porte en dehors. Au niveau du hile du rein : on voit pénétrer les artères et sortir les veines, les deux bassinets d'abord larges se rétrécissent pour se continuer avec les uretères ; ceux-ci se portent en bas en se rapprochant des gros vaisseaux et en passant derrière les vaisseaux spermatiques; ils pénètrent dans le bassin devant les gros vaisseaux. — 18, aorte abdominale avec les artères lombaires coupées, les deux artères rénales de longueur inégale et la mésentérique supérieure : l'artère spermatique droite part de l'aorte abdominale, la gauche de l'artère rénale gauche. — 19, veine cave inférieure avec les veines lombaires coupées et les veines rénales d'inégale longueur. — 20, vaisseaux spermatiques. — 21, point où se divise l'aorte abdominale et où naît la veine cave inférieure. — 22, sac péritonéal ouvert avec l'artère hémorrhoïdale supérieure. — 23, partie inférieure du gros intestin libre à ce niveau. Le péritoine se termine là en cul-de-sac. — 24, paroi osseuse du bassin dont l'articulation sacro-iliaque est coupée. — 25, moyen fessier. — 26, grand fessier. — 27, grand psoas.

Fig. 48 *b*.

Cl, clavicule. — *Sc*, omoplate. — *Il*, os iliaque. — F, tête et col du fémur avec *k*, capsule fibreuse de la hanche ; l'espace compris entre l'ischion, le fémur et l'articulation de la hanche est comblé par une série de muscles placés immédiatement l'un à côté de l'autre : le grand, le petit et le moyen fessier, le carré crural, l'obturateur interne et les jumeaux. — I, première côte coupée latéralement. — II, coupe de la seconde côte à sa partie antérieure et postérieure. — X, section de la partie antérieure de la dixième côte. — XII, partie postérieure de la douzième côte devant laquelle se trouve le rein droit. — *a*, veine jugulaire externe. — *b*, plexus brachial; en avant et en bas de celui-ci, l'artère sous-clavière avec deux veines placées à sa partie antérieure. — *c*, lobe supérieur du poumon droit séparé par le sillon interlobaire droit du lobe moyen du même côté. Ce dernier a la forme d'un coin. — *e*, lobe inférieur droit séparé du lobe moyen par le sillon interlobaire inférieur, adossé en arrière au lobe supérieur, les bords inférieurs coupés du poumon n'atteignent pas la limite externe du grand espace complémentaire thoracique. Le bord postérieur descend en arrière jusqu'au niveau du bord inférieur de la dixième côte ; l'espace pleural complémentaire répond aux onzième et douzième côtes et à l'intervalle qui les sépare. En avant le bord inférieur du poumon s'arrête au niveau du bord supérieur de la sixième côte ; l'espace pleural complémentaire descend jusqu'au milieu du sixième espace intercostal. — *f*, foie notablement hypertrophié ; il est placé dans l'excavation diaphragmatique et adossé aux parois thoraciques antérieure et postérieure. Le poumon en pénétrant dans l'espace pleural complémentaire vient le séparer des

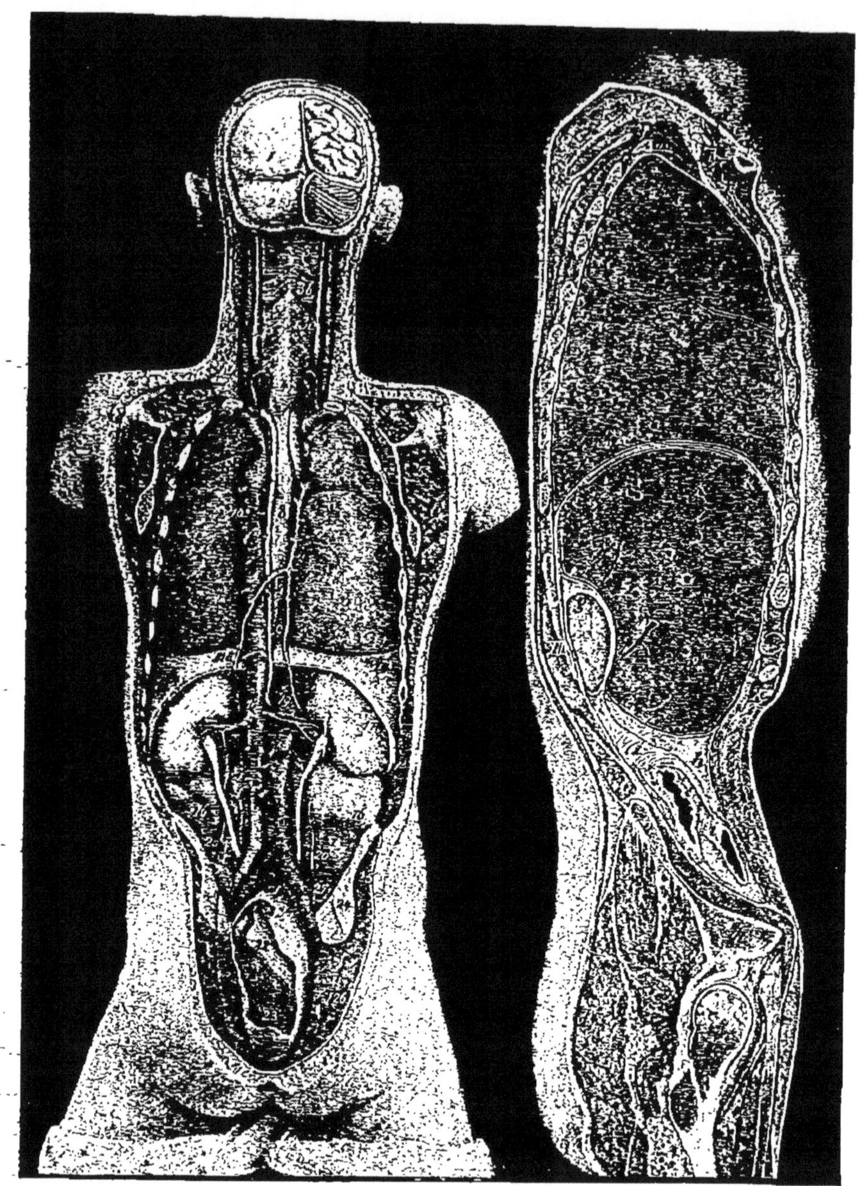

Fig. 48 *a*. — *Les organes du tronc vus en arrière après ablation de la colonne vertébrale de la portion postérieure des côtes, du sacrum, du coccyx et d'une portion de l'os iliaque.*

Fig. 48 *b*. — *Coupe sagittale de la portion droite du thorax. Cadavre d'homme congelé.*

côtes. Le foie hypertrophié se moule sur les cartilages des fausses côtes en avant, en arrière il présente une dépression, dépression rénale qui loge le rein. En arrière et en haut le foie présente une portion non couverte par le péritoine et adhère à ce niveau au diaphragme. — *g*, rein droit coupé, séparé du revêtement péritonéal par une mince capsule adipeuse; le feuillet péritonéal qui recouvre le rein permet au foie de glisser devant lui. — *h*, portion du grand épiploon coupé venant s'adosser en avant aux trois muscles de la paroi abdominale. — *i*, côlon ascendant enveloppé par le grand épiploon.

Ce sont les phréniques; ils naissent à droite et à gauche du quatrième nerf cervical, descendent devant le scalène antérieur et pénètrent dans la poitrine. Le droit est situé en arrière de la veine innominée droite et de la veine cave supérieure; le gauche passe derrière l'origine de la veine innominée gauche et devant la crosse de l'aorte. Des deux côtés, le nerf se rend au diaphragme en passant entre la plèvre médiastine et le péricarde, au-devant de la racine du poumon. Tirer le poumon gauche hors de la poitrine en le portant en avant et à droite, pénétrer dans le médiastin postérieur en incisant la plèvre médiastine gauche : on peut alors étudier les différents organes du médiastin postérieur.

L'œsophage descend en arrière et à gauche de la trachée. En haut il occupe le côté droit de l'aorte thoracique, puis passe au-devant d'elle en décrivant une véritable spirale. En avant l'œsophage répond à la trachée et à la bronche gauche. Plus bas il rentre en connexion avec la face postérieure du péricarde auquel il est uni par un tissu cellulaire lâche.

Les nerfs pneumogastriques ont un trajet différent à droite et à gauche; le pneumogastrique droit passe devant le tronc innominé artériel au niveau du point où ce tronc se bifurque ; le gauche passe dans l'angle que circonscrivent la carotide et la sous-clavière gauche et devant la crosse de l'aorte ; tous deux sont placés derrière le tronc veineux brachio-céphalique correspondant. Les pneumogastriques pénètrent dans le médiastin après avoir fourni les nerfs laryngés inférieurs ou récurrents, ils passent ensuite derrière la racine du poumon, fournissent les plexus trachéaux ou pulmonaires ; gagnent l'œsophage, l'un à droite, l'autre à gauche, et se divisent pour former le plexus œsophagien. A gauche de l'œsophage en haut, et derrière lui dans sa partie inférieure, l'aorte thoracique s'adosse à la partie gauche du médiastin et de la colonne vertébrale et descend jusqu'au diaphragme. En haut, elle est placée sur le flanc gauche des corps vertébraux à partir de la septième ou de la huitième vertébrale dorsale, elle se rapproche de la ligne médiane et repose sur le ligament vertébral commun antérieur. Elle croise en les laissant en avant l'artère pulmonaire, puis le péricarde dans la portion qui répond à l'oreillette et au ventricule gauche : elle donne comme branches les artères intercostales, bronchiques et œsophagiennes.

Il ne nous reste plus à signaler à gauche que la veine demi-azygos. Elle monte de la partie inférieure du thorax. Placée d'abord à gauche de l'aorte, elle croise l'artère au niveau de la huitième vertèbre dorsale, en passant entre le squelette et l'artère, et va se jeter dans la veine grande azygos.

Pour étudier la partie droite du médiastin, enlever le poumon droit et soulever la plèvre médiastine droite : on rencontre d'abord, adossée à la portion droite des corps vertébraux (fig. 48 *a*), la veine grande azygos qui reçoit les veines intercostales du côté droit, la veine demi-azygos et le tronc commun des veines intercostales supérieures gauches. A sa partie supérieure, elle se courbe en crochet pour se jeter dans la veine cave supérieure en passant au-dessus du pédicule du poumon droit. En se portant à gauche de la veine azygos et en écartant la graisse avec un instrument mousse, on rencontre le canal thoracique placé, en bas en arrière de l'aorte, plus haut entre l'aorte et la veine grande azygos. A sa partie supérieure il décrit une courbe en se portant à gauche et en haut, pénètre dans le cou, passe derrière la carotide primitive gauche, devant l'artère vertébrale et le tronc thyro-cervical, et se porte à gauche pour se terminer dans l'angle de réunion des veines sous-clavière et jugulaire interne gauche.

Pour terminer, mettre à nu les deux cordons du sympathique placés devant les têtes des côtes derrière la plèvre costale ; ce nerf présente onze renflements ou ganglions thoraciques que des rameaux communiquants unissent aux nerfs intercostaux. Il émet deux branches, le grand et le petit splanchique ; ces deux nerfs d'une couleur blanche sont pour la plus grande partie des nerfs d'origine médullaire. Ils sont formés de branches issues de la moelle et accolées seulement dans une partie de leur trajet au sympathique dont elles se détachent bientôt. La part que prend le sympathique à la formation de ces nerfs est très minime.

3. Éviscération du thorax.

Différentes méthodes peuvent être suivies pour enlever les viscères du thorax. Le procédé varie avec l'organe qu'on veut enlever et suivant le but qu'on se propose. L'anatomiste doit montrer d'abord les connexions que les viscères affectent les uns avec les autres, afin de faciliter l'étude des rapports et n'étudier qu'ensuite les organes isolés. Les vaisseaux peuvent être injectés ou non.

L'anatomo-pathologiste agit d'une façon toute différente et beaucoup plus simple. S'agit-il de rechercher l'état du cœur, de ses valvules, des gros vaisseaux? après avoir ouvert le thorax par le procédé indiqué plus haut, on fend le péricarde avec des ciseaux, on saisit le cœur par sa portion ventriculaire, on le tire de manière à tendre les vaisseaux qui en partent, et on coupe ceux-ci au niveau du point où ils traversent le péricarde.

Le cœur ainsi isolé peut être alors examiné. On l'étudie d'abord extérieurement. Si l'on suppose que la mort est due à une dégénérescence ou à une embolie des vaisseaux coronaires, on libère ces vaisseaux de la graisse qui les entoure dans les sillons du cœur, on les ouvre et on peut ainsi examiner ces vaisseaux

Cl, clavicule. — Sc, omoplate. — *Il*, os iliaque. — F, extrémité supérieure du fémur. — I et II, première et deuxième côte. — V, cartilage de la deuxième côte. — IX, extrémité antérieure de la neuvième côte. — X, XI et XII, dixième, onzième et douzième côtes. — *a*, lobe supérieur du poumon gauche. — *b*, sillon interlobaire gauche se portant de la partie postérieure de la troisième côte au péricarde. — *c*, lobe inférieur du poumon gauche. — *d*, ventricule gauche dont la cavité est ouverte. Il est entouré par le péricarde et disposé de telle sorte qu'en avant et en bas, entre le diaphragme et la paroi thoracique antérieure, se trouve formé un espace complémentaire, sinus du péricarde, dans lequel le cœur pénètre au moment de sa diastole. — *e*, péricarde en connexion en haut avec la plèvre péricardique. — *f*, estomac incurvé en haut et en avant sous le diaphragme et placé derrière les sixième, septième et neuvième cartilages costaux. La face postérieure concave est adossée à la rate, au pancréas, à l'intestin grêle et au gros intestin. — *g*, rate dont la face supérieure et postérieure convexe répond au diaphragme au niveau de la dixième et de la onzième côte. La face antérieure concave embrasse l'estomac et limite le sac épiploïque. — *h*, rein gauche coupé verticalement et entouré de sa capsule adipeuse qui le sépare de la rate et de la douzième côte. En avant et en haut on voit le pancréas qui s'adosse au rein par sa face postérieure et à une anse du gros intestin par sa partie antéro-inférieure. Cette anse est séparée du rein par le mésocôlon transverse. — *i*, pancréas présentant une gouttière tournée en haut, dans laquelle sont logés les vaisseaux spléniques coupés. — *k*, sac épiploïque contenant le mésocôlon transverse. — *l*, côlon transverse se continuant en haut avec le mésocôlon transverse et en bas avec le feuillet postérieur

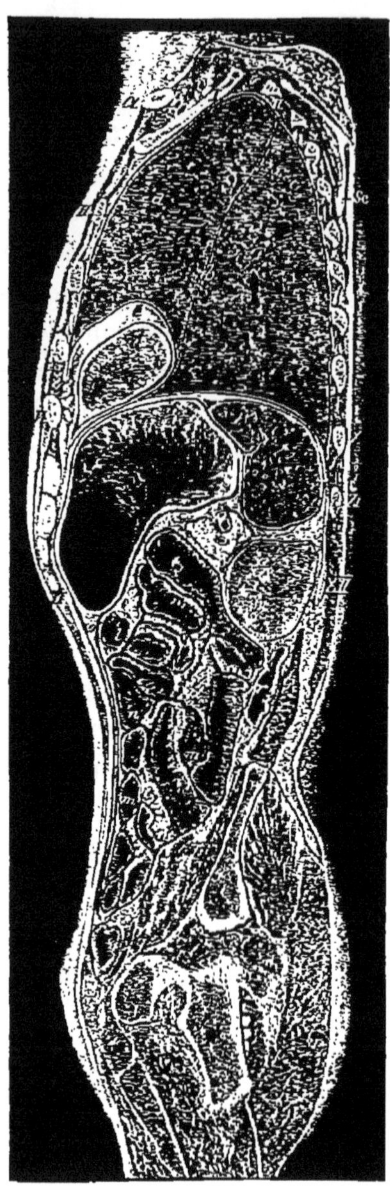

Fig. 49. — *Coupe sagittale passant par la portion gauche du thorax. Cadavre congelé (la photographie a été prise immédiatement après la section).*

du grand épiploon. — *m*, anses de l'intestin grêle avec le mésentère interposé entre elles. — *n*, anses de l'intestin grêle couvertes en avant par le grand épiploon. — *o*, grande courbure de l'estomac dont se détache le double feuillet antérieur du grand épiploon ; celui-ci descend vers le bassin, sans adhérer au côlon transverse. — *p*, mésentère coupé. — *q*, psoas iliaque avec l'artère et la veine iliaque externe reposant sur sa partie antérieure et inférieure. — *r*, côlon descendant placé immédiatement devant le carré des lombes. L'os iliaque et la cuisse sont enveloppés par des masses charnues.

beaucoup plus facilement et déterminer avec plus d'exactitude la nature de leurs lésions qu'après l'ouverture des cavités.

Pour ouvrir le cœur, le meilleur procédé consiste à saisir l'organe de la main gauche par sa paroi postéro-inférieure ; à inciser avec des ciseaux ou un couteau, parallèlement au grand axe, en longeant le sillon inter-auriculaire, la paroi antérieure de l'oreillette jusqu'au sillon inter-auriculo-ventriculaire ; puis de la même manière toute la paroi antérieure du ventricule du sillon inter-auriculo-ventriculaire à la pointe. On fait sur le ventricule une deuxième incision partant de l'extrémité inférieure de la première, montant dans la direction de l'orifice artériel jusqu'au niveau de l'origine de l'artère pulmonaire; on a ainsi libéré sur la paroi antérieure du ventricule droit un lambeau triangulaire à base supérieure qu'il suffit de relever pour apercevoir les muscles papillaires, les valvules et leurs cordages. On réunit ensuite les deux incisions de la paroi antérieure du ventricule et l'incision de la paroi antérieure de l'oreillette, en fendant le sillon inter-auriculo-ventriculaire, la valvule et l'orifice tricuspide. Le cœur droit est alors complètement ouvert.

On agit de même pour chacune des cavités du cœur gauche, mais l'incision doit porter sur la face postérieure. On enlève avec soin les caillots de sang, on coupe l'anneau cartilagineux sur lequel repose la valvule bicuspide; dès lors toute la partie gauche du cœur peut être facilement examinée.

Avant de pénétrer du ventricule gauche dans l'aorte et de fendre ce vaisseau, séparer l'artère pulmonaire de l'aorte. Ouvrir ensuite chaque vaisseau en passant autant que possible dans l'interstice de deux valvules semi-lunaires.

Les cavités du cœur ouvertes, on peut étudier toutes les particularités de leur configuration intérieure.

Ces préparations sont peu utiles pour étudier les connexions des cavités cardiaques entre elles, telles qu'elles sont sur le vivant. J'ai institué dans ce but spécial une méthode qui me paraît mériter l'attention.

Après avoir détaché le cœur et les gros vaisseaux, je fais passer par les artères un courant d'eau, puis quand les cavités sont bien lavées, je les injecte avec une solution d'alcool concentré. Je place

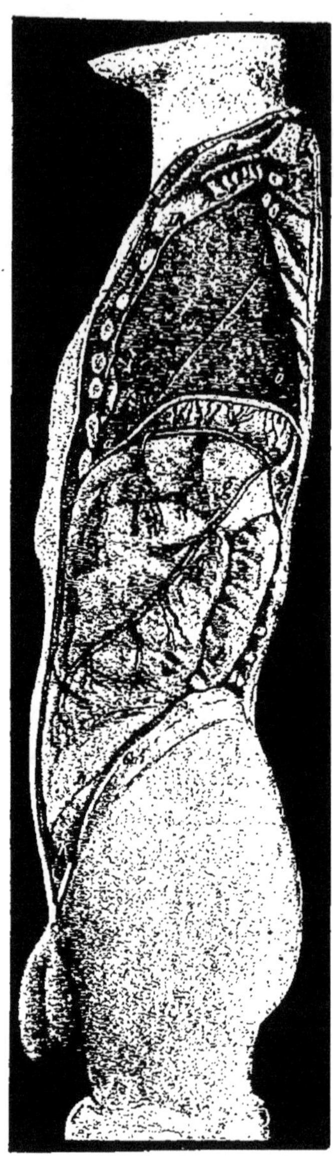

Fig. 50. — *Thorax humain : les organes de la poitrine et de l'abdomen sont représentés par leur côté gauche; le poumon sur ce sujet était complètement infiltré, de sorte qu'il ne s'est pas rétracté après l'ouverture du thorax.*

Cl, clavicule. — IR, première côte. — *Cri*, crête iliaque. — *a*, lobe supérieur du poumon gauche. — *b*, lobe inférieur du poumon gauche. — c, péricarde au niveau de la cinquième, sixième et septième côte. — *d*, diaphragme, la lettre est placée sur la partie inférieure du sillon interlobaire gauche. — *e*, estomac avec les artères et les veines correspondant à la grande courbure. — *f*, rate. — *g*, côlon transverse avec le grand épiploon et ses vaisseaux. — *h*, côlon descendant qui n'est recouvert par le grand épiploon qu'à sa partie antérieure. — *i*, les anses de l'intestin grêle visible à travers le grand épiploon. Artères et veines du grand épiploon venant de l'artère et de la veine gastro-épiploïque gauche. — *k*, cordon.

alors le cœur dans l'alcool et je le laisse durcir : sur une semblable pièce, on peut étudier non seulement la disposition de chacun des organes, mais encore les rapports que les cavités et les organes affectent les uns avec les autres. Je sais par expérience que les étudiants tirent un grand profit de l'étude de ces préparations.

Sur un cœur ainsi durci dans l'alcool, on pratique des fenêtres ou bien on fait des coupes frontales sagittales et transversales de l'organe entier : on place les pièces dans des bocaux de verre, et un auditoire même nombreux peut suivre sur l'organe même la démonstration. Quand la préparation est bien réussie, les parois restent fermes, les valvules et les cordages conservent leur situation, et l'on peut étudier facilement leurs dispositions.

Les deux poumons peuvent être extraits séparément ou avec les organes du médiastin, particulièrement avec le cœur, lorsque celui-ci n'a été ni coupé ni isolé.

Si les plèvres ne présentent aucune adhérence, il suffit de couper au niveau de l'orifice supérieur du thorax, par une incision transversale profonde, tous les organes qui sont placés devant la colonne vertébrale ; on met le médius dans la trachée, et par une traction vigoureuse, on arrache tous les viscères jusqu'au diaphragme ; on coupe alors les organes qui du thorax passent dans l'abdomen ; ce sont : l'œsophage et les deux pneumogastriques, l'aorte thoracique, la veine cave inférieure ; cette dernière doit être coupée en dernier lieu, car sa section est suivie de l'effusion d'une grande quantité de sang. S'il s'agit d'étudier un seul poumon, il suffit, après l'avoir libéré de toutes ses connexions avec la face interne du thorax, avec le médiastin et le diaphragme, de saisir le pédicule pulmonaire, d'isoler et de couper ce pédicule, puis d'extraire le poumon.

VI. — ABDOMEN

Avant d'étudier la cavité de l'abdomen, il nous faut décrire une région qui a pour le médecin une très grande importance : c'est la région inguinale.

1. Région inguinale.

Je suppose connue la division de l'abdomen en épigastre, mésogastre, hypogastre. Je veux insister seulement sur la région triangulaire qui surmonte l'arcade de Fallope ou région inguinale. Cette région est naturellement limitée en bas et en dehors par l'arcade crurale ou de Fallope, en haut par une ligne horizontale passant par l'épine iliaque antérieure et supérieure, en dedans par une ligne unissant l'extrémité antérieure de la neuvième côte à l'épine du pubis. La partie importante de ce triangle est le canal inguinal, dans lequel passe chez le fœtus le gubernaculum testis ou ligament de Hunter. C'est ce canal que parcourt le testicule pour descendre de l'abdomen dans les bourses.

Pour préparer cette région : à droite, faire sur la peau deux incisions : l'une sous-jacente à l'arcade crurale et parallèle à elle, l'autre longeant la ligne blanche ; à gauche faire une incision supérieure, aux limites de la région hypogastrique, puis une deuxième incision le long de la ligne médiane ; on prépare la région, à droite, de bas en haut ; à gauche, en sens inverse.

Au-dessous de la peau on rencontre le tissu cellulo-adipeux sous-cutané, qui présente dans cette région un développement toujours assez sensiblement le même. Le relever en haut soit seul, soit avec le fascia superficialis. En employant ce dernier procédé, il est difficile de préparer l'artère et la veine tégumenteuses abdominales qui au voisinage de l'arcade crurale sont recouvertes par le fascia, mais qui un peu au delà le traversent pour se répandre dans le tissu cellulo-adipeux sous-cutané et la peau (fig. 18 et 19). Ces deux vaisseaux, quoique peu développés, méritent d'être étudiés en raison de leur connexion avec le canal inguinal, plus particulièrement la veine. Celle-ci, quand elle est variqueuse, présente une série de dilatations et de courbures formant une véritable tête de méduse. Le fascia superficialis se continue à la fois sur le pénis et sur le cordon, en prenant sur ce dernier le nom de fascia de Cooper.

La tégumenteuse abdominale (1) est une branche de l'artère fémorale ; elle a une direction ascendante, passe en avant du ligament de Poupart, et est accompagnée par une veine située en dedans d'elle. Celle-ci porte le même nom que l'artère ; elle est encore connue sous le nom de veine abdominale de Haller. Elle se termine en s'abouchant dans la veine crurale. Toutes les affections amenant un rétrécissement de calibre de la veine cave inférieure agissent sur elle ; la dilatation des veines des parois abdominales accompagne dans ce cas la dilatation des veines du membre inférieur.

Après avoir étudié ces vaisseaux, constater que derrière le fascia superficialis de l'abdomen, il y a chez les gens un peu chargés de graisse, une couche graisseuse lamelleuse avec laquelle il faut compter lorsqu'on veut atteindre la paroi abdominale dans la région inguinale. Chez les individus maigres, on trouve à la place de cette couche un tissu conjonctif lâche qui unit le fascia au muscle ou à son tendon.

Le plan musculaire de la paroi abdominale antérieure est formé d'une série de couches superposées. On rencontre d'abord dans la région inguinale le muscle grand oblique (2) de l'abdomen, représenté par son aponévrose d'insertion, car c'est à peine si on aperçoit dans la partie supérieure de la région la partie terminale des faisceaux charnus du muscle. Cette aponévrose doit être libérée jusqu'au cordon, jusqu'à la racine du pénis. En dehors, au niveau du pli de l'aine, l'aponévrose est renforcée par des fibres tendineuses, qui forment le ligament inguinal, ou ligament de Poupart (3).

(1) *Arteria epigastrica superficialis.*
(2) *M. obliquus externus.*
(3) Voir *Région de l'aine*, page 50.

En dedans l'aponévrose contribue à former l'orifice externe du canal inguinal; cet orifice est très superficiel; on lui donne le nom d'anneau inguinal externe ou cutané (fig. 51). Cet anneau est constitué par les fibres aponévrotiques du muscle grand oblique légèrement écartées pour laisser passer le cordon. Cet écartement se produit au-dessus et un peu en dehors de l'épine du pubis. On donne aux fibres qui limitent l'orifice inguinal externe ainsi constitué le nom de piliers, et on les distingue en pilier externe ou inférieur (crus externum), et pilier interne ou supérieur (crus internum). Le premier est certainement le plus développé. Il va se fixer à l'épine du pubis. Le pilier interne se porte en bas et en dedans vers le bord supérieur du corps du pubis, se fixant sur le corps du pubis de son côté et sur celui du côté opposé. Les fibres les plus internes de ce dernier pilier croisent sur la ligne médiane les fibres du pilier correspondant du côté opposé. [Elles apparaissent dans la partie inférieure de l'anneau inguinal externe du côté opposé, qu'elles contribuent à rétrécir en bas. On les aperçoit, en soulevant le cordon, placées derrière lui. Ces fibres constituent là le ligament de Colles. En haut l'écartement des piliers est maintenu constant par une série de fibres transversales dites fibres arciformes ou intercolumnaires (Velpeau)].

L'anneau inguinal externe ou cutané est rempli complètement par le cordon, et à l'état normal il n'y a pas là à proprement parler d'orifice : cependant quand le pannicule adipeux n'est pas très développé on peut faire pénétrer dans le canal inguinal de l'homme, l'extrémité du doigt. Le fait tient à une certaine élasticité des deux piliers qui, incomplètement tendus, se laissent légèrement écarter; ou bien à une certaine mollesse du cordon qui permet un léger degré d'affaissement de cet organe. J'ai très souvent remarqué que l'orifice externe du canal inguinal est facilement accessible chez les individus âgés, et se laisse élargir sans qu'il soit nécessaire d'exercer une pression exagérée, bien qu'il n'y ait cependant ni tendance à la hernie ni disposition anormale.

Couper l'aponévrose d'insertion du grand oblique transversalement à une certaine distance au-dessus du bord supérieur de l'orifice inguinal externe et la soulever en ayant soin de respecter les piliers. On met à nu deux muscles : le muscle oblique interne ou petit oblique, et le muscle transverse de l'abdomen. Les fibres les plus inférieures des deux muscles naissent de l'arcade crurale et descendent jusqu'au niveau de l'orifice inguinal externe. Les deux muscles sont à ce niveau confondus, et ne forment qu'un plan charnu. Ils se portent de la partie externe de l'arcade crurale vers la ligne médiane, en passant devant les éléments du cordon, et, s'adossant à l'aponévrose du grand oblique, contribuent à former avec cette aponévrose la paroi antérieure du canal inguinal. Ce canal, oblique en haut et en dehors, présente une longueur de 4 centimètres. Aucun des trois muscles que nous venons de citer ne contribue à former sa paroi postérieure, car tous sont situés devant les éléments du cordon. Le faisceau le plus inférieur du muscle petit oblique de l'abdomen se rend directement sur la face antérieure du cordon, et le suit jusqu'au testicule, formant le crémaster (1).

Soulevant le cordon, on voit que cet organe occupe un canal creusé dans la paroi. Ce canal est limité en bas par l'arcade crurale, en avant par l'aponévrose du grand oblique doublée par le petit oblique et le transverse, en arrière par le fascia transversalis, fascia qui double le muscle transverse. La paroi supérieure n'existe pas à proprement parler, elle est formée par l'adossement des parois antérieure et postérieure. Le trajet possède un orifice externe ou extérieur, c'est celui que nous venons de décrire. Son autre extrémité est marquée par un orifice, orifice interne du canal inguinal, qu'on appelle encore anneau inguinal interne ou abdominal. Cet orifice a plus ou moins la forme d'un entonnoir. Il est formé par

(1) [La signification du crémaster, ses connexions avec les muscles de la paroi, ont été diversement interprétées.

Hunter (1706) considérait le crémaster comme une dépendance du gubernaculum testis, qui lui donnerait naissance en se retournant au moment de la descente du testicule. L'opinion de Hunter a été reproduite par Curling, Robin, c'est celle que professe M. le professeur Sappey.

Contrairement à cette opinion, Tillaux, Paulet et plus récemment Barrois (Th. de Lille, 1882) regardent le muscle crémaster comme un muscle spécial indépendant.

L'opinion à laquelle se rallie M. Rüdinger et qui représente le crémaster comme formé par les fibres du petit oblique et du transverse refoulées par le testicule dans sa descente, est celle de J. Cloquet. Meckel, Richet, Morel et Duval l'ont adoptée. MM. Debierre et Pravaz, dans une étude récente sur le crémaster et le gubernaculum, ont toujours trouvé chez l'homme la disposition décrite par Cloquet (Voir Debierre et Pravaz, *Lyon médical*, 1886, t. I).]

une dépression du fascia transversalis refoulé à ce niveau par les éléments du cordon. Au niveau de l'orifice inguinal interne, le canal déférent et les vaisseaux spermatiques se séparent pour suivre sous le péritoine un trajet opposé. Le canal déférent décrit une courbe à concavité inférieure et interne, traverse la fosse iliaque, croise les vaisseaux iliaques et gagne, en longeant la paroi latérale du bassin, le bas fond de la vessie et les vésicules séminales ; à l'état normal on aperçoit le canal déférent par transparence sous son revêtement péritonéal. Les vaisseaux spermatiques, également recouverts par le péritoine, sont faciles à voir dans la fosse iliaque lorsqu'ils sont remplis de sang. Ils traversent de chaque côté les régions iliaque et lombaire, pour gagner : l'artère spermatique, l'aorte abdominale au-dessous de l'artère rénale ; les veines spermatiques, la veine cave à droite, ou bien la veine rénale à gauche.

La face postérieure de la paroi abdominale antérieure présente dans la région inguinale plusieurs particularités intéressantes en raison des hernies qui se produisent fréquemment à ce niveau (fig. 51).

En tendant légèrement la paroi abdominale en haut, on voit se former une série de plis sensiblement verticaux. Sur la ligne médiane on voit monter du sommet de la vessie un cordon arrondi, c'est le ligament médian ou ligament suspenseur de la vessie. Il monte vers la cicatrice ombilicale, et représente le canal de l'ouraque oblitéré. Ce canal fait communiquer chez le fœtus la vessie et l'allantoïde. La continuité de la vessie et de l'allantoïde nous explique pourquoi la vessie du nouveau-né présente la forme d'un cylindre allongé.

Sur les parties latérales de la vessie se trouvent chez le fœtus les deux artères ombilicales. Elles montent de l'artère hypogastrique à la cicatrice ombilicale. Elles occupent successivement les parois latérales du petit bassin, puis la face profonde de la paroi abdominale antérieure. Après leur oblitération elles forment deux cordons pleins, qui rampent sous le péritoine en le soulevant légèrement. On désigne ces deux cordons sous le nom de cordons de l'artère ombilicale ou de ligaments latéraux de la vessie ; mais, malgré leur connexion avec la vessie, ils ne représentent nullement pour elle un moyen de fixité, et ne jouent pas le rôle de ligaments vésicaux.

Tout à fait en dehors on voit sur la surface péritonéale de la paroi abdominale, une saillie rarement assez développée pour mériter le nom de pli. Cette saillie est formée par le péritoine soulevé par les vaisseaux épigastriques (1). Les artères épigastriques, au nombre de deux, une pour chaque côté, sont des branches de l'artère iliaque externe. Elles se détachent de ce vaisseau, au moment où il aborde l'arcade crurale. Elles irriguent la paroi abdominale et particulièrement les deux muscles droits. L'artère épigastrique et les deux veines qui l'accompagnent sont adossées à la paroi postérieure du canal inguinal et affectent des connexions intimes avec les hernies qui se produisent dans cette région. Ces artères vont se terminer dans la gaine des muscles droits en donnant de nombreux rameaux à ces muscles.

Ces différents plis circonscrivent trois fosses : la fosse interne limitée par l'ouraque et le cordon de l'artère ombilicale est nommée fosse pubio-vésicale [fossette pubio-vésicale, Richet — fossette inguinale interne, Tillaux], en raison des connexions qu'elle affecte en avant avec le pubis ; la fosse limitée par le pli ombilical et le pli épigastrique prend le nom de fosse inguinale interne [fossette inguinale interne, Richet — fossette inguinale moyenne, Tillaux] ; enfin la région placée en dehors des vaisseaux épigastriques, sans limites précises en dehors et en haut, prend le nom de fossette inguinale externe ou latérale [fossette inguinale externe, Richet — Tillaux].

Ces trois fossettes présentent des dimensions inégales. Adossées à la face profonde de la paroi abdominale, elles sont en rapport avec la partie inférieure du grand épiploon et les anses de l'intestin grêle. Leur importance tient aux hernies qui se produisent fréquemment dans cette région.

C'est dans la fosse inguinale externe que vient s'ouvrir l'orifice interne du canal inguinal. Le péritoine, les différents viscères de l'abdomen, l'épiploon, peuvent s'engager par cet orifice le long du cordon, puis venir faire saillie sous la peau après avoir suivi le trajet inguinal (fig. 51). On dit alors qu'on se trouve en présence d'une hernie inguinale externe ou oblique externe.

(1) *Vasa epigastrica inferiora.*

Le testicule est primitivement situé dans l'abdomen. Il est à ce moment relié au fond des bourses par le ligament de Hunter ou gubernaculum testis. Normalement à la fin de la vie fœtale, le testicule descend, traverse le trajet inguinal et vient se placer dans les bourses. La descente s'accomplit sollicitée par le gubernaculum, et facilitée par l'existence d'un véritable canal séreux, qui fait communiquer à cette époque la cavité abdominale avec le fond des bourses. Le conduit, conduit vagino-péritonéal, est un diverticule de la grande cavité séreuse du péritoine. La descente du testicule une fois effectuée, le conduit vagino-péritonéal s'oblitère. L'oblitération se fait d'abord sur la partie moyenne du trajet, puis gagne simultanément les parties sus-jacentes et sous-jacentes du canal. Une partie de la cavité subsiste en bas et forme la vaginale. En haut l'oblitération se fait jusqu'à l'orifice inguinal interne.

Quand le testicule n'accomplit pas son mouvement de descente, le gubernaculum et le conduit vagino-péritonéal n'en existent pas moins. Dans ce cas, ou bien encore quand le canal ne s'est pas oblitéré, des portions d'intestin ou du grand épiploon peuvent s'engager dans le canal. On dit alors qu'il y a hernie inguinale congénitale.

Les hernies inguinales, congénitales ou acquises, suivent dans leur formation le même trajet, avec cette seule différence que les premières suivent un trajet primitivement formé, et que ce trajet constitue le sac de la hernie, tandis que les secondes dépriment devant elles le péritoine et s'enveloppent d'un sac de nouvelle formation. Dans les hernies congénitales, les viscères entrent en connexion directe avec le testicule : dans les hernies acquises, les viscères restent nettement séparés de cet organe (1).

La fossette inguinale interne n'est pas moins intéressante que l'externe au point de vue de la formation des hernies. Cette fossette est placée assez exactement derrière l'orifice inguinal externe. Une épingle plantée directement d'avant en arrière dans l'orifice inguinal externe vient faire saillie dans la cavité abdominale au-

(1) Nous n'avons pas à faire ici de l'anatomie pathologique des hernies ; cependant j'entre dans quelques détails au sujet de cette affection, parce que je considère que les notions anatomiques tirent leur principal intérêt de la présence de ces productions pathologiques et que l'anatomie et la pathologie s'éclairent ici mutuellement (*Note de l'auteur*).

dessus de l'arcade crurale, au voisinage du milieu de la fossette inguinale interne. La fente qui se forme dans l'aponévrose de l'abdomen, la faiblesse du petit oblique et du transverse constituant seuls à ce niveau la paroi antérieure du trajet inguinal, sont autant de dispositions anatomiques qui contribuent à affaiblir la résistance de la paroi au niveau du point qui correspond à l'orifice inguinal externe. Aussi les hernies se produisent-elles assez facilement à ce niveau. L'orifice d'entrée de la hernie se trouve dans la fosse inguinale interne, entre le pli épigastrique et le cordon de l'artère ombilicale oblitérée. L'orifice externe, placé directement devant le précédent, répond à l'orifice cutané ou externe du canal inguinal. La hernie ainsi formée prend le nom de hernie inguinale interne ou directe. Elle sort par le même orifice que la hernie externe; mais elle est toujours acquise, conserve de petites dimensions, paraît plus arrondie et atteint rarement le fond des bourses. La hernie oblique externe, au contraire, a une forme ovale, à grand arc très oblique, devient facilement très grosse et descend souvent au fond des bourses et même au delà.

Dans la fosse pubio-vésicale, on a également observé la formation de hernies, mais celles-ci sont fort rares.

Le canal inguinal chez la femme est sensiblement plus étroit que chez l'homme, car il ne renferme chez elle qu'un mince cordon contractile qui, sous le nom de ligament rond, se rend à la région du pubis. Cependant, comme ce ligament augmente d'épaisseur pendant la grossesse, puis reprend son volume normal après l'accouchement, comme il est souvent accompagné par un petit diverticule s'ouvrant dans l'abdomen par sa base élargie en forme d'entonnoir au niveau de l'orifice inguinal interne (canal de Nuck), des hernies peuvent se former dans la région, chez la femme, quoique le fait soit rare. La hernie sortant de l'orifice inguinal pénètre dans la grande lèvre et prend le nom de hernie labiale. Je conserve deux préparations de hernies labiales ayant atteint une très grande dimension.

Après avoir enlevé le péritoine qui double la paroi abdominale dans la région inguinale et le péritoine qui tapisse la fosse iliaque, on aperçoit nettement les différents organes qui de la fosse iliaque passent dans la cuisse, remplissant l'intervalle que laissent entre

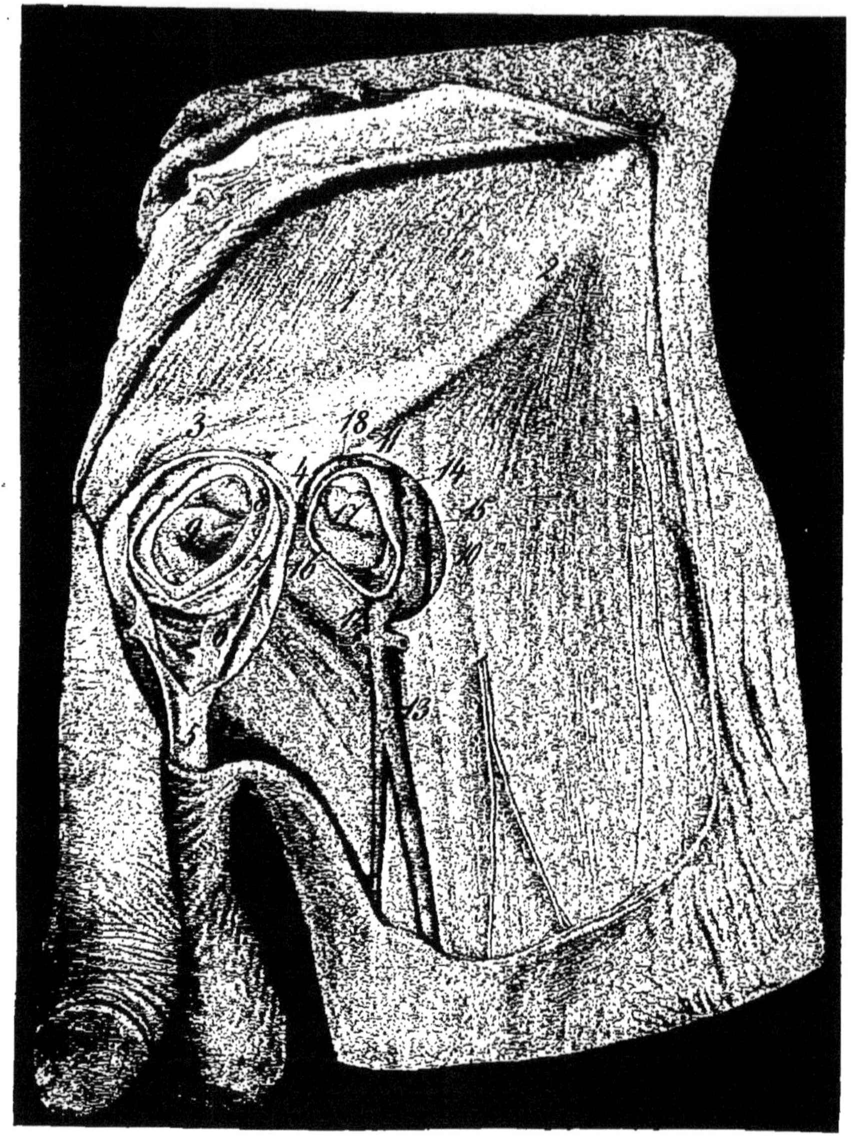

Fig. 51. — *Fosse inguinale et région de l'aine avec une hernie inguinale et une hernie crurale.*

1, tendon du muscle grand oblique de l'abdomen. — 2, ligament de Poupart. — 3, pilier interne de l'orifice inguinal externe. — 3, pilier interne de l'orifice inguinal externe. — 4, pilier externe du même. — 5, tunique fibreuse commune distendue par une hernie inguinale externe et formant par suite une des enveloppes du sac. — 6, cordon. — 7, autre enveloppe du sac. — 8, péritoine refoulé. — 9, anses d'intestin formant le contenu de la hernie. — 10, processus falciforme du fascia lata. — 11, sa corne supérieure. — 12, sa corne inférieure. — 13, veine saphène interne. — 14, veine crurale. — 15, artère crurale. — 16, péritoine formant le sac d'une hernie crurale. — 17, anse d'intestin formant le contenu du sac. — 18, artère obturatrice qui naît de l'artère épigastrique et est refoulée par la hernie hors de l'abdomen ; la veine suit l'artère.

eux le ligament de Fallope et le bord antérieur de l'os des îles. On aperçoit en dehors la saillie formée par le muscle psoas iliaque; ce muscle est recouvert par le fascia iliaca. Le fascia se confond en dehors avec l'arcade crurale, il se fixe en dedans sur l'éminence ilio-pectinée et la ligne innominée (1); le fascia divise ainsi l'orifice limité par l'arcade crurale et la ceinture osseuse en deux parties : l'une, externe, est destinée au muscle psoas iliaque : c'est l'orifice musculaire ; l'autre, interne, loge les vaisseaux cruraux : c'est l'orifice des vaisseaux. L'orifice des vaisseaux est limité en arrière par la branche horizontale du pubis, en avant et en dedans par l'arcade crurale et le ligament de Gimbernat, en dehors par le fascia iliaca. Dans cet orifice passent l'artère et la veine crurale enveloppées d'un tissu conjonctif lâche qui s'unit à la circonférence de l'anneau. Réduit à une mince lamelle il se prolonge sur la portion crurale des gros vaisseaux, les enveloppant d'une gaine si mince qu'elle mérite à peine d'être signalée, et formant, du côté de l'abdomen, les parois d'un véritable entonnoir vasculaire (2).

L'orifice vasculaire n'est pas complètement rempli par les vaisseaux. Il reste constamment en dedans de ces organes, même quand la veine est gorgée de sang, un espace limité en dedans par le ligament de Gimbernat, en arrière par la branche horizontale du pubis, en avant par la partie interne de l'arcade crurale : c'est l'anneau crural. Cet orifice est comblé par un tissu conjonctif auquel on donne le nom de septum crural. A ce septum est toujours adossé un gros ganglion lymphatique, le ganglion de Rosenmüller [en France gg. de Cloquet].

Nulle part la paroi ne présente moins de solidité qu'au niveau de l'anneau crural et de son septum. Aussi est-ce là que viennent se former les hernies crurales. Exceptionnellement l'épiploon ou des anses d'intestin s'engagent dans la gaine des vaisseaux ; exceptionnellement encore ils continuent à descendre au-devant de ceux-ci.

J'ai déjà signalé dans la région de l'aine la fosse ovale comme le point par lequel sortent les hernies après s'être tracé un chemin au-dessous de l'arcade crurale.

(1) *Linea arcuata interna.*
(2) [Voir également sur cette question, *Région de l'aine.*]

La prédominance des dimensions transversales du bassin, la faible musculature, le moindre développement des vaisseaux fémoraux, le développement du tissu adipeux, tissu qui disparaît facilement pendant les maladies, sont autant de dispositions anatomiques qui expliquent la fréquence plus grande des hernies crurales chez la femme.

2. Cavité abdominale.

Pour ouvrir la cavité abdominale, faire de l'appendice xyphoïde au pubis une incision verticale, contournant le côté gauche de la cicatrice ombilicale. Cette ligne partage la paroi abdominale au niveau de la ligne blanche. Perpendiculairement à cette première incision, on pratique une incision transversale passant au-dessous de la cicatrice ombilicale et s'étendant d'un flanc à l'autre. On forme ainsi quatre lambeaux que l'on relève et on peut examiner les organes contenus dans la cavité.

La cavité abdominale et les organes qui y sont contenus sont tapissés par une membrane séreuse, le péritoine, qu'il nous faut d'abord étudier. Pour comprendre la disposition de cette séreuse, il convient de se la représenter comme un sac sans ouverture analogue à la plèvre ; ce sac revêt la face interne de la paroi abdominale d'une part, et d'autre part les organes, qui d'abord placés en dehors de la séreuse, l'ont peu à peu soulevée pour s'y invaginer. Il s'ensuit qu'au sens propre du mot, les organes ne sont pas contenus dans la cavité abdominale, mais restent en dehors d'elle. Cette disposition du péritoine permet de lui décrire deux parties : l'une revêt les viscères, péritoine viscéral ; l'autre revêt la paroi, péritoine pariétal.

Suivant que les organes se sont enfoncés plus ou moins loin vers le centre de la cavité en déprimant la séreuse, la portion de péritoine qui s'étend de la paroi aux viscères est plus ou moins développée. Suivant les organes auxquels ils se rendent, on donne à ces replis soit le nom de ligaments péritonéaux (foie et rate), soit le nom de mésentère (intestin grêle), de mésocôlon ou méso-rectum (gros intestin).

L'anatomie descriptive nous enseigne que ces replis péritonéaux, même quand ils représentent pour les viscères des moyens de fixité, ne sont nullement constitués comme des ligaments vrais. On ne saurait par exemple les comparer à des ligaments articulaires. Destinés, lorsqu'ils sont suffisamment développés, comme le mésentère et le mésocôlon, à soutenir l'intestin dans certaines circonstances, ces replis péritonéaux laissent aux anses intestinales une certaine mobilité. Le revêtement péritonéal n'a d'ailleurs d'autre fonction en recouvrant les viscères et la paroi, que de faciliter les mouvements et les changements de position de l'intestin.

Après ces généralités sur l'abdomen, il faut étudier chaque organe en particulier. Dans ce but on peut diviser les viscères contenus dans la cavité abdominale en deux groupes : l'un sus-jacent, l'autre sous-jacent au côlon transverse et à son méso.

3. Organes situés au-dessous du mésocôlon transverse.

Devant les organes du groupe inférieur, devant les anses de l'intestin grêle, qui presque toutes font partie du groupe, s'étend comme un tablier, un repli séreux sans résistance, le grand épiploon (fig. 52) ; il sert à remplir les vides que peuvent laisser entre elles les anses de l'intestin grêle dans leurs différents mouvements. Soulever en haut ce tablier ainsi que le côlon transverse. On peut alors suivre l'intestin grêle et le mésentère qui le fixe à la paroi abdominale postérieure.

En portant toutes les anses d'intestin grêle à droite, et en les tirant légèrement hors du ventre, on découvre le duodénum, décrivant dans son parcours un cercle presque complet devant la colonne vertébrale. Il est fixé par un tissu conjonctif lâche au hile du rein droit. Le duodénum ne possède de revêtement péritonéal que sur sa face antérieure. On ne peut voir sans préparation spéciale que la portion horizontale supérieure de cet intestin et la portion qui, située en avant et à gauche de la colonne vertébrale, s'enfonce peu à peu dans la cavité abdominale. Cette dernière forme une région de transition intermédiaire au duodénum et au jéjunum. Ce qui caractérise le duodénum, c'est sa fixité devant la colonne vertébrale et la portion lombaire du diaphragme. Tout ce qui reste adossé à la paroi postérieure de l'abdomen quand on tire les anses d'intestin grêle vers la droite, appartient à ce segment d'intestin.

De son origine à sa terminaison le jéjunum s'enfonce de plus en plus en soulevant le péritoine. Ainsi se forme un mésentère de plus en plus large, laissant à l'intestin une mobilité de plus en plus grande. Au jéjunum, fait suite l'iléon; aucune limite nette ne sépare ces deux portions d'intestin.

Si l'on rassemble les anses de l'intestin grêle dans la main gauche en les saisissant par leur pédicule péritonéal, et qu'on tende légèrement ce pédicule, on met en évidence tout le mésentère. En exerçant une légère traction en haut et en avant, on peut constater que le bord postérieur du mésentère se divise en deux feuillets, qui se continuent avec les parties correspondantes du péritoine qui revêt la paroi abdominale postérieure. Cette portion du mésentère prend le nom de racine du mésentère. Elle est étendue obliquement de haut en bas, de la partie latérale gauche de la portion lombaire du diaphragme et de la partie correspondante de la colonne vertébrale à la fosse iliaque droite, croisant en écharpe la partie antérieure de la colonne vertébrale. On peut donc distinguer au mésentère un feuillet supérieur ou droit et un feuillet inférieur ou gauche. Entre les deux feuillets passent pour se rendre à l'intestin des vaisseaux sanguins et des nerfs, ainsi qu'un grand nombre de ganglions et de vaisseaux lymphatiques. Grâce à la mobilité que lui laisse le mésentère, l'intestin grêle n'occupe pas de position fixe, mais se modèle jusqu'à un certain point sur la cavité abdominale, remplissant les espaces vides. Il peut par suite pénétrer très facilement à travers les points faibles de la paroi pour former des hernies. Remarquer la grande différence de longueur qui existe entre les deux bords du mésentère : le postérieur, court, répond à la colonne lombaire ; l'antérieur, très long, s'adapte aux dimensions de l'intestin grêle.

Suivant l'intestin grêle, on le voit s'aboucher dans le gros intestin, dont l'origine porte le nom de cæcum. Le cæcum est placé dans la fosse iliaque droite; il est remarquable par son appendice vermiculaire. Tandis que l'appendice vermiculaire possède un méso complet, le cæcum, lui, n'est pas recouvert partout par le péritoine. Il ne possède normalement au moins qu'un court méso-cæcum (1). Il peut subir quelque déplacement et se retrouver dans les hernies. En dedans et en arrière on trouve fréquemment, entre le cæcum et l'intestin grêle, une dépression du péritoine de dimension variable : c'est le recessus iléo-cæcal.

Au cæcum fait suite en haut et en dedans le côlon ascendant. Il monte dans la région lombaire droite en dehors et en avant du rein, adossé à la paroi postérieure de l'abdomen (fig. 53). Le côlon possède un revêtement péritonéal, mais seulement dans ses deux tiers antérieurs. Son tiers postérieur est uni à la paroi postérieure de l'abdomen par un tissu conjonctif lâche. Arrivé dans l'hypocondre droit, le côlon se coude en se portant à gauche, devient plus ou moins transversal et prend le nom de côlon transverse. Pénétrant plus avant dans la cavité abdominale, le côlon transverse possède un revêtement péritonéal complet, dont la racine forme le mésocôlon transverse. Grâce à ce méso, cette portion du gros intestin jouit d'une certaine mobilité. Elle peut descendre, soit dans la région ombilicale, soit même plus bas, quelquefois jusque dans le petit bassin. A gauche le côlon décrit un nouveau coude, se porte en bas et prend le nom de côlon descendant. Les coudes qui unissent le côlon ascendant et le côlon transverse, le côlon transverse et le côlon descendant, ont reçu le nom d'angles du côlon, angles droit et gauche, le gauche étant plus élevé et plus profond que le droit. Le côlon descendant se porte en bas, passe dans la région lombaire gauche en avant et en dehors du rein gauche (fig. 52 et 53), pour atteindre la fosse iliaque. Dans cette partie de son trajet, le côlon ne possède de revêtement péritonéal qu'en avant ; en arrière, du tissu conjonctif l'unit aux organes de la région lombaire.

Au côlon descendant fait suite l'S iliaque ou anse sigmoïde. A ce niveau l'intestin s'enfonce de nouveau profondément dans la cavité abdominale en s'entourant d'un revêtement péritonéal complet et est par suite assez mobile. De cette mobilité il résulte que

(1) [Depuis les travaux de Trêves et Tuffier, cette opinion n'est plus admise. Voir à ce sujet Tuffier (*Arch. générales de médecine,* 1887).]

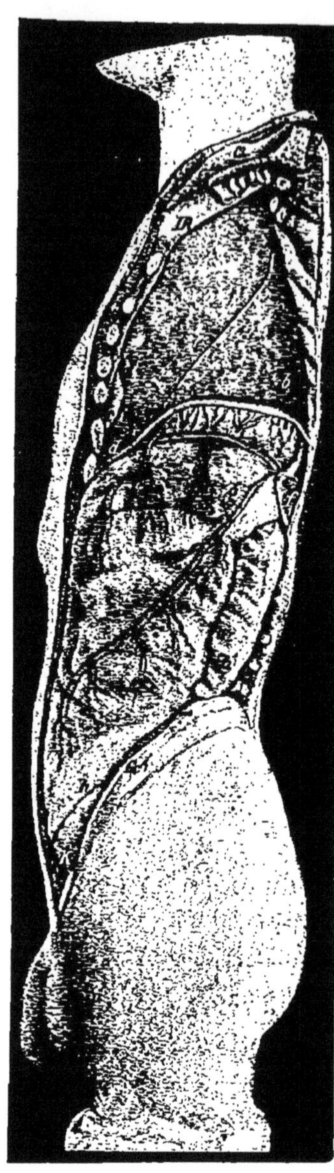

Fig. 52. — *Tronc de l'homme. La cavité thoracique et la cavité abdominale sont ouvertes et vues par le côté gauche. (Le poumon sur ce sujet est complètement infiltré, de sorte qu'il ne s'est pas rétracté après l'ouverture du thorax.)*

Cl, clavicule. — I R, première côte. — *Cri*, crête iliaque. — *a*, lobe supérieur du poumon gauche. — *b*, lobe inférieur du poumon gauche. — *c*, péricarde adossé à la cinquième, sixième et septième côte. — *d*, diaphragme, la lettre repose sur l'extrémité supérieure du sillon interlobaire gauche. — *e*, estomac avec les artères et les veines de la grande courbure. — *f*, rate. — *g*, côlon transverse avec le grand épiploon et ses vaisseaux. — *h*, côlon descendant qui n'est recouvert par le grand épiploon qu'au niveau de sa partie antérieure. — *i*, anses d'intestin grêle visible à travers le grand épiploon, artères et veines du grand épiploon se détachant de l'artère et de la veine gastro-épiploïque gauche. — *k*, cordon.

cet intestin n'a pas de situation déterminée et descend souvent dans le petit bassin en formant une série d'anses sans disposition fixe, prenant rarement la forme en S.

A gauche du promontoire commence la portion terminale de l'intestin ou rectum. La partie supérieure du rectum, entièrement incluse dans le sac péritonéal, est unie à la paroi par le mésorectum. Plus bas, le rectum ne reçoit de revêtement péritonéal que sur sa paroi antérieure; sa paroi postérieure repose sur le sacrum, dont la sépare seul du tissu cellulo-adipeux; enfin, tout à fait à sa partie inférieure, le rectum ne possède plus aucun revêtement séreux et n'est plus séparé des organes voisins que par du tissu conjonctif. Il est par suite à ce niveau accessible dans toute son étendue au couteau de l'opérateur, qui n'a plus à craindre l'ouverture de la séreuse péritonéale.

4. Organes situés au-dessus du mésocôlon transverse.

Le péritoine présente dans cette région une disposition plus compliquée que dans la partie inférieure et son trajet est assez difficile à comprendre. Il faut étudier d'abord le péritoine qui revêt la face inférieure du diaphragme.

En tirant légèrement le foie en bas, on voit le péritoine qui recouvre le diaphragme se porter vers le foie, qu'il atteint au niveau de son bord postérieur mousse. Il forme là le ligament coronaire du foie. De la partie moyenne de ce ligament se détache un double feuillet antéro-postérieur, tendu entre le diaphragme et la face supérieure du foie qu'il divise en deux lobes, l'un droit et l'autre gauche : c'est le ligament suspenseur du foie. Ce ligament loge dans son bord inférieur et postérieur la veine ombilicale, qui chez le fœtus se porte de la cicatrice ombilicale à la veine porte, ou le ligament ombilical (1) qui résulte de l'oblitération de cette veine chez l'adulte. Des deux feuillets du ligament coronaire, l'un, supérieur, revêt la face supérieure du foie; l'autre, inférieur, recouvre sa face inférieure. Le bord postérieur, mousse dans sa partie

(1) *Ligamentus teres.*

moyenne, est la seule partie du foie qui ne soit pas recouverte par le péritoine. Ce bord est fixé directement au diaphragme par du tissu conjonctif. Au niveau des parties latérales du bord postérieur, le feuillet qui revêt la face inférieure du foie s'adosse au feuillet qui revêt la face supérieure, constituant ainsi un

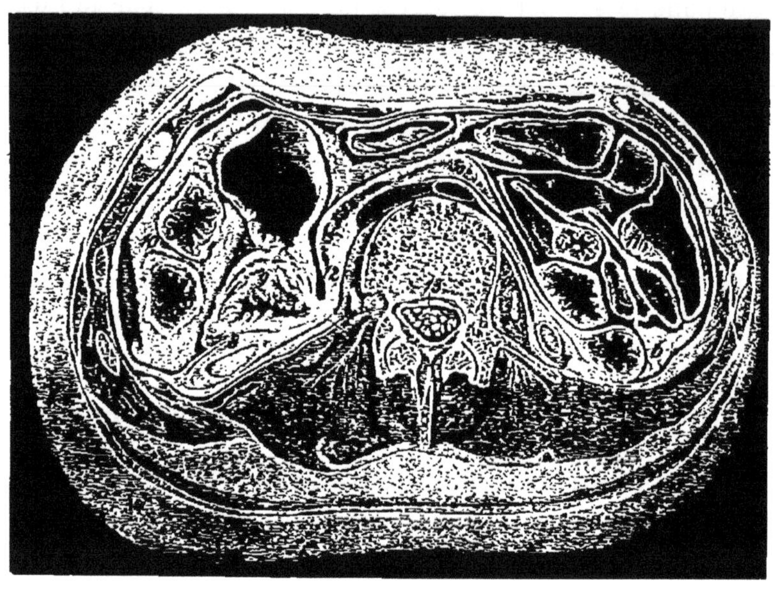

Fig. 53. — *Coupe horizontale de la région moyenne de l'abdomen (segment supérieur vu d'en bas).*

1, muscle psoas. — 2, diaphragme. — 3, aorte abdominale. — 4, veine cave inférieure. — 5, portion horizontale inférieure du duodénum. — 6, côlon descendant. — 7, extrémité inférieure du rein gauche. — 8, extrémité inférieure du rein droit. — 9, côlon ascendant. — 10, anse d'intestin grêle entourée par le grand épiploon. En dehors du chiffre 10 on aperçoit le bord inférieur du foie. — 11, anse d'intestin grêle fixée par le mésentère, dont la racine se fixe à la paroi antérieure de la portion horizontale inférieure du duodénum. — 12, mésocôlon droit partant. Il se porte du duodénum vers la face antérieure du côlon ascendant. — 13, colonne vertébrale avec la queue de cheval; en arrière, muscles des gouttières vertébrales.

double repli, les ligaments triangulaires droit et gauche du foie.

De la face inférieure du foie le péritoine se porte sur les organes sous-jacents, sous forme de doubles feuillets ou de ligaments. C'est ainsi que se forment entre le foie et le rein droit le ligament hépato-rénal, entre le foie et le duodénum le ligament hépato-duodénal. Par ce dernier ligament passent les gros vaisseaux qui se rendent au hile du foie ou qui en partent, artère hépatique et veine porte, et en arrière de ces vaisseaux les voies biliaires principales, des nerfs et des lymphatiques. On peut facilement les mettre en évidence en relevant le foie et en fendant la face antérieure du repli péritonéal.

A gauche ce ligament se prolonge vers l'estomac, formant le ligament hépato-gastrique ou petit épiploon (1). Les deux feuillets qui le constituent se séparent au niveau de la petite courbure de l'estomac : l'antérieur passe devant, le postérieur derrière l'estomac, fournissant ainsi à ce viscère un revêtement séreux. Les deux feuillets s'unissent de nouveau au niveau de la grande courbure, puis descendent au-devant du côlon transverse, plus ou moins unis à ce dernier et à son méso, constituant le ligament gastro-colique. Continuant leur trajet descendant, les deux feuillets arrivent au niveau du plan supérieur du bassin ; ils se portent alors en arrière, puis en haut, remontent et atteignent le côlon transverse qu'ils enferment entre leurs deux feuillets. Ainsi est formé un grand repli péritonéal chargé de graisse, descendant comme un tablier devant les anses de l'intestin grêle ; on donne à ce repli le nom de grand épiploon (2). Au niveau de son origine, au-dessous du foie, il est séparé par un espace virtuel d'un autre feuillet qui recouvre la paroi postérieure de l'abdomen. Il forme avec celui-ci, derrière l'estomac, une cavité (3), l'arrière-cavité des épiploons, cavité qui se prolonge plus ou moins loin entre les feuillets antérieurs et les feuillets postérieurs du grand épiploon.

On pénètre dans cette cavité par un orifice limité en avant par le ligament hépato-duodénal, en arrière par le ligament hépato-rénal : c'est l'hiatus de Winslow. En plaçant le doigt dans cet orifice on a au-dessus du doigt le foie, en arrière les organes placés devant la colonne vertébrale, en avant le petit épiploon et la paroi postérieure de l'estomac.

Pour comprendre la disposition de ce sac épiploïque, il est absolument nécessaire de revenir un peu sur le développement du

(1) *Omentum minus.*
(2) *Omentum majus.*
(3) *Bursa nuentalis.*

péritoine. A l'origine l'intestin et l'estomac qui n'en représente qu'un diverticule sont placés verticalement devant la colonne vertébrale ; l'estomac est fixé à la paroi abdominale postérieure par un double feuillet péritonéal auquel on donne le nom de mésogastre. L'estomac, vertical, a sa grande courbure placée en arrière ; c'est là que se fixe le mésogastre : il présente deux faces, l'une droite et l'autre gauche ; mais peu à peu il subit un mouvement de torsion, de telle sorte que sa direction, de sagittale devient frontale ; le pylore, placé originairement en bas, se porte peu à peu en haut et à droite, et les deux faces de l'estomac deviennent, la gauche antérieure, la droite postérieure ; la petite courbure regarde en haut, la grande en bas. Le mésogastre, qui se fixe à la grande courbure et qui était d'abord vertical, devient à la suite de cette torsion de plus en plus horizontal : il constitue ainsi le plancher d'un espace que limite en avant le péritoine qui recouvre la face postérieure de l'estomac, espace dans lequel on peut faire pénétrer la main de droite à gauche. L'estomac s'unit alors en haut à la volumineuse glande hépatique par l'intermédiaire du ligament hépato-gastrique, auquel fait suite le ligament hépato-duodénal avec les gros vaisseaux du foie qu'il renferme dans son épaisseur. La paroi antérieure de l'arrière-cavité primitivement formée par l'estomac seul est ainsi complétée. Quant à l'orifice qui faisait communiquer largement le diverticule situé derrière l'estomac avec la cavité abdominale, il est rétréci en bas par le repli péritonéal qui renferme l'artère hépatique et devient l'hiatus de Winslow.

Le mésogastre, qui forme le plancher de cette cavité, se déprime peu à peu, donnant naissance à un cul-de-sac qui vient se placer devant le côlon transverse et l'intestin grêle ; ce cul-de-sac forme le grand épiploon. Ses deux feuillets postérieurs se confondent en bas et en arrière avec le mésocôlon transverse dont ils sont primitivement indépendants. Son tissu se modifie et se charge plus ou moins de graisse, l'espace qu'il circonscrit s'efface de plus en plus et il finit par prendre les caractères qu'il aura chez l'adulte.

Derrière l'estomac, on trouve, recouvert par la paroi postérieure de la grande cavité des épiploons, le pancréas ; dans la région de l'hypocondre gauche se trouve la rate ; à droite le foie entre en contact avec le diaphragme dans une grande étendue. Ce sont là trois organes dont la topographie demande une étude spéciale. Les reins, les uretères, les capsules surrénales, adossés à la paroi postérieure de l'abdomen, et placés en arrière du péritoine, doivent ensuite être étudiés plus rapidement dans leur rapport avec le tube digestif.

Je ferai remarquer ici qu'on ne prend qu'une connaissance tout à fait superficielle des connexions de ces organes lorsqu'on les étudie sur un abdomen ouvert à la manière ordinaire. Seules, des coupes sagittales, frontales, horizontales de sujets congelés peuvent nous renseigner sur la forme, l'étendue et les rapports des viscères.

a. FOIE.

Le foie, la plus volumineuse des glandes du corps, occupe dans l'abdomen une étendue considérable. Facilement dépressible, il se moule sur la concavité du diaphragme et sur tous les organes qui l'environnent, et en prend l'empreinte. Ce n'est pas seulement le rein droit, l'estomac et le cœur qui s'impriment à la surface du foie, mais encore la vésicule biliaire, le duodénum et le côlon. Ces organes déterminent sur la face postérieure de l'organe la formation de dépressions qui disparaissent lorsqu'on extrait le foie de l'abdomen, dépressions dont on peut constater l'existence en laissant l'organe dans sa situation, ou en pratiquant des coupes de l'abdomen sur des sujets congelés. Il suffit d'avoir manié quelques foies pour savoir qu'au moment où on extrait ce viscère de l'abdomen, il est absolument informe; on peut par des manipulations le rendre sphérique ou lui donner telle conformation que l'on désire.

Le foie occupe la partie la plus élevée de la cavité abdominale, remplissant complètement la concavité de la portion droite du diaphragme, étendu de la cinquième côte au bord inférieur des fausses côtes droites. On peut vérifier l'exactitude de ces données, sur le vivant, par la percussion. Dans l'épigastre et la région de l'hypocondre gauche, le foie s'adosse à la paroi thoracique antérieure et au diaphragme ; son bord postérieur s'étend à gauche jusque sur la rate. Normalement il existe entre le foie et la rate un intervalle ; cet intervalle est d'autant plus petit que l'individu examiné est plus jeune.

Quand on fend la paroi abdominale à l'aide de deux incisions. l'une verticale, l'autre transversale, se croisant à angle droit, et qu'on écarte les lambeaux ainsi formés, le foie apparaît logé dans l'hypocondre droit, derrière les côtes et le diaphragme,

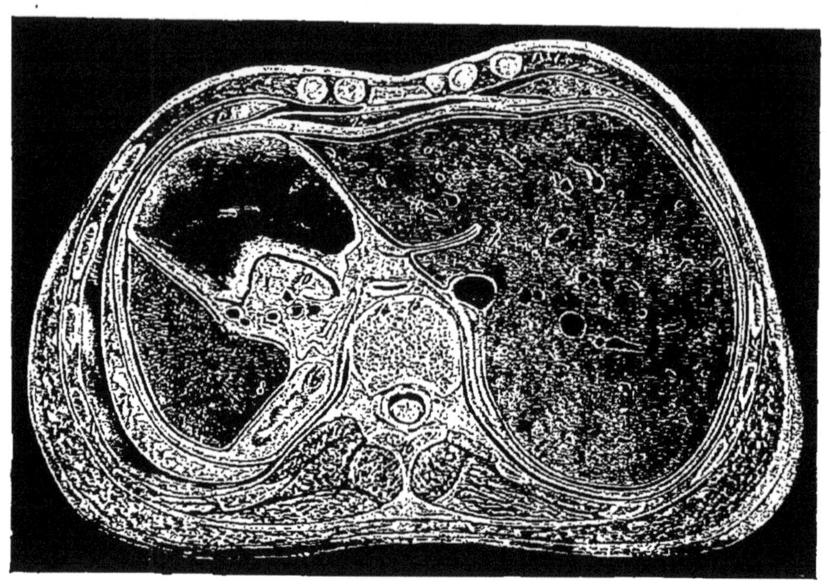

Fig. 54. — *Coupe horizontale de la partie supérieure de l'abdomen, la coupe passe par l'appendice xyphoïde.*

1, foie. — 2, bord tranchant du lobe gauche. — 3, bord postérieur mousse du foie adossé au diaphragme qui le sépare de l'espace complémentaire du sac pleural. — 4, veine cave inférieure : en avant de celle-ci se trouve le lobe de Spiegel, faisant saillie dans l'arrière-cavité des épiploons. — 5, capsule surrénale, s'insinuant entre le diaphragme et le foie : son extrémité postérieure s'adosse au péritoine ; son extrémité antérieure, à la partie postérieure de la veine cave. — 6, partie supérieure du rein gauche placé plus haut que le droit. — 7, capsule surrénale gauche. — 8, rate ; elle présente la forme d'un coin dont la base s'adosse au rein, dont la pointe se dirige en avant et à gauche. — 9, estomac. — 10, pancréas ; en arrière et à gauche de celui-ci se trouvent les artères et les veines spléniques. — 11, diaphragme. — 12, segment inférieur du péricarde qui se montre sous la forme d'une fente étroite (espace complémentaire). — 13, bord inférieur tranchant du poumon gauche : à droite on n'en aperçoit qu'une très faible partie. — 14, aorte thoracique. — 15, canal thoracique. — 16, colonne vertébrale avec la moelle et les muscles du dos qui y sont adossés.

adossé dans l'épigastre à la paroi abdominale antérieure et à l'appendice xyphoïde, recouvrant toute la partie antérieure et supérieure de l'estomac moyennement dilaté. Le lobe gauche s'insinue au-dessus des fausses côtes gauches, dont on peut le dégager plus facilement que le droit.

Il est à peine nécessaire de rappeler que contrairement à l'opinion des anciens anatomistes, tous les organes placés dans la cavité abdominale sont, tant qu'on n'a pas ouvert l'abdomen, immédiatement accolés, et qu'ils ne s'écartent les uns des autres, et de la paroi abdominale, qu'après que l'incision de la paroi de l'abdomen a laissé pénétrer l'air dans la cavité péritonéale. A ce moment le diaphragme remonte du côté du thorax, et on voit se former, entre lui, le foie et l'estomac, des espaces, des fentes que vient remplir l'air.

Le foie isolé, extrait de la cavité abdominale et disposé sur une surface résistante, s'aplatit; c'est ce qui fait qu'on lui a considéré, mais à tort, une face inférieure et une face supérieure. Le foie dans sa situation normale présente une face antéro-supérieure et une face postéro-inférieure, son bord mousse se trouve en arrière et en haut, son bord tranchant en avant et en bas. La partie gauche et la partie moyenne du foie tout entière, considérées sur une coupe sagittale de sujet congelé, ont la forme d'un coin à sommet aigu dirigé en bas. La face antéro-supérieure du coin s'adosse à la paroi abdominale antérieure et au diaphragme; la face inférieure repose sur différents viscères : c'est seulement à droite que le volumineux lobe droit du foie remplit tout l'hypocondre et recouvre la totalité de la face inférieure du diaphragme, se portant en arrière jusqu'à la partie la plus reculée de la face inférieure, à laquelle l'unit le ligament coronaire.

Les connexions du foie ne peuvent être bien étudiées que sur des coupes horizontales, sagittales et frontales de sujets congelés (fig. 54 et 55).

Étudions d'abord une coupe horizontale passant par la partie supérieure d'un abdomen normal : on voit que le foie remplit par sa portion droite la plus volumineuse, tout l'hypocondre. Il est pour ainsi dire tassé entre la colonne vertébrale et le diaphragme, immédiatement adossé aux côtes, quand le poumon ne descend pas dans l'espace complémentaire inférieur de la plèvre.

Le lobe gauche du foie vu sur une coupe horizontale présente la forme d'un coin dont le sommet dépasse la ligne médiane. Il est en rapport en avant avec le diaphragme, à gauche et en arrière directement avec l'estomac. En arrière, il n'y a entre la colonne vertébrale et le bord postérieur du foie, qu'un étroit espace destiné à la capsule surrénale et à la veine cave inférieure. La figure 54 nous fait comprendre comment le foie hypertrophié doit, en raison de ses connexions avec la colonne vertébrale et avec les côtes, peu dépressibles, comprimer rapidement la veine cave inférieure, située en dedans et en arrière de lui.

Cette même coupe horizontale laisse voir encore la dépression superficielle que la pression du cœur détermine sur la face antéro-supérieure du lobe gauche (2). Le cœur n'est pas intéressé par la section; mais on aperçoit (12) la coupe de la cavité péricardique qui le renferme.

La figure 55, qui est la reproduction d'une coupe de sujet congelé, faite à travers la cavité abdominale au-dessous de la précédente, montre que les dépressions, que les niches qui se forment dans la face postérieure du foie, deviennent plus nombreuses proportionnellement au nombre des organes avec lesquels le foie entre en rapport. Sur cette coupe, on peut reconnaître aussi les lobes du foie : le lobe droit (fig. 55-3), le lobe de Spiegel (fig. 55-4) placé devant la veine cave inférieure, le lobe gauche 2; ces lobes sont disposés de telle sorte, dans la situation normale du foie, que les sillons qu'ils limitent, sillons de la veine porte, sillon longitudinal droit et gauche, se confondent et ne sont reconnaissables que grâce aux organes qu'ils renferment, tandis que sur le foie extrait de l'abdomen et mis sur une table, ces gouttières s'écartent les unes des autres grâce à la mollesse du tissu. La coupe transversale pratiquée dans une région plus basse de l'abdomen (fig. 55), permet de constater que dans les points où le côlon 13 s'adosse au foie, c'est le foie et non l'intestin qui se déprime.

La coupe sagittale (fig. 48 *b*) pratiquée tangentiellement à la partie latérale droite de la colonne vertébrale montre que le foie remplit toute la partie de la cavité abdominale située au-dessous du diaphragme, de l'hypocondre droit à la région costale postérieure et inférieure. Il n'est séparé des côtes par le poumon que dans le cas où ce dernier pénètre dans l'espace complémentaire de la plèvre, car le sinus pleural inférieur descend en arrière jusqu'au niveau du rein droit, et souvent encore plus bas. Cette coupe nous permet en outre de voir que le ligament coronaire du foie est le moyen de fixité le plus important de l'organe.

Les coupes frontales donnent également des renseignements importants sur les rapports du foie. Quand ces coupes sont bien réussies, le foie se montre sous l'aspect d'une masse triangulaire limitée par un bord supérieur, un bord externe et un bord inférieur. Le dernier est très oblique, monte de droite à gauche devant l'estomac et forme en s'unissant au bord supérieur un angle aigu. On constate sur ces coupes que le ligament suspenseur du foie ne mérite pas son nom de suspenseur, car il ne peut soutenir le foie, mais seulement le maintenir et empêcher ses déplacements dans le décubitus horizontal. Il faut considérer ce ligament comme le reste d'une disposition embryonnaire, de même que le cordon ombilical. Quand une coupe frontale de l'abdomen est bien faite, on peut étudier les rapports du foie, d'une part avec le poumon et le cœur, d'autre part avec le côlon, le duodénum, l'estomac et la vésicule, avec beaucoup plus de profit que sur une simple dissection, quel que soit d'ailleurs le procédé employé pour rendre la préparation plus claire. Rien ne vaut les coupes de sujets congelés. Voir aussi figure 45.

La vésicule biliaire est un réservoir allongé placé à la face inférieure du foie. Le fond de la vésicule, dirigé en bas et en avant, répond approximativement à la partie moyenne du neuvième cartilage costal. La situation, la grosseur et les connexions de la vésicule biliaire avec le bord inférieur du foie sont soumises à de grandes variétés individuelles. La distance qui sépare le fond de la vésicule de la ligne blanche de l'abdomen est en général de 10 centimètres; mais cette distance varie avec le développement des organes environnants. Le conduit excréteur de la vésicule ou canal cystique monte dans la gouttière qui sépare le lobe carré du lobe droit du foie jusqu'au niveau du sillon transverse. A ce niveau il s'unit au canal hépatique, et prenant alors le nom de canal cholédoque, décrit une courbe à concavité inférieure pour aller se jeter dans le duodénum. Il est facile de rendre ces canaux accessibles et de les étudier, en tirant fortement le foie en haut, et en enlevant le feuillet péritonéal qui recouvre la veine porte jusqu'au niveau du hile.

b. RATE.

La rate est un organe un peu moins fixe que le foie. Sa situation varie avec l'attitude du corps, ainsi qu'on peut le constater en

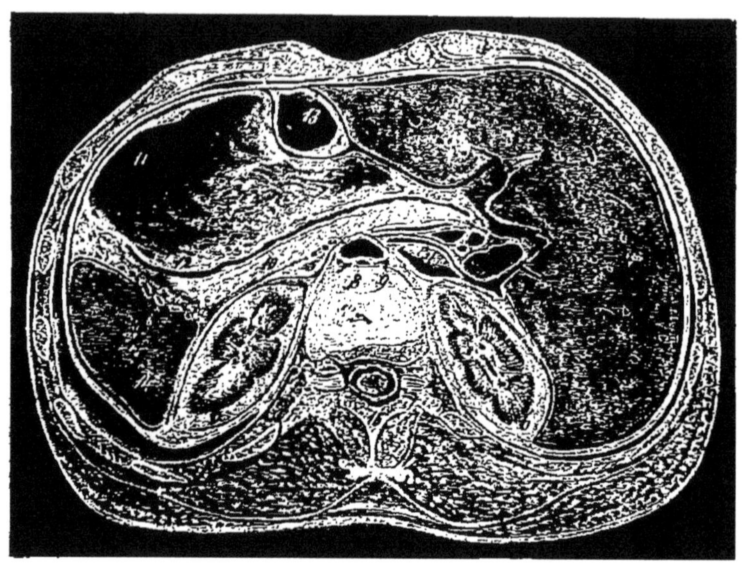

Fig. 55. — *Coupe horizontale à la limite inférieure de la région supérieure de l'abdomen.*

1, Partie postérieure de la coupe du foie. — 2, lobe gauche du foie dont le bord s'amincit en coin. — 3, impression rénale du foie. — 4, vésicule biliaire adossée au lobe de Spiegel qui la limite en arrière. — 5, capsule surrénale gauche. — 6, reins adossés profondément à la colonne vertébrale ; on aperçoit le diaphragme descendant entre le rein et la colonne vertébrale. — 7, Veine cave inférieure. — 8, canal thoracique. — 9, aorte abdominale. — 10, pancréas. — 11, estomac. — 12, arrière-cavité des épiploons limitée par l'estomac en avant, le pancréas en arrière. — 13, coupe du côlon transverse. — 14, rate. — 15, colonne vertébrale avec la moelle et les muscles de la région dorsale.

cherchant à déterminer la position de la rate sur le vivant, successivement dans la station verticale normale, et dans une autre attitude quelconque du corps. La rate subit donc des changements de situation appréciables, quoique peu étendus. C'est un caractère qui lui est commun avec plusieurs viscères abdominaux. Remarquer encore que les dimensions de la rate chez un même individu peuvent varier en vingt-quatre heures d'une manière notable suivant l'état de vacuité ou de réplétion de ses vaisseaux.

La rate normale siège dans la région de l'hypocondre gauche, plus rapprochée de la paroi postérieure que de l'antérieure, séparée par la partie inférieure du thorax de la neuvième, dixième, onzième et quelquefois douzième côte (fig. 56). Elle dépasse rarement à l'état normal le rebord des fausses côtes gauches. Sur une coupe de sujet congelé, elle a l'aspect d'un triangle à angles arrondis : sa face postéro-externe ou convexe s'adosse à la face antérieure de la portion verticale du diaphragme. Les contractions de ce muscle lui impriment des déplacements qui suivent le rythme de la respiration. Sa face antérieure s'adosse au grand cul-de-sac de l'estomac, au pancréas et à la capsule surrénale ; sa base, tournée en bas et en arrière, repose sur le rein gauche ; son bord antérieur, si important pour le diagnostic, en raison de trois à quatre incisures qu'il présente (*margo crenatus*) et qui le font reconnaître, est dirigé en avant et légèrement en haut, comme on peut le constater sur des coupes sagittales de sujets congelés.

La coupe horizontale montre bien ces détails (fig. 55). On voit que la rate présente, outre sa face postéro-externe convexe et sa face interne, divisée en deux parties par le hile, une troisième face ou base qui entre en contact avec la capsule du rein. Le hile de la rate divise la face interne en une partie antérieure et une partie postérieure : la seule partie antérieure repose sur le grand cul-de-sac de l'estomac ; la partie postérieure s'adosse au pancréas et en arrière à la capsule surrénale, qui sur la coupe a l'aspect triangulaire.

La rate est fixée par des replis du péritoine : l'un se détache du diaphragme, c'est le ligament phrénico-liénal, ou suspenseur de la rate ; un deuxième ligament, ligament gastro-liénal, est formé par le péritoine, passant de l'estomac sur la rate. La rate est presque complètement entourée par le péritoine et l'on peut, quand la cavité abdominale a été ouverte par la partie antérieure, insinuer la main droite à gauche et en arrière, entre l'estomac et le diaphragme, saisir la rate et la sortir dans une certaine mesure de la cavité abdominale ; dans cette exploration on peut constater que l'angle gauche du côlon entre dans la plupart des cas en contact immédiat avec la rate et qu'il est appliqué sur elle par un feuillet péritonéal.

c. PANCRÉAS.

En étudiant les rapports du foie, de l'estomac et de la rate, on n'aperçoit pas le pancréas ; on ne peut constater sa présence qu'en déprimant avec les doigts, vers la paroi postérieure de l'abdomen, l'estomac modérément distendu. On sent alors derrière l'estomac une sorte de bourrelet un peu oblique, dont la portion droite est placée plus profondément, dont la portion gauche est située plus haut au voisinage du hile de la rate. Ce bourrelet, c'est le pancréas : pour le mettre en évidence il faut couper transversalement le ligament gastro-colique et pénétrer dans l'arrière-cavité des épiploons : on aperçoit alors la glande derrière le feuillet postérieur de cette cavité. Le pancréas est ainsi fixé et recouvert par un feuillet séreux qui le sépare de l'arrière-cavité des épiploons. Cette disposition est commandée par les variations de volume et la mobilité de l'estomac dont les parois, particulièrement la postérieure, doivent trouver autour d'elles une surface polie et lisse qui leur permette de glisser. La tête du pancréas s'engage à droite dans la concavité du duodénum qui l'entoure en demi-cercle ; le corps se place devant les gros vaisseaux et la partie lombaire du diaphragme, et la queue passe devant le rein gauche en se prolongeant jusqu'à la rate et jusqu'à la capsule surrénale gauche. Le canal excréteur est situé dans la glande, tout près de son bord supérieur ; il s'enfonce dans la partie qui correspond à la tête de l'organe et vient s'ouvrir isolé, ou uni au canal cholédoque, sur la paroi interne de la portion verticale du duodénum. L'artère splénique, remarquable par ses flexuosités, et la veine qui l'accompagne occupent le bord supérieur du pancréas, creusé en gouttière.

d. ESTOMAC.

L'estomac répond à la partie moyenne de la région supérieure de l'abdomen, c'est-à-dire à la région épigastrique ou cardiaque, et à l'hypocondre gauche : il est adossé à la face postérieure de la paroi abdominale antérieure. Suivant son degré de dilatation il est plus ou moins accessible à la percussion dans cette région. En palpant méthodiquement l'abdomen sur une ligne oblique en bas et à gauche, partant de l'appendice xyphoïde pour aboutir au voisinage du septième ou neuvième cartilage costal, on rencontre nécessairement l'estomac.

L'étude des rapports de l'estomac présente un grand intérêt depuis que cet organe est devenu accessible au chirurgien, depuis que les médecins cherchent à reconnaître ses dilatations. Je décrirai ici les rapports de l'estomac à l'état normal. L'étude des modifications que l'âge imprime à ces rapports et des variations de volume physiologiques nous entraînerait au delà des limites de cet ouvrage.

Avant d'étudier les rapports à l'état de moyenne dilatation, je vous ferai remarquer que l'estomac, d'abord vertical chez le fœtus, subit une torsion qui l'écarte de cette position. Quand le développement est terminé, le grand axe de l'estomac est oblique.

Les deux points fixes de l'estomac, le cardia maintenu par l'hiatus œsophagien du diaphragme, et le pylore, ne se trouvent pas au même niveau. Le cardia, placé plus profondément que le grand cul-de-sac de l'estomac, répond sensiblement à l'extrémité antérieure

Cl, clavicule. — *Sc*, omoplate. — *Il*, os iliaque. — F, fémur, partie supérieure. — I, première côte. — II, deuxième côte. — V, cartilage de la cinquième côte. — IX, X, XI, XII, neuvième, dixième, onzième et douzième côtes. — *a*, lobe supérieur du poumon gauche. — *b*, sillon interlobaire gauche descendant de la partie postérieure de la troisième côte presque verticalement jusqu'au péricarde. — *c*, lobe inférieur du poumon gauche. — *d*, ventricule gauche partiellement ouvert ; il est entouré par le péricarde. En bas, entre le diaphragme et la paroi antérieure de la poitrine, il existe un espace complémentaire, sinus du péricarde, dans lequel le cœur pénètre lorsqu'il se dilate. — *e*, péricarde uni en bas à la plèvre péricardique. — *f*, estomac incurvé en avant et en haut, placé sous le diaphragme et derrière les sixième, septième, huitième et neuvième cartilages costaux : la face postérieure concave s'adosse à la rate, au pancréas, à l'intestin grêle et au gros intestin. — *g*, rate dont la face postéro-supérieure convexe s'adosse au diaphragme, à la dixième et à la onzième côte. Sa face antérieure droite concave embrasse l'estomac et contribue à limiter l'arrière-cavité des épiploons. — *h*, rein gauche coupé verticalement, entouré de sa capsule adipeuse qui le sépare de la rate et de la douzième côte. En haut et en avant, le pancréas est en rapport avec le rein ; en bas, il est séparé des anses d'intestin grêle par le mésocôlon transverse. — *i*, pancréas, présentant une gouttière à concavité supérieure dans laquelle passent les vaisseaux spléniques que l'on voit en coupe. — *k*, mésocôlon transverse. — *l*, côlon transverse, se continuant en haut avec le mésocôlon transverse, uni en bas aux deux feuillets postérieurs du grand épiploon. — *m*, anse de l'intestin grêle avec la portion de mésentère qui lui est annexée. — *n*, anse IP d'intestin grêle recouverte en avant par le grand épiploon. — *o*, grande

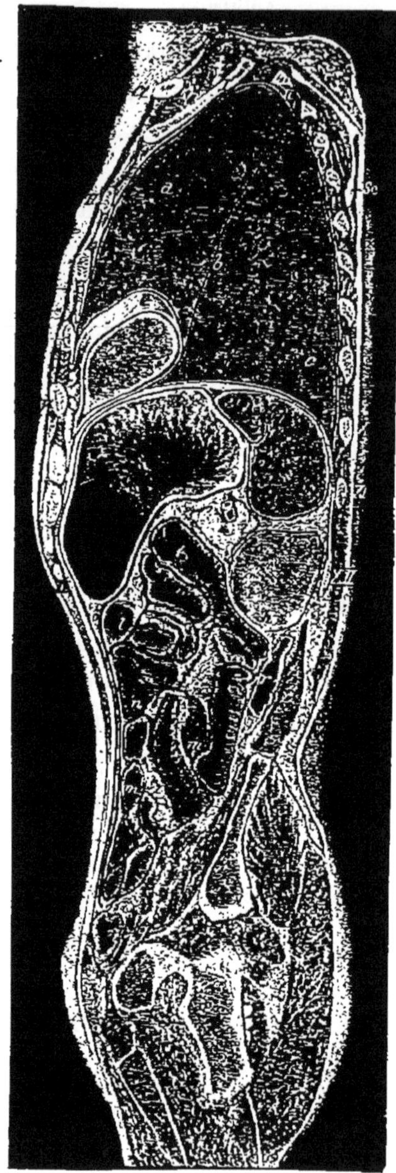

Fig. 56. — *Coupe sagittale passant par la partie gauche de la cavité thoracique (sujet congelé). La photographie a été prise directement sur la coupe encore congelée.*

courbure de l'estomac d'où se détachent les deux feuillets antérieurs de l'épiploon pour se porter en bas dans la cavité du bassin sans s'unir au côlon transverse. — *p*, partie du mésentère coupé. — *q*, muscle psoas iliaque avec l'artère et la veine iliaques externes placées en avant. — *r*, côlon descendant placé immédiatement devant le carré des lombes. L'os iliaque et le fémur sont enveloppés de muscles.

et supérieure des sixième et septième cartilages costaux gauches, c'est-à-dire au plan de la neuvième vertèbre thoracique. Il est placé à gauche de la ligne médiane. Le pylore est fixé à droite, devant et le long de la colonne vertébrale, au niveau du corps de la douzième vertèbre thoracique et de la première vertèbre lombaire, adossé à la portion thoracique du diaphragme.

Si on étudie l'estomac après avoir ouvert la cavité abdominale, on voit que sa paroi antérieure est recouverte en grande partie par le foie, reconnaissable à son aspect lisse et à sa coloration brune. Quand l'estomac est vide, ses deux faces s'accolent et remontent si loin en haut, qu'une faible portion de la grande courbure déborde seule en avant le bord antérieur du foie.

Suivant son degré de dilatation, l'estomac se dégage plus ou moins de la face inférieure du foie. Il peut, tout en restant normal, dépasser en bas les limites de la région épigastrique. Pendant la dilatation de l'estomac la petite courbure reste fixe ; seule la grande courbure se déplace et vient s'étendre sous le diaphragme ou s'adosser à la face profonde de la paroi abdominale antérieure (1). Cette disposition se voit fort bien sur la figure 56.

L'estomac étudié en place sur des coupes présente une forme toute autre que celle qu'il prend lorsqu'on l'a sorti de l'abdomen et rempli avec un liquide ou de l'air. Pour se représenter la forme et la situation de l'estomac, il faut avant tout ne pas oublier que la plus *grande partie de sa paroi postérieure repose sur des organes fixes qui ne se laissent pas refouler.* Ces organes sont : le pancréas, la rate, la capsule surrénale, le rein et autres parties relativement fixes comme les gros vaisseaux : veine cave inférieure et aorte abdominale. Tous ces organes s'opposent au développement de l'estomac en arrière ; cette résistance se traduit par de véritables impressions que laissent ces organes sur la paroi postérieure. L'estomac ne peut que s'appliquer exactement sur les organes qui

(1) Pour étudier les rapports des différentes portions de l'estomac, on peut tirer un grand profit de coupes pratiquées sur des sujets congelés à différentes hauteurs. Si l'on veut se rendre compte des modifications de forme et de rapports que l'estomac subit en se remplissant, il faut injecter dans sa cavité des substances solidifiables, et cela avant d'ouvrir l'abdomen ; autrement, l'air s'insinue entre les différents organes, l'estomac et le côlon s'affaissent et les rapports sont modifiés.

entrent en rapport avec sa face postérieure; en avant au contraire, quand il se remplit il s'adosse à la face postérieure du foie, la refoule et la déprime, créant à la surface du foie une véritable dépression gastrique.

L'étude de nos trois figures 52, 55 et 56 fera comprendre les connexions de l'estomac mieux qui ne pourraient le faire les meilleures de nos descriptions.

La coupe sagittale (fig. 56) nous montre l'estomac quelque peu dilaté, dans ses rapports avec les organes environnants; la face antérieure est adossée au diaphragme et aux côtes gauches, qu'elle déborde légèrement en bas. Sa face postérieure se moule sur les organes situés en arrière et au-dessous d'elle, à tel point qu'elle présente de véritables fossettes pour loger la rate et le pancréas. La même figure laisse voir les anses d'intestin placées derrière l'estomac, soulevant le mésocôlon transverse. Uni à l'estomac le côlon doit suivre tous les déplacements de la grande courbure.

C'est exprimer une idée fausse que de dire que l'estomac en se remplissant subit autour de son axe un mouvement de rotation qui porte sa grande courbure en avant et en haut. Quand l'estomac se remplit, ses parois s'écartent dans tous les sens, mais surtout du côté où elles éprouvent le minimum de résistance. En arrière l'estomac ne peut s'étendre que par sa partie inférieure, car en arrière les organes sont fixes et ne se laissent pas refouler, sauf l'intestin grêle qui fait exception. Les seules parties de l'estomac susceptibles de se déplacer sont donc : la partie supérieure, antérieure et gauche de son grand cul-de-sac, qui s'étend vers le diaphragme; la face antérieure et toute la grande courbure, qui se portent vers la paroi antérieure de l'abdomen, souple et par suite facilement dépressible. Le côlon transverse et le grand épiploon, appendus à la grande courbure, empêchent les anses de l'intestin grêle de s'insinuer entre la paroi antérieure de l'abdomen et l'estomac; ils refoulent au contraire ces anses derrière le mésocôlon transverse, leur permettant de monter seulement derrière l'estomac; elles remplissent ainsi l'espace que celui-ci laisse libre lorsqu'il se vide.

L'étude des deux coupes horizontales (fig. 54 et 55) nous montre l'estomac enclavé entre les organes qui l'environnent : en avant et à droite, lobe gauche du foie ; en arrière et à gauche, la portion de la face interne de la rate qui est située devant le hile ; en arrière, la saillie du pancréas soulevant la paroi postérieure de l'estomac en forme de bourrelet. La paroi antérieure de l'estomac entre en rapport avec le diaphragme, qui le sépare, dans la région de l'hypocondre gauche, des côtes et de l'espace complémentaire inférieur de la plèvre gauche.

La figure 55, qui représente une coupe horizontale de la partie inférieure du segment supérieur de l'abdomen, montre les rapports du foie et de la portion pylorique de l'estomac. A ce niveau la rate et le foie présentent une surface de section moins considérable et laissent ainsi plus de place à l'estomac. Le lobe gauche du foie repose sur la portion pylorique, et plus en avant s'adosse au côlon transverse placé ici un peu haut (13). A gauche la rate, en arrière le pancréas, enveloppent l'estomac. La paroi antérieure de l'estomac un peu plus bas, répond dans une certaine étendue à la paroi abdominale ; ses rapports avec la paroi sont d'autant plus étendus que l'estomac est plus rempli. Je ferai encore remarquer que le cardia ne représente pas la portion la plus élevée de l'estomac ; il est situé à plusieurs centimètres au-dessous du grand cul-de-sac de l'estomac. Quand l'estomac se remplit, ce cul-de-sac se développe en haut, soulevant le diaphragme. Il peut laisser sur le cœur et le poumon gauche une impression facile à voir ; cette disposition a une très grande importance au cours des maladies de cœur, ainsi que les médecins l'ont depuis longtemps constaté.

5. Anatomie topographique des reins et des uretères.

a. REIN.

Les reins sont situés sur les parties latérales de la colonne vertébrale : l'un à droite, l'autre à gauche, enveloppés chacun d'un tissu conjonctif très chargé de graisse, auquel on donne le nom de capsule adipeuse, adossés à la paroi abdominale postérieure et à la colonne vertébrale, dont les séparent la portion lombaire du diaphragme, les origines du psoas et le carré des lombes. Dans le sens vertical, les reins répondent aux deux dernières vertèbres thoraciques et aux deux premières vertèbres lombaires. Le bord externe est situé sur un plan légèrement postérieur : il dépasse, en dehors, les apophyses transverses des vertèbres ; en haut, il s'engage sous l'extrémité inférieure de la onzième et de la douzième côte, au-dessous desquelles il faut engager la main si on veut extirper le rein par la voie lombaire. Le bord interne est tourné en avant (fig. 55) ; la face postérieure regarde un peu en dedans et s'adosse exactement à la colonne vertébrale, à l'extrémité postérieure des onzième et douzième côtes. Les extrémités supérieures se rapprochent de la ligne médiane ; les extrémités inférieures s'en éloignent de telle sorte que le hile du rein regarde obliquement en dedans et en bas (fig. 57).

Le rein droit est situé plus bas que le gauche, ce qui tient à ce que, logé dans la dépression du foie, il subit de la part de cet organe une certaine pression qui l'abaisse. A gauche, le rein n'est surmonté que par la rate, à laquelle il s'adosse immédiatement. Il s'ensuit que la partie gauche de l'abdomen présente un espace libre dans lequel le rein gauche peut venir se loger.

En avant, la portion lombaire du péritoine recouvre la capsule adipeuse des reins ; le péritoine forme à droite le mésocôlon droit, à gauche le mésocôlon gauche. Lorsque les capsules adipeuses des reins font défaut, le péritoine repose directement sur la tunique propre du rein, à laquelle l'unit un tissu conjonctif lâche. Les reins ne sont pas enveloppés par la séreuse, mais adossés seulement à elle par leur face antérieure. Le péritoine ne constitue donc pas pour eux, ainsi que pour les autres organes de l'abdomen, un moyen de fixité.

Comment les reins sont-ils donc fixés dans leur situation ? La question est d'autant plus importante, que le médecin a souvent occasion d'être consulté pour des déplacements du rein, affection connue sous le nom de rein mobile. Les organes qui pénètrent dans le hile, artères et veine rénale, et les nerfs qui les accompagnent contribuent jusqu'à un certain point à soutenir le rein : ils ne peuvent cependant pas suffire, car si le rein était simplement appendu à l'extrémité de ces organes, il les tiraillerait en se portant en bas, oblitérerait ainsi plus ou moins la lumière des vais-

Fig. 57 *a*.

1, dure-mère; du côté droit elle a été enlevée; et on aperçoit les circonvolutions cérébrales. — 2, dure-mère dans la portion qui répond au cervelet, elle a été enlevée à droite pour montrer les circonvolutions de l'organe. — 3*a*, muscle constricteur supérieur du pharynx. — 3*b*, muscle constricteur moyen. — 3*c*, muscle constricteur inférieur du pharynx : sur les parties latérales du pharynx on voit les carotides, les veines jugulaires. — 4, les deux artères pharyngiennes inférieures. — 5, omoplate coupée et les muscles qui l'environnent. — 6, lobes inférieurs des poumons, le sillon interlobaire commence plus bas à droite qu'à gauche. — 7, trachée recouverte par l'œsophage et la débordant un peu à droite. Le chiffre 7 repose sur le lobe supérieur droit du poumon. — 8, œsophage. — 9, canal thoracique. — 10, aorte thoracique avec les artères intercostales coupées. — 11, veine azygos qui passe au-dessus de la racine du poumon droit pour se porter en avant et s'ouvrir dans la veine cave supérieure. — 11 *a*, veine semi-azygos. — 12, tronc brachio-céphalique d'où naissent la carotide et la sous-clavière droites. — 13, artère sous-clavière gauche naissant directement de la crosse de l'aorte. — 14, diaphragme dont la portion lombaire a été enlevée (la convexité sur laquelle repose le chiffre 14 est déterminée par la saillie du foie). — 15, convexité répondant à la rate. — 16, péritoine à travers lequel on aperçoit le gros intestin et l'intestin grêle. — 17, rein; en haut et en dedans les capsules surrénales; le grand axe des reins n'est pas vertical, mais oblique; l'extrémité supérieure du rein est plus rapprochée de la colonne vertébrale que l'inférieure; au niveau du hile on voit entrer les artères et sortir les veines; le bassinet, d'abord large, se rétrécit pour se continuer avec l'uretère; l'uretère descend le long des gros vaisseaux en arrière des vaisseaux spermatiques, puis en avant des vaisseaux iliaques. — 18, aorte abdominale avec les artères lombaires coupées : les deux artères rénales inégales et la mésentérique supérieure; l'artère spermatique droite se détache directement de l'aorte. La gauche de l'artère rénale correspondante. — 19, veine cave inférieure avec les veines lombaires coupées et les deux veines rénales d'inégale longueur. — 20, vaisseaux spermatiques. — 21, lieu où l'aorte abdominale et la veine cave inférieure se divisent en leurs deux branches terminales. — 22, sac péritonéal ouvert avec l'artère hémorrhoïdale supérieure. — 23, rectum, le péritoine cesse de le recouvrir à ce niveau. — 24, paroi osseuse du bassin, l'articulation sacro-iliaque coupée. — 25, moyen fessier. — 26, grand fessier. — 27, grand psoas.

Fig. 57 *b*.

Cl, clavicule. — Sc, omoplate. — *Il*, os iliaque. — F, tête et col du fémur avec *k*, la capsule fibreuse. Dans l'espace compris entre l'ischion et le pubis, se trouvent immédiatement accolés les uns aux autres, les muscles grand, petit et moyen fessiers, pyramidal, carré fémoral, obturateur interne et jumeaux. — I, première côte coupée. — II, partie antérieure et postérieure de la deuxième côte coupée. — X, partie antérieure de la dixième côte. — XII, partie postérieure de la douzième côte devant laquelle est placé le rein droit. — *a*, veine jugulaire externe. — *b*, plexus brachial; en avant et en bas de celui-ci, artère sous-clavière avec les deux veines situées en avant d'elle. — *e*, lobe supérieur du poumon droit séparé par le sillon interlobaire droit du lobe moyen *d*, en forme de coin. — *e*, lobe inférieur du poumon droit séparé en avant du lobe moyen par la scissure interlobaire inférieure, adossé directement en arrière au lobe supérieur; les bords inférieurs des poumons ne s'étendent pas jusqu'aux limites inférieures de la cavité thoracique et laissent persister deux grands espaces thoraciques complémentaires. Le bord inférieur du poumon répond en arrière au bord inférieur de la dixième côte; l'espace complémentaire répond au dixième espace intercostal, à la onzième côte, au onzième espace intercostal. Le bord du poumon s'arrête en avant au niveau du bord supérieur de la sixième côte; l'espace pleural complémentaire s'étend jusqu'au niveau du sixième espace. — *f*, foie notablement hypertrophié occupant l'excavation du diaphragme, de la paroi postérieure à la paroi antérieure de l'abdomen; le poumon, en pénétrant dans l'espace complémentaire postérieur, l'écarte des côtes. Le foie hypertrophié dépasse en avant le cartilage des fausses côtes et présente en arrière son impression rénale qui loge

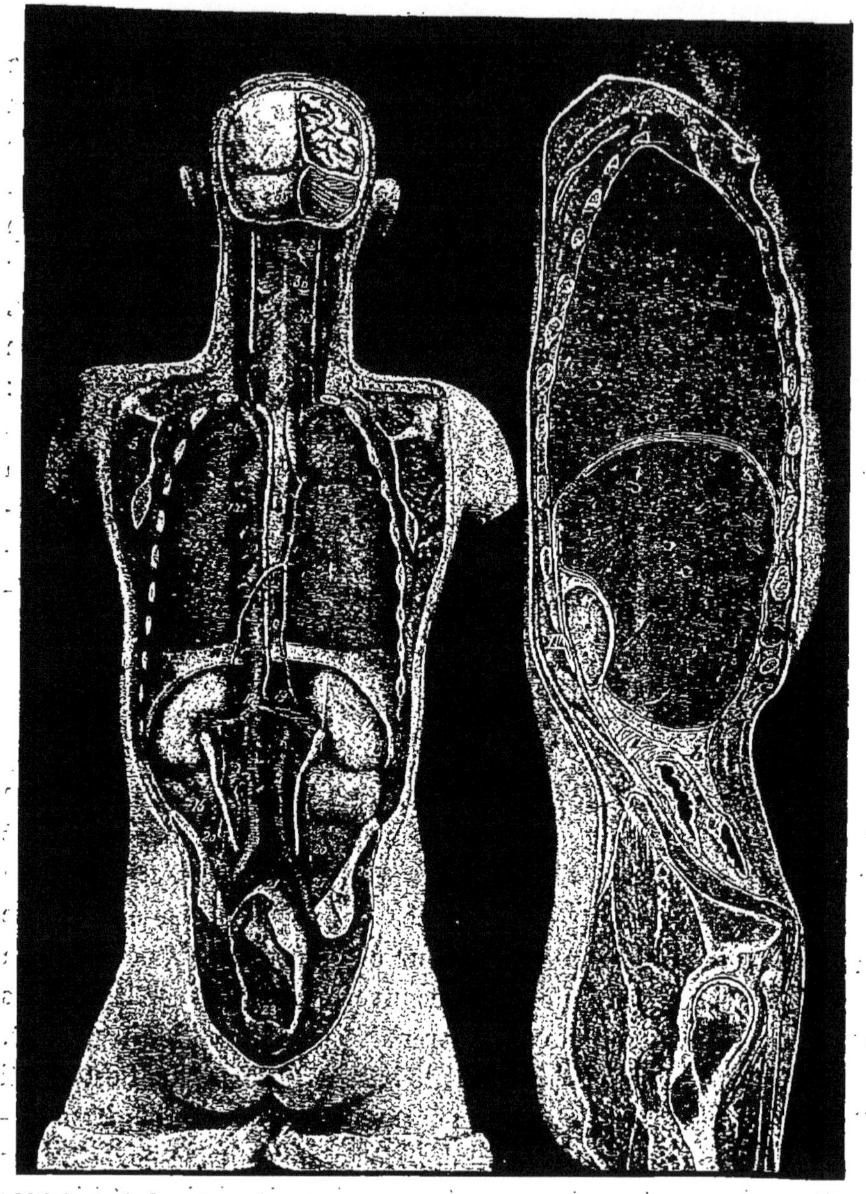

Fig. 57 *a.* — *Les organes du tronc vus d'en arrière. La colonne vertébrale, le sacrum, le coccyx, la partie postérieure des côtes, la partie postérieure des os iliaques, ont été enlevés.*

Fig. 57 *b.* — *Coupe sagittale passant par la portion droite du thorax. Sujet congelé, homme.*

le rein. En arrière et en haut le foie est uni au diaphragme par sa portion dépourvue de péritoine. — *g*, rein droit coupé verticalement, séparé du revêtement péritonéal par une capsule adipeuse faiblement développée ; la partie antérieure du rein est recouverte par le péritoine, ce qui facilite le glissement du foie. — *h*, portion coupée du grand épiploon appliquée à la paroi abdominale antérieure. — *i*, côlon ascendant enveloppé par le grand épiploon.

seaux et deviendrait inapte à remplir ses fonctions. C'est le stroma conjonctif de la capsule adipeuse qui contribue surtout à la fixation du rein ; la portion du péritoine adhérente à la partie antérieure de l'organe joue aussi un certain rôle. Quand, à la suite d'une maladie, la graisse de la capsule disparaît, le stroma conjonctif se trouve trop lâche, le rein est par suite mal suspendu et peut alors s'abaisser. Ces reins mobiles sont plus fréquents chez la femme que chez l'homme.

La pression abdominale joue un rôle important dans la fixation du rein comme dans la fixation des autres organes de l'abdomen : cette pression intra-abdominale est la conséquence de l'élasticité et de la tonicité des parois de l'abdomen, jointes à la pression atmosphérique qui s'exerce à leur surface. La pression intra-abdominale fixe d'autant plus solidement le rein qu'elle s'exerce seulement sur sa face antérieure, et l'applique sur la colonne vertébrale et sur les côtes.

b. URETÈRES.

Les uretères sont des canaux contractiles destinés à conduire l'urine du rein à la vessie ; au niveau de leur origine, ils peuvent être simples ou doubles. Ils émergent du hile du rein et font suite aux calices. Le nombre des calices est variable, on en compte ordinairement huit à quatorze pour chaque rein; ils occupent la partie postérieure du hile, sont recouverts en avant par les artères rénales qui les séparent des veines rénales situées tout à fait en avant. Les calices forment en s'unissant le bassinet. Le bassinet est aplati d'avant en arrière et présente la forme d'un cône dont la base embrasse le sommet des calices et dont le sommet forme l'origine des uretères. Les uretères traversent les régions lombaires et iliaques et le petit bassin dans presque toute leur étendue. Ils sont accolés à la face postérieure du péritoine pariétal et se déplacent avec lui. En incisant le revêtement péritonéal devant l'uretère et en relevant ce conduit, on constate qu'il repose sur l'aponévrose du carré des lombes et sur le grand psoas; dans la cavité pelvienne, l'uretère, encore adossé au péritoine, repose sur la partie latérale du bassin, puis sur l'aponévrose pelvienne. A ce niveau, il change de direction et vient s'ouvrir sur le fond de la vessie; les vaisseaux spermatiques passent devant lui, le croisent à angle aigu puis se portent en bas et en dehors. Au niveau du détroit supérieur, l'uretère est placé immédiatement devant les vaisseaux iliaques; plus bas, dans le bassin, il entre en contact avec le canal déférent qui passe devant lui pour venir s'appliquer sur le bas-fond de la vessie, tout près de la ligne médiane.

6. Éviscération de l'abdomen.

On peut, pour extraire les différents organes de l'abdomen, employer divers procédés : il faut choisir celui qui répond le mieux au but qu'on se propose. L'anatomiste qui veut faire de l'enseignement doit varier ses procédés d'un très grand nombre de manières. suivant les organes qu'il veut présenter, suivant le point qu'il veut mettre en lumière. Nous ne pouvons entrer ici dans tous les développements nécessaires à l'exposé de cette méthode. Le médecin recherche simplement les modifications que la maladie a fait subir à certains organes, et borne son exploration à quelques-uns d'entre eux; il peut donc employer des procédés très différents. Nous ne parlerons ici que des procédés que l'on peut employer quand les organes ont conservé leurs rapports. Lorsqu'on sait pratiquer l'ablation de tous ces organes, suivant le procédé classique, il est facile d'en déduire un procédé applicable à un organe donné.

La paroi abdominale antérieure est incisée suivant deux lignes, l'une verticale, l'autre horizontale, se croisant à angle droit. On relève les quatre lambeaux ainsi obtenus et on examine tous les organes et viscères en les manipulant le moins possible et sans exercer sur eux de tractions violentes. Quand on a examiné tous les organes, on libère et on retire d'abord : *a*, le gros intestin et l'intestin grêle; *b*, l'estomac et le duodénum avec le foie, la rate et le pancréas.

Il faut enlever les organes en deux groupes pour laisser l'estomac et le duodénum en rapport avec les glandes qui leur sont annexées. On peut ainsi examiner l'état des conduits excréteurs de ces glandes. Le rectum doit être laissé en place afin qu'on puisse étudier ensuite ses connexions avec les organes génitaux.

a. Intestin grêle et gros intestin.

Pour extraire de l'abdomen l'intestin grêle et le gros intestin, saisir le grand épiploon au niveau de son bord inférieur, le relever et le rejeter en haut du côté du thorax, aussi loin que le permet le côlon transverse. Tirer toutes les anses de l'intestin grêle hors de l'abdomen en les réclinant sur le côté droit. La partie terminale du duodénum reste fixée en avant et à gauche de la colonne vertébrale. A ce niveau, couper derrière le mésentère l'origine du jéjunum. Le mésentère est encore court à ce niveau, libérer l'intestin dans une étendue de 3 à 4 centimètres, faire une double ligature aux deux extrémités de ce segment et le couper transversalement entre les deux ligatures. Faire de même sur la partie terminale du gros intestin au point où l'S iliaque se continue avec le rectum.

Saisissant l'S iliaque de la main gauche, le tirer fortement en avant et couper avec un couteau toutes les parties qui viennent se fixer sur le côlon descendant, ascendant et transverse. Le côlon transverse est séparé du ligament gastro-colique avec des ciseaux. La libération de l'angle gauche, et surtout de l'angle droit du côlon situé devant le duodénum, demande une attention particulière. Il faut extraire l'angle droit en tirant sur le côlon, car le duodénum et le côlon, dépourvus de revêtement péritonéal, s'adossent immédiatement et confondent en partie leurs couches musculaires.

Quand l'angle droit du côlon est libéré, il est facile d'isoler le côlon ascendant et le cæcum dans les régions lombaire et sacrée droites jusqu'au niveau du point où l'intestin grêle se jette dans le cæcum. Pour extraire l'intestin grêle, on peut employer deux procédés : ou bien on coupe le mésentère à son insertion sur l'intestin grêle avec un couteau ou des ciseaux; ou bien, pédiculisant complètement l'intestin grêle entre le pouce et l'index gauches, on coupe le mésentère à sa racine, immédiatement devant la colonne vertébrale.

Je recommande la dernière méthode, parce qu'elle me paraît plus simple et permet d'étudier ensuite plus facilement sur une planche l'intestin grêle.

b. Organes contenus dans la concavité du diaphragme.

Si les organes du thorax ont déjà été enlevés, l'ablation des organes de la concavité du diaphragme est rendue beaucoup plus facile. Quand le thorax est encore fermé, quand l'ouverture inférieure du thorax est notablement rétrécie, comme c'est le cas chez les femmes qui ont longtemps porté le corset, ces organes sont difficiles à extraire.

Tous les organes appartenant à l'appareil digestif, et encore placés dans la cavité abdominale, doivent être enlevés en masse. Commencer par libérer le foie. Dans ce but, un aide fixe les fausses côtes droites en les tirant en avant. On coupe avec un couteau le ligament suspenseur jusqu'au ligament coronaire ; ce qui permet d'abaisser fortement le foie en avant, et de tendre le ligament coronaire qui devient alors très apparent. Couper ce ligament des deux côtés jusqu'à la veine cave, en ayant soin de respecter ce vaisseau. Mettre une ligature sur le cardia et couper à droite et à gauche le ligament phréno-gastrique. Mobiliser et tirer légèrement l'œsophage, sectionner ce conduit entre deux ligatures. Saisir alors la rate, la tirer en avant, couper le ligament phréno-liénal et séparer la rate, le pancréas, l'estomac et le duodénum du rein et de la capsule surrénale correspondants. Après s'être assuré que rien ne tient plus, remettre les organes en place et revenir au point de départ ; libérer le foie de la capsule surrénale gauche, couper la veine cave deux fois au-dessus et au-dessous du bord postérieur du foie et enlever rapidement les organes. Par ce procédé, ils ne sont point souillés par le sang qui s'échappe des deux orifices de la veine.

Les organes, une fois extraits, sont placés dans l'eau et lavés. On peut alors les étudier.

Dans les salles de dissection, on peut encore extraire tous les organes en une seule masse, du diaphragme au bassin. On laisse seulement en place les reins et la capsule surrénale. Après avoir étudié le péritoine sur une semblable préparation, couper la partie terminale du duodénum et séparer les organes en deux groupes comme précédemment. Le duodénum doit toujours rester en connection avec l'estomac, le foie et le pancréas, car c'est dans cette portion d'intestin que viennent déboucher les canaux excréteurs des glandes.

VII. — BASSIN

L'étude de l'anatomie topographique du bassin présente de grandes difficultés pour le débutant. Les organes des deux sexes, organes urinaires ou génitaux, qui font saillie dans la cavité abdominale, en soulevant légèrement le péritoine ou en s'invaginant entre ses feuillets, sont assez faciles à voir ; mais les organes qui appartiennent au périnée sont très difficiles à se représenter, car, en les préparant, on détruit la plupart de leurs connexions. De même, les vaisseaux et les nerfs destinés à la peau perdent une grande partie de leurs rapports, puisqu'on ne peut les préparer qu'en enlevant la peau.

La préparation des organes contenus dans le bassin dans les deux sexes présente encore plus de difficulté : si on conserve la ceinture osseuse, les organes sont difficilement accessibles ; si on sectionne les os, les organes perdent tout moyen de fixité et se déplacent ; aussi doit-on regarder comme un grand progrès dans l'étude de ces régions l'emploi des coupes de sujets congelés pratiquées à différentes hauteurs. Ce procédé a été adopté, non seulement dans les instituts anatomiques, mais encore dans les cours d'accouchement. Il permet de déterminer la situation, les moyens de fixité des organes, et en outre d'étudier la distribution des éléments conjonctifs, éléments qui jouent un rôle très important physiologiquement et pathologiquement. Je veux parler de la graisse et du tissu cellulo-adipeux qui sont répandus dans le bassin, servant à la fois de moyen de fixation et de tissu de remplissage, passant du bassin à l'extérieur par différents orifices, tissus que les dissections, quelque fines qu'elles soient, ne permettent jamais d'étudier aussi bien que des coupes de sujets congelés.

Nous étudierons d'abord la région du périnée, puis le péritoine pelvien ; enfin, la disposition des organes compris entre le périnée et le péritoine chez l'homme et chez la femme. J'estime que ce procédé de description doit être préféré pour la démonstration, au procédé inverse que suivent la plupart des anatomies descriptives : description des organes, puis description des parois du bassin. L'étude du périnée, de ses muscles et de ses aponévroses, puis du péritoine, doit être le point de départ d'une description des organes ; elle permet de placer chacun d'eux dans la couche à laquelle il appartient.

1. Organes du bassin chez l'homme.

a. Périnée chez l'homme.

Pour préparer le périnée, il faut coucher le sujet sur le dos et élever autant que possible la région en ramenant les jambes fléchies devant l'abdomen et en mettant les cuisses en abduction forcée. Le sujet étant placé dans cette position, mener deux incisions convexes en dehors partant du coccyx, passant au-dessus des ischions, venant se rejoindre en avant au niveau de la racine des bourses. Détacher la peau de la périphérie vers le centre, jusqu'à l'anus, et la laisser adhérer à ce niveau à la muqueuse du rectum. On aura soin de préparer ensuite dans une moitié du périnée les aponévroses et les muscles, dans l'autre moitié les nerfs et les vaisseaux. Les vaisseaux sont plus profonds, c'est-à-dire situés plus haut ; les nerfs plus superficiels ; aussi, doit-on préparer les nerfs d'abord, les vaisseaux ensuite.

Au-dessous du tissu cellulo-adipeux sous-cutané, on tombe sur l'aponévrose superficielle du périnée ; c'est une lame mince perforée en maint endroit, par conséquent incomplète. Partie du grand fessier, du coccyx et de l'ischion, elle se porte en dedans et en avant et ne prend le caractère de véritable aponévrose qu'au voisinage de l'arcade ischio-pubienne, au moment où elle rencontre les muscles transverse superficiel du périnée, bulbo et ischio-caverneux. Dans l'intervalle des muscles elle se confond avec l'aponévrose moyenne du périnée située au-dessous d'elle. Soulevant cette aponévrose, on met à nu le bord inférieur et interne du grand fessier, puis on étudie le muscle sphincter externe de l'anus (fig. 58). Ce muscle naît du coccyx et de la face profonde de la peau; mais ses faisceaux les plus internes sont disposés en forme d'anneau et n'entrent pas en connexion avec les parties périphériques; les faisceaux les plus externes circonscrivent l'anus à droite et à gauche, puis se perdent en avant, se continuant en partie avec les fibres du bulbo-caverneux du même côté, en partie avec celles du bulbo-caverneux du côté opposé, en s'entre-croisant avec des fibres similaires de l'autre moitié du sphincter. Au niveau de l'entre-croisement des fibres, on voit aboutir le muscle transverse superficiel du périnée, muscle inconstant qui naît du périoste au niveau de la face profonde de la tubérosité de l'ischion. Après avoir préparé ce muscle, préparer une des moitiés du muscle bulbo-caverneux, dont le corps charnu recouvre le bulbe et la partie postérieure du corps spongieux et se termine en se perdant dans les enveloppes des corps caverneux. Plus en dehors, nous trouvons le muscle ischio-caverneux, qui, né de la branche ascendante de l'ischion et descendante du pubis, se porte en haut et en avant pour se fixer en avant à la tunique albuginée du corps caverneux.

L'espace compris entre le rectum et l'ischion forme ce qu'on appelle le creux ou triangle ischio-rectal. Cet espace est rempli par une masse adipeuse très développée; en enlevant cette masse on tombe sur une lame cellulo-fibreuse (1). Cette lame part du bord inférieur du muscle grand fessier et de l'ischion, se confondant à ce niveau avec l'aponévrose superficielle déjà décrite. Elle tapisse la face interne de l'ischion [l'obturateur interne et l'aponévrose qui le recouvre] et remonte dans le périnée jusqu'au niveau du point où le releveur de l'anus se détache de la ceinture pelvienne. Elle tapisse ainsi l'angle aigu à sommet supérieur que forment en se rencontrant ces deux organes. Elle se réfléchit sur le muscle, tapisse sa face inférieure et externe [aponévrose du releveur], arrive au niveau de l'anus où elle s'amincit, et se perd en avant dans l'aponévrose superficielle du périnée, recouvrant avec celle-

(1) *Fascia perinei profunda.*

ci les muscles du triangle périnéal antérieur. Dans ce triangle on ne peut isoler qu'une seule aponévrose, et toutes les dissections qui mettent en évidence d'autres feuillets sont artificielles.

Après avoir étudié les connexions de l'aponévrose du releveur, son trajet assez compliqué, disséquer le releveur de l'anus (1). C'est un des muscles les plus développés du périnée. Il se compose de deux portions différant par leur fonction : l'une est antérieure et l'autre postérieure. La partie antérieure se détache de la face postérieure du pubis, s'adosse à la vessie, et surtout à la prostate, puis à l'anus, et se perd dans le sphincter externe de l'anus. En se contractant, cette partie du releveur tire l'anus en avant et ouvre ainsi son orifice. Il est alors antagoniste du sphincter. La partie postérieure du releveur se détache, comme la précédente, de l'aponévrose pelvienne, mais sur un point plus reculé ; en arrière de cette aponévrose, il part de la petite épine sciatique, du grand et du petit ligament sacro-sciatique. Nées de ces différents points, les fibres du releveur décrivent une série d'arcades à concavité antérieure ; elles se terminent sur le rectum, sur les dernières sacrées et sur les parties latérales du coccyx auquel elles peuvent imprimer quelques mouvements. La partie postérieure du releveur ne prenant aucune insertion sur le sphincter ne peut contribuer à élever l'anus, mais agit beaucoup plutôt comme compresseur du rectum.

Pour terminer l'étude des muscles du périnée, il ne reste plus à préparer qu'un seul muscle transversalement tendu entre les deux branches ischio-pubiennes, c'est le transverse profond du périnée. Ce muscle est aplati, formé d'un grand nombre de faisceaux au travers desquels on voit passer l'urèthre. On peut donc distinguer au muscle une partie antérieure, pré-uréthrale, une partie postérieure, rétro-uréthrale. En se contractant simultanément, les deux portions peuvent comprimer fortement la partie membraneuse de l'urèthre ; un certain nombre de faisceaux sont placés devant la prostate et se continuent avec les muscles lisses annexés à cette glande. Ils peuvent exercer sur elle une certaine

(1) *Compressor recti, seu levator ani.*

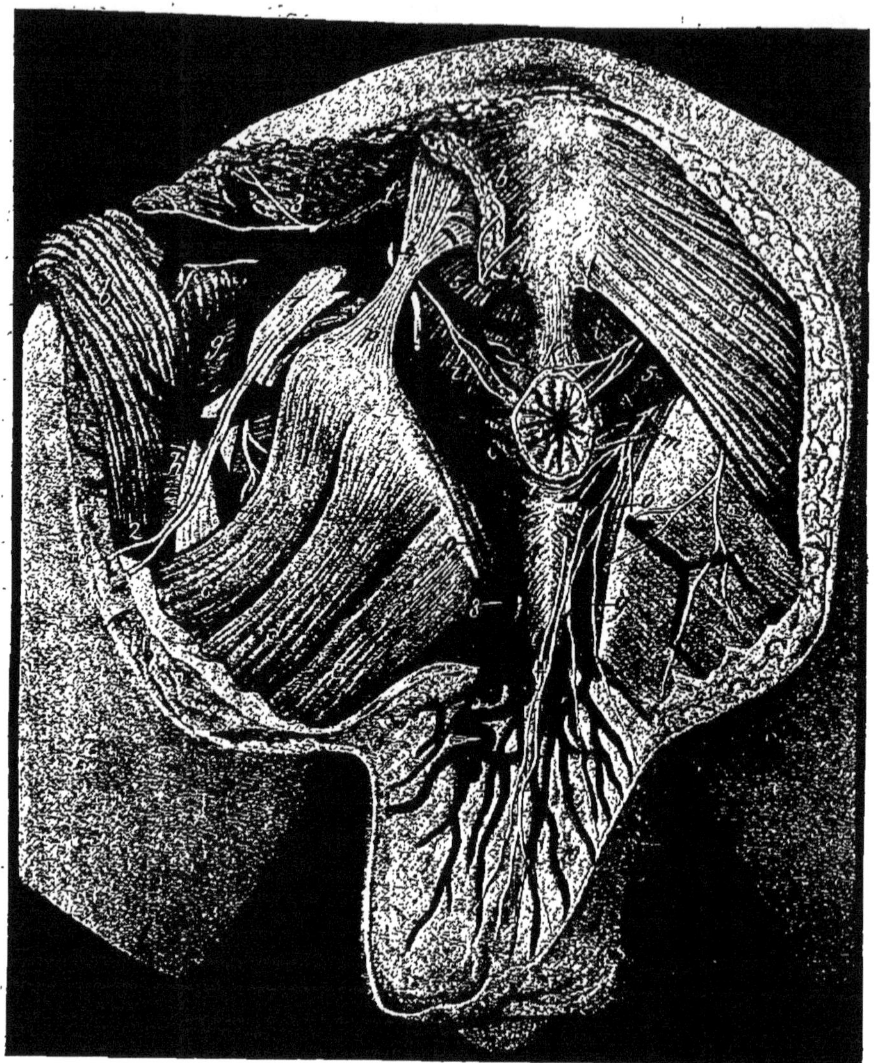

Fig. 58. — *Muscles et vaisseaux de la région ischiatique et du périnée de l'homme.*

a, grand fessier. — *b*, portion inférieure et interne du grand fessier gauche coupée et relevée. — *c* et *d*, fléchisseurs de la cuisse. — *e*, droit interne. — *f*, pyramidal. — *g*, muscle obturateur interne et deux jumeaux. — *h*, carré fémoral. — *i*, muscle releveur de l'anus. — *k*, muscle sphincter externe de l'anus. — *l*, muscle bulbo-caverneux. — *m*, muscle transverse superficiel du périnée. — *n*, muscle transverse profond du périnée. — *o*, ischio-caverneux. — *p*, grand ligament sacro-sciatique (sacro-tubérositaire). — 1, nerf sciatique. — 2, nerf fémoro-poplité. — 3, nerf fessier inférieur destiné au grand fessier. — 4, nerf honteux interne. — 5, vaisseaux et nerfs hémorroïdaux inférieurs. — 6, artères et veines transverses du périnée. — 7, artère et veine bulbeuses. — 8, artère et veine honteuse interne se portant en avant et en haut occupant le côté interne de la branche descendante du pubis. — 9, nerf périnéal superficiel. — 10, face postérieure des bourses.

pression ; plus loin, le muscle entoure complètement les glandes de Cooper situées au-dessous de la portion membraneuse de l'urèthre, et contribue par ses contractions à expulser leur contenu (1). Après avoir étudié d'un côté les muscles du périnée, préparer du côté opposé les vaisseaux et les nerfs.

Le principal tronc artériel de la région est l'artère honteuse interne (2), elle fait suite à la branche antérieure de l'artère hypogastrique ; elle sort par la grande échancrure sciatique (sous le pyramidal), contourne la petite épine sciatique et passe dans la petite échancrure sciatique, au-dessus du grand ligament sacro-sciatique. Arrivée là, elle se porte en avant et en dedans pour atteindre le périnée. Dans le périnée, elle est appliquée à la face interne de la paroi latérale de la fosse ischio-rectale enveloppée par l'aponévrose qui tapisse cette fosse. Plus en avant elle occupe l'espace compris entre le bulbe et l'ischio-caverneux (*l* et *o*, fig. 58). Elle abandonne successivement dans son trajet l'artère hémorroïdale inférieure (5) (3) destinée aux muscles et aux parties molles de la région anale, puis l'artère transverse superficielle du périnée (6) qui se rend en avant de l'anus ; enfin, l'artère périnéale superficielle dont la branche terminale (4) vient se perdre dans la partie postérieure du scrotum (8).

Après avoir abandonné ces rameaux, l'artère continue son trajet, s'engage dans l'épaisseur de l'aponévrose moyenne du périnée. De sa partie interne se détache une branche volumineuse placée comme le tronc de l'artère dans l'épaisseur de l'aponévrose moyenne et destinée au bulbe ; c'est l'artère bulbeuse ou transverse profonde du périnée (5). Plus loin, elle fournit l'artère caverneuse destinée

(1) [Le muscle transverse profond est composé de fibres pâles tendues entre deux plans aponévrotiques. L'ensemble de l'aponévrose et du muscle constitue le ligament de Carcassonne ou aponévrose moyenne. On a beaucoup discuté pour savoir quelles étaient les connexions exactes du tissu musculaire avec la ceinture osseuse et l'urèthre. Ces connexions ne peuvent être étudiées qu'à l'aide de procédés spéciaux. C'est pourquoi la question n'est pas étudiée ici. On en trouve le résumé dans le *Dict. encyclopédique des Sc. médicales* à l'article URÈTHRE de M. Quenu. M. Quenu y fait connaître également ses recherches personnelles.]

(2) *Arteria pudenda communis.*

(3) *Arteria hemorrhoidalis externa.*

(4) *Rami scrotales posteriores.*

(5) *Arteria bulbo-urethralis.*

au corps caverneux. Considérablement réduite de volume, la honteuse interne se porte en avant sur le dos de la verge, formant la dorsale de la verge.

Les veines de la région, d'une manière générale, répondent aux artères, mais elles sont beaucoup plus nombreuses, plus sinueuses, et forment souvent autour du tronc artériel un véritable plexus. Elles sont ordinairement au nombre de deux pour chaque artère.

Les nerfs sont fournis par le plexus sacré (1) et par le plexus hypogastrique (2). D'une manière générale, ils présentent la même disposition que les vaisseaux; le nerf principal, à la fois moteur et sensitif, est le nerf honteux interne (3). Il est placé au-dessous des vaisseaux, c'est-à-dire plus superficiel; il envoie au sphincter et au releveur de l'anus le nerf hémorroïdal inférieur (4), puis des rameaux au périnée, au scrotum, et enfin des branches motrices et sensitives aux muscles du périnée, à l'urèthre et au corps caverneux.

Exactement, le nerf honteux interne côtoie l'artère honteuse interne dans le périnée. Il se termine sous le nom de branche pénienne ou dorsale de la verge, en passant sous le ligament sous-pubien pour se distribuer à la verge. Ses branches se prolongent en avant jusqu'au gland; latéralement, elles descendent vers le corps spongieux.

[Au moment où il atteint le périnée, il émet une branche, la branche périnéale ou inférieure. Cette branche donne des rameaux à l'anus, un rameau fémoro-périnéal destiné à la peau du périnée et de la racine de la cuisse, et enfin se divise en rameau profond ou musculo-uréthral qui traverse tous les muscles du périnée et la muqueuse uréthrale, et en rameau superficiel qui suit la face superficielle de l'aponévrose superficielle du périnée et se termine dans le scrotum.]

Les filets sympathiques issus du plexus hypogastrique inférieur suivent les branches sensitives sur le dos du pénis et partagent leur distribution dans les divers organes de la verge.

Les lymphatiques du périnée se rendent dans les ganglions du

(1) *Plexus sacro-coccygeus.*

(2) *Plexus hypogastricus inferior.*

(3) *Nervus pudendus communis.*

(4) [D'après les classiques français cette branche vient directement du plexus sacré.]

petit bassin; ceux du pénis, en partie dans ces mêmes ganglions, en partie dans ceux de la région inguinale.

b. Péritoine pelvien chez l'homme.

Après avoir ouvert la cavité abdominale, il suffit de relever les anses d'intestin grêle pour étudier, si le sujet est normal, les connexions du péritoine avec les différents organes du petit bassin.

En arrière, le rectum s'invagine dans le péritoine de telle sorte que dans sa partie supérieure, jusqu'au niveau du promontoire, il possède un revêtement séreux complet ainsi qu'un méso-rectum. A partir de la deuxième vertèbre sacrée, le péritoine disparaît sur la paroi postérieure et n'enveloppe plus que les parties latérales et antérieures du gros intestin. A partir de la troisième vertèbre, il quitte même la paroi antérieure et passe directement de celle-ci sur la vessie et les deux vésicules séminales. Il en résulte que le rectum, dans sa partie terminale, est complètement dépourvu d'enveloppe péritonéale. A ce niveau, il est uni aux parties voisines, soit par du tissu conjonctif, soit directement par implantation de ses fibres musculaires.

En passant du rectum sur la vessie, le péritoine forme un cul-de-sac profond ouvert en haut, c'est le cul-de-sac recto-vésical ou de Douglas qui loge les anses inférieures de l'intestin grêle.

La vessie et les vésicules séminales ne sont recouvertes par le péritoine qu'au niveau de leur partie postérieure : le péritoine est uni lâchement au muscle vésical. Du sommet de la vessie, le péritoine passe sur la face postérieure de la paroi antérieure de l'abdomen de telle sorte qu'entre la face antérieure de la vessie, la paroi postérieure de l'abdomen et la symphyse du pubis on ne rencontre qu'un tissu conjonctif lâche qui permet à la vessie de glisser dans ses alternatives de dilatation et de resserrement. En avant et un peu en dehors, on aperçoit les plis et les fossettes que forme le péritoine en face de la région inguinale, ce sont les fossettes inguinales que nous avons déjà décrites.

Dans la région du cul-de-sac de Douglas, le péritoine se soulève, formant un repli transversal, le repli semi-lunaire de Douglas.

Ce repli passe devant la partie terminale du gros intestin. Il s'oppose à son déplacement et protège ainsi les différents organes situés devant le rectum : bas-fond de la vessie, vésicules séminales et vaisseaux déférents. Quand le gros intestin est complètement

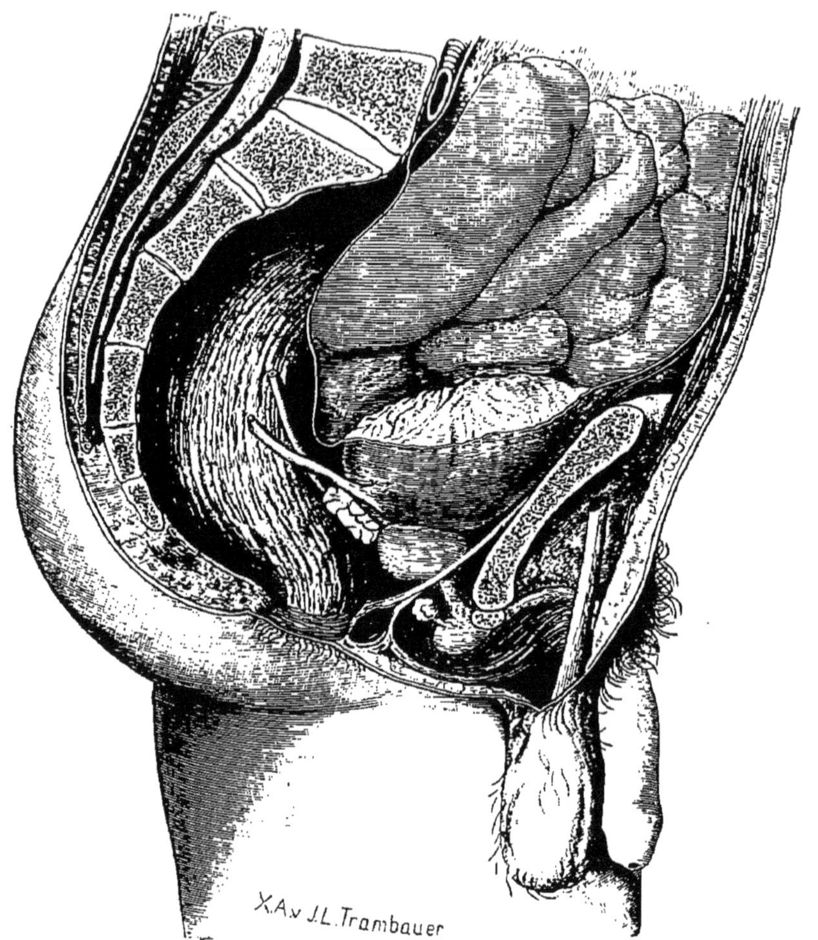

Fig. 59. — *Organes du petit bassin de l'homme, d'après Rotter.*

dilaté, le repli de Douglas a la forme d'un croissant à concavité postérieure s'appliquant par sa concavité sur la face antérieure du gros intestin presque exactement, tandis que sa face antérieure ou convexe est tournée vers la vessie et les organes génitaux.

Ce repli est constitué par un double feuillet péritonéal et par un substratum conjonctif. Il rappelle complètement les ligaments utéro-sacrés qui, chez la femme, vont du col utérin au sacrum. On voit ramper sous le péritoine du petit bassin, latéralement en avant, les deux canaux déférents; en arrière, les deux uretères; ces organes se voient sans préparation spéciale.

c. APONÉVROSE PELVIENNE.

Le péritoine, le plancher périnéal ne suffisent pas à fixer les organes qui sont situés dans la cavité pelvienne. Le véritable moyen de fixité des organes pelviens leur est fourni par l'aponévrose pelvienne, particulièrement développée et renforcée dans les points où elle doit fournir une base d'implantation solide aux organes du bassin.

Pour préparer l'aponévrose pelvienne, inciser circulairement le péritoine sur le détroit supérieur du bassin, détacher ce péritoine des organes qu'il revêt et de la paroi, en se servant seulement d'un instrument mousse ou du manche du scalpel; on peut constater que dans le petit bassin le péritoine n'adhère aux parois que par un tissu conjonctif lâche et se laisse par suite facilement détacher. Oter ensuite avec la pince le tissu conjonctif assez adhérent; on voit alors une aponévrose de couleur blanc nacré, résistante, concave en haut. Cette aponévrose n'est autre que l'aponévrose pelvienne [ou périnéale supérieure].

L'aponévrose se détache en avant de la partie postérieure et inférieure de la symphyse pubienne; latéralement, d'une ligne demi-circulaire (1) étendue de la symphyse à la petite épine sciatique. En arrière, elle recouvre les muscles, les vaisseaux et les nerfs et présente un certain nombre d'orifices qui laissent passer les branches destinées aux organes pelviens. Latéralement, au point où elle se détache de la ceinture pelvienne, cette aponévrose est renforcée par des fibres arciformes qui se portent d'avant en arrière, du pubis aux environs de la petite épine sciatique. On décrit ces fibres sous le nom d'arcade tendineuse de l'aponévrose pelvienne.

(1) *Linea arcuata interna.*

Les connexions de cette aponévrose avec les organes du bassin sont très simples. Elle présente autant d'orifices que de viscères; ceux-ci s'engagent dans les orifices en contractant à ce niveau des

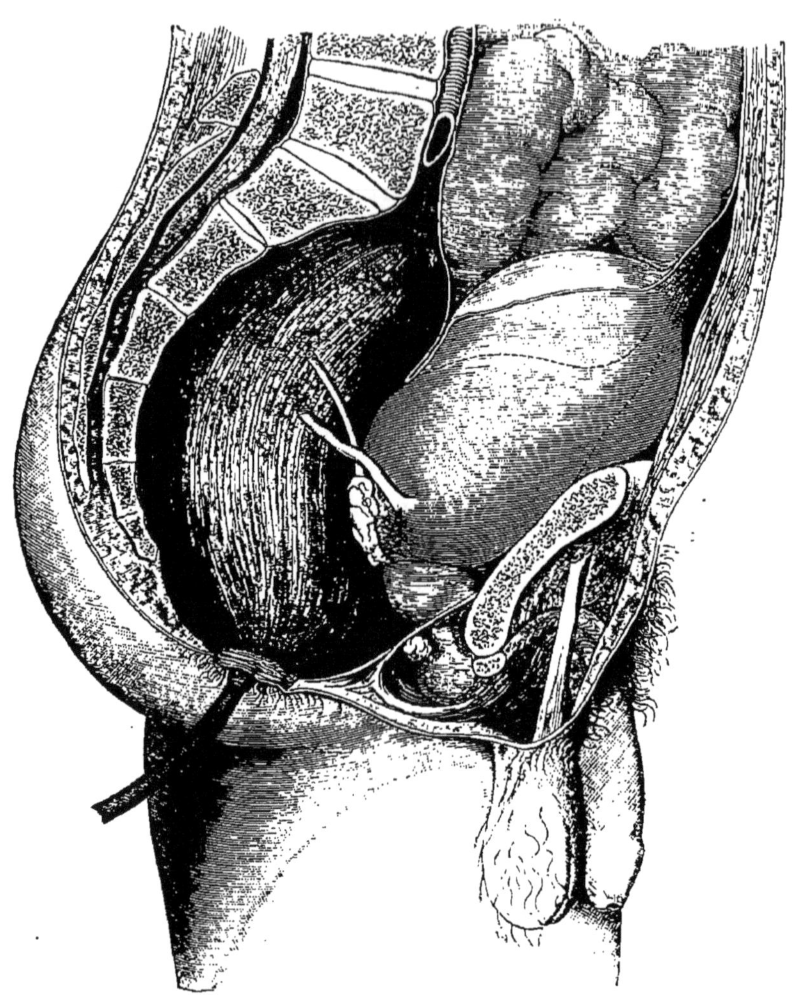

Fig. 60. — *Organes du bassin de l'homme, d'après Rotter. (La vessie et le rectum sont sur-distendus.)*

adhérences intimes avec l'aponévrose. L'aponévrose constitue ainsi pour les organes un important moyen de fixité. D'après quelques auteurs, l'aponévrose se dédoublerait et un des feuillets recouvrirait la face externe des organes. Il ne faut pas prendre au pied de la lettre cette description.

d. PORTION PELVIENNE DES ORGANES GÉNITO-URINAIRES DE L'HOMME.

Les organes urinaires et génitaux sont intimement unis chez l'homme, car le conduit excréteur de la vessie fonctionne également comme canal excréteur du sperme ; aussi, les deux appareils doivent être décrits simultanément.

La vessie est un réservoir dans lequel l'urine vient s'accumuler dans l'intervalle des mictions. Subissant à tout moment des variations de volume et de forme, la vessie se comporte en quelque sorte comme l'estomac (voir fig. 59 et 60). Nous ne parlons pas, bien entendu, ici des modifications que lui fait subir l'utérus gravide.

Tant que la vessie est à l'état de moyenne dilatation, elle reste cachée derrière la symphyse pubienne, qu'elle déborde seulement quand elle contient une grande quantité de liquide. Lorsque la vessie est fortement contractée, elle descend même au-dessous du grand diamètre du bassin.

La face antérieure de la vessie est dépourvue de péritoine. Elle est unie par un tissu conjonctif lâche à la partie antérieure de l'aponévrose pelvienne, à la partie postérieure du pubis, et lorsqu'elle est dilatée, à la face postérieure de la paroi abdominale. La face postérieure est lâchement recouverte par le péritoine, elle forme la limite antérieure de l'espace de Douglas et entre en rapport avec les anses d'intestin grêle qui descendent dans le petit bassin.

Les faces latérales de la vessie sont recouvertes en arrière par le péritoine ; en avant, elles s'adossent, suivant que la vessie est plus ou moins distendue, à la paroi antérieure ou même à la paroi latérale du bassin.

a, cinquième vertèbre lombaire. — *b*, première sacrée. — *c*, deuxième sacrée. — *d*, cinquième sacrée. — *e*, coccyx. — *f*, canal vertébral avec les nerfs sacrés enveloppés par la dure-mère. — *g*, paroi postérieure du canal sacré. — *h*, coupe du pubis au voisinage de la symphyse. — *i*, ligament sous-pubien coupé. — *k*, muscle du dos s'insérant sur la face postérieure du sacrum. — *l*, grand droit de l'abdomen. — *m*, tissu conjonctif derrière la symphyse pubienne [la lettre est placée trop à droite]. — *n*, face interne de la paroi abdominale. — *c*, ligament médian de la vessie (ouraque). — *p*, ligament latéral de la vessie (cordon ombilical). — *q*, pli épigastrique. — *r*, fosse pubo-vésicale. — *s*, fosse inguinale interne. — *t*, fosse inguinale externe. — *u*, vaisseaux épigastriques montant dans la fosse iliaque. — *v*, canal déférent. — *w*, pli transversal

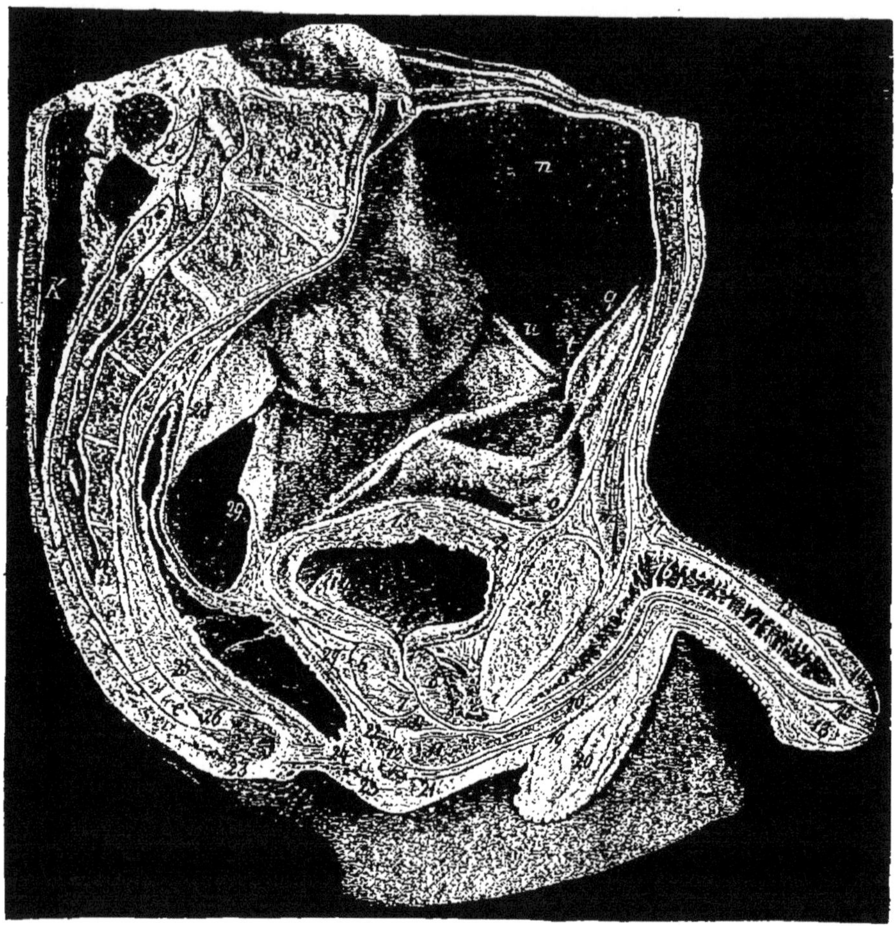

Fig. 61. — *Coupe sagittale du bassin de l'homme au voisinage de la ligne médiane.*

du péritoine qui divise l'excavation recto-vésicale en deux parties : une antérieure, une postérieure. — 1, paroi postérieure de la vessie revêtue de péritoine en haut et de sa muqueuse en bas. — 2, sommet de la vessie qui se continue par l'ouraque. — 3, bas-fond de la vessie partiellement unie au rectum. — 4, orifice vésical de l'uretère gauche — 5, col de la vessie avec l'orifice interne de l'urèthre. — 6, partie postérieure de la prostate. — 7, utricule prostatique. — 8, portion antérieure de la prostate. — 9, portion membraneuse de l'urèthre entouré de puissants muscles striés. — 10, urèthre et corps caverneux coupés. — 11, bulbe de l'urèthre. — 12, glande de Cooper entourée de tous côtés de fibres musculaires coupées transversalement. — 13, partie inférieure du gland. — 14, partie supérieure du gland. — 15, fosse naviculaire. — 16, corps caverneux du pénis. Au niveau du numéro 17 ce corps forme un angle. C'est là que se fixe le ligament suspenseur du pénis. — 18, peau et aponévrose du pénis : la première forme le prépuce. — 19, tunique albuginée du corps caverneux. — 20, cloison des bourses. — 21, muscle bulbo-caverneux. — 22, transverse profond du périnée. — 23, sphincter externe de l'anus. — 24, sphincter interne de l'anus. — 25, couche musculeuse longitudinale du rectum. — 26, muscle ano-coccygien. — 27, canal déférent et vésicule séminale. — 28, rectum recouvert en haut de péritoine, coupé en bas. — 29, pli transversal du péritoine dans la cavité de Douglas.

La vessie sur-distendue reste fixée par son fond à l'aponévrose pelvienne, mais s'étend latéralement et peut remplir toute la cavité du petit bassin, refoulant en haut tous les organes mobiles placés autour d'elle. Les figures 59 et 60, dessinées d'après Rotter, montrent que dans l'état de moyenne dilatation de la vessie et du gros intestin, l'espace de Douglas loge quelques anses de l'intestin grêle et une partie de l'S iliaque. Quand la vessie est artificiellement distendue ainsi que le gros intestin, ces organes sont refoulés en haut. La vessie s'élève alors au-dessus de la symphyse du pubis et s'adosse à la paroi abdominale antérieure. En se dilatant, le rectum et la vessie soulèvent le péritoine et le fond du cul-de-sac recto-vésical s'éloigne de l'anus.

La coupe médiane antéro-postérieure nous montre la vessie contractée, avec son col (fig. 61), entouré de toute part par la prostate. Le col est situé à égale distance du plan de la cavité pelvienne et du plan du détroit inférieur.

L'urèthre de l'homme se divise en trois portions : portion prostatique, portion membraneuse et portion caverneuse. Il est fixé par ses adhérences à l'aponévrose pelvienne, par les connexions qu'il affecte avec les muscles du périnée et par les insertions des corps caverneux aux branches ischio-pubiennes, enfin par le ligament suspenseur.

La portion prostatique de l'urèthre part du col et présente une longueur de 3 à 5 centimètres. Elle est enveloppée de toute part par la prostate, d'où son nom. L'urèthre traverse la prostate à l'union du tiers antérieur avec les deux tiers postérieurs de la glande. La glande est intimement unie à l'urèthre, au point qu'on ne peut distinguer nettement ce qui appartient à la glande et ce qui appartient en propre aux parois du canal.

La prostate et la portion prostatique de l'urèthre qu'elle enveloppe sont fixées par l'aponévrose pelvienne. Se détachant des parois du bassin, celle-ci vient former autour de la glande une véritable capsule : ligament capsulaire pelvi-prostatique. Cette capsule est encore renforcée par deux faisceaux fibreux qui se détachent de la face postérieure du corps du pubis, véritables dépendances de l'aponévrose pelvienne, que l'on décrit cependant comme des ligaments spéciaux sous le nom de ligaments pubo-prostatiques.

En connexion intime avec cette aponévrose, on voit des muscles striés puissants, qui acquièrent sur la partie latérale de la prostate une assez grande importance. Ces fibres constituent le sphincter

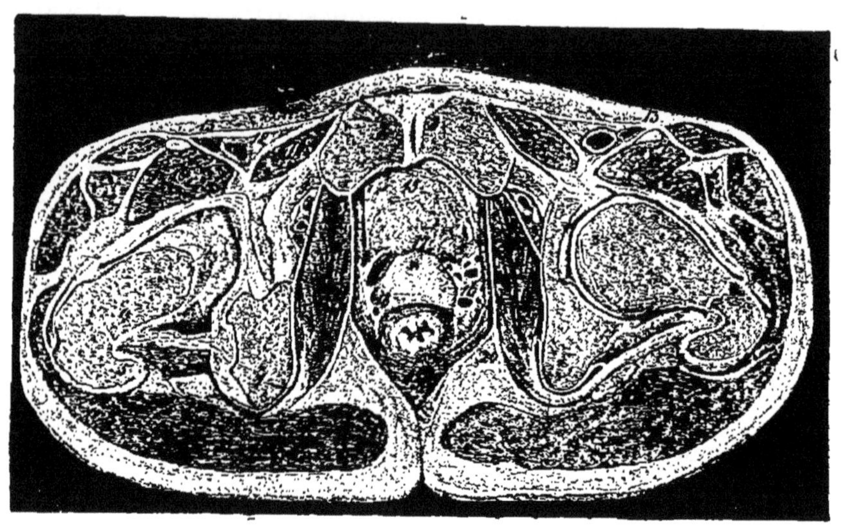

Fig. 62. — *Coupe horizontale d'un bassin d'homme au niveau de l'articulation de la hanche.*

1, ischion. — 2, pubis. — 3, symphyse. — 4, col du fémur. — 5, grand trochanter. — 6, muscle grand fessier. — 7, muscle obturateur interne. — 8, sa bourse séreuse dans la petite échancrure sciatique. — 9, bourse séreuse entre le grand fessier et le grand trochanter. — 10, psoas iliaque. — 11, pectiné. — 12, veine crurale. — 13, artère et nerf crural. — 14, vaisseaux obturateurs et nerfs du même nom, le chiffre est placé sur le muscle obturateur interne gauche. — 15, paroi vésicale. — 16, prostate. — 17, urèthre entouré de toute part par la prostate. — 18, les deux canaux éjaculateurs à la partie postérieure de la prostate. — 19, rectum affaissé et revenu sur lui-même. — 20, creux ischio-rectal rempli de graisse : on en voit partir une ligne blanche qui se porte vers le pubis et représente la coupe de l'aponévrose pelvienne. — 21, releveur de l'anus qui forme en s'adossant à celui du côté opposé un angle ouvert en haut rempli de graisse. — 22, nerf sciatique.

prostatique de l'urèthre. Elles forment une couche qui par ses contractions comprime l'urèthre, la prostate et peut même agir plus profondément sur la portion membraneuse.

La prostate est encastrée entre la symphyse pubienne et le gros intestin, immédiatement adossée à ce dernier, de sorte qu'on peut l'explorer par le toucher rectal. L'extrémité du doigt contourne facilement sa base.

En étudiant par leurs parties latérales des préparations du bassin, en regardant les coupes sagittales (fig. 59, 60, 61), on voit que la prostate forme autour de l'urèthre, à peu de distance de l'arcade pubienne, un anneau très inégalement développé. La partie faible est placée en avant ; dans quelques cas rares, la partie pré-uréthrale de la prostate manque. La prostate présente alors la forme d'une gouttière à concavité antérieure dans laquelle vient reposer l'urèthre. La prostate chez l'adulte est très inégalement développée. Indépendamment de l'hypertrophie qu'elle subit chez les vieillards, la prostate présente souvent, tout en restant dans les limites normales, des différences de grosseur et de forme qui influent considérablement sur la disposition du col et du bas-fond de la vessie.

La portion membraneuse de l'urèthre se trouve en arrière et au-dessous de l'arcade du pubis, peu éloignée de celle-ci. Cette portion de l'urèthre est très contractile. Étudiée sur des coupes sagittales, elle apparaît très courte au-dessous de l'aponévrose pelvienne masquée en bas par le bulbe de l'urèthre, de telle sorte qu'il est fort difficile, dans la taille périnéale, de l'atteindre sans blesser le bulbe.

La couche musculaire striée qui entoure la portion membraneuse est formée en partie de faisceaux erratiques du muscle transverse du périnée, qui entourent complètement cette portion de l'urèthre [muscle de Guthrie], et en partie de fibres dépendant de la prostate [muscle de Wilson].

Les glandes acineuses de Cooper se trouvent placées au-dessus et en arrière du bulbe, entourées de tous côtés par les muscles striés, de telle sorte que la contraction de ces muscles a pour effet de comprimer ces glandes et d'en faire sortir le contenu. Les conduits excréteurs de ces glandes viennent après un long trajet s'aboucher à la surface de la muqueuse de la portion bulbeuse de l'urèthre croisant obliquement les corps caverneux.

La portion caverneuse a été bien représentée sur la figure 61, dessinée d'après une coupe sagittale de sujet congelé. On voit sur cette coupe que l'urèthre décrit au-dessous de l'ogive pubienne un arc à concavité supérieure, monte devant la symphyse pubienne, puis se recourbe. La formation de cet angle (1) est déterminée par la présence du ligament suspenseur de la verge. Toute la portion du pénis située en arrière de ce ligament est fixe ; toute la portion située en avant est mobile.

Les deux corps caverneux du pénis vont se fixer sur le squelette osseux de l'arcade pubienne ; ils s'unissent en avant de la symphyse et forment par leur réunion une gouttière ouverte en bas qui loge le corps spongieux de l'urèthre. L'étude des connexions de ces organes appartient à l'anatomie descriptive.

Les canaux déférents et les vésicules séminales sont placés en arrière et sur les côtés du bas-fond de la vessie ; les vaisseaux déférents pénètrent dans le petit bassin immédiatement adossés à la face profonde du péritoine. Placées de part et d'autre de la ligne médiane, appliquées sur le bas-fond de la vessie, en dehors des canaux déférents, on aperçoit les vésicules séminales. Elles reposent en avant sur la vessie et sont recouvertes en partie en arrière par le péritoine.

Plus bas, dans un point que n'atteint jamais le péritoine, les canaux déférents et les vésicules séminales s'insinuent entre la vessie et le rectum. Vessie et rectum peuvent en se dilatant comprimer les vésicules séminales. Le canal déférent et les vésicules séminales s'unissent pour former le conduit éjaculateur. Ce conduit traverse la prostate et s'ouvre soit directement dans l'urèthre, soit dans l'utricule prostatique au niveau de son embouchure dans l'urèthre. L'utricule prostatique est le reste d'un organe embryonnaire ; il forme une poche contractile de grosseur variable qui semble formée par l'invagination de la muqueuse uréthrale dans la prostate.

Parfois, l'utricule prostatique est si développé que le fond atteint la face supérieure de la prostate. L'utricule est alors une amorce pour les fausses routes et présente une importance de premier ordre pour le cathétérisme.

(1) *Angulus præpubicus penis.*

2. Organes du bassin chez la femme.

a. PÉRINÉE.

Après avoir relevé les jambes, les avoir mises en abduction et les avoir fixées dans cette situation afin de rendre la région plus accessible, inciser la peau comme pour le périnée de l'homme, du coccyx à la symphyse du pubis, en circonscrivant un lambeau cutané par deux incisions convexes en dehors, passant sur le bord inférieur et interne du grand fessier. Préparer le lambeau cutané de la périphérie vers l'anus et la vulve, en respectant la continuité de la peau avec les muqueuses; en arrière au niveau de l'anus, en avant au niveau des grandes lèvres. Les organes situés au-dessus de l'aponévrose superficielle du périnée affectent chez la femme la même disposition que chez l'homme.

Écarter le bord du grand fessier en incisant l'aponévrose qui lui adhère, préparer ensuite le sphincter externe de l'anus. Il est disposé absolument comme chez l'homme, sauf à sa partie antérieure où il se partage en deux parties qui embrassent la vulve et forment le constricteur de la vulve ou constrictor cunni. Les faisceaux du sphincter de l'anus se continuent partie avec le constricteur du même côté, partie avec le constricteur du côté opposé, en s'entre-croisant sur la ligne médiane avec les fibres de la moitié opposée du sphincter. Chemin faisant, le constricteur de la vulve recouvre le bulbe du vagin et les glandes de Bartholin ou de Tiedemann. Très inégalement développées, ces glandes s'ouvrent au-dessous de l'hymen. Comme chez l'homme, au niveau du point où le sphincter de l'anus et le constricteur de la vulve se continuent, on voit aboutir les faisceaux du transverse superficiel du périnée, qu'il faut séparer avec soin de la graisse qui l'entoure. Suivre en avant le constricteur de la vulve jusqu'au corps caverneux du clitoris sur lequel il se termine et sur l'urèthre qu'il engaine.

Le muscle transverse profond du périnée est situé plus haut; il se détache de la branche descendante du pubis et de la portion concave du ligament sous-pubien; il se porte en dedans vers l'urèthre, le vagin, la partie antérieure de l'anus; les faisceaux les plus profonds prennent une direction sagittale et se portent en arrière, le long des parois du vagin, de sorte qu'en se contractant ils peuvent fonctionner comme sphincters du vagin.

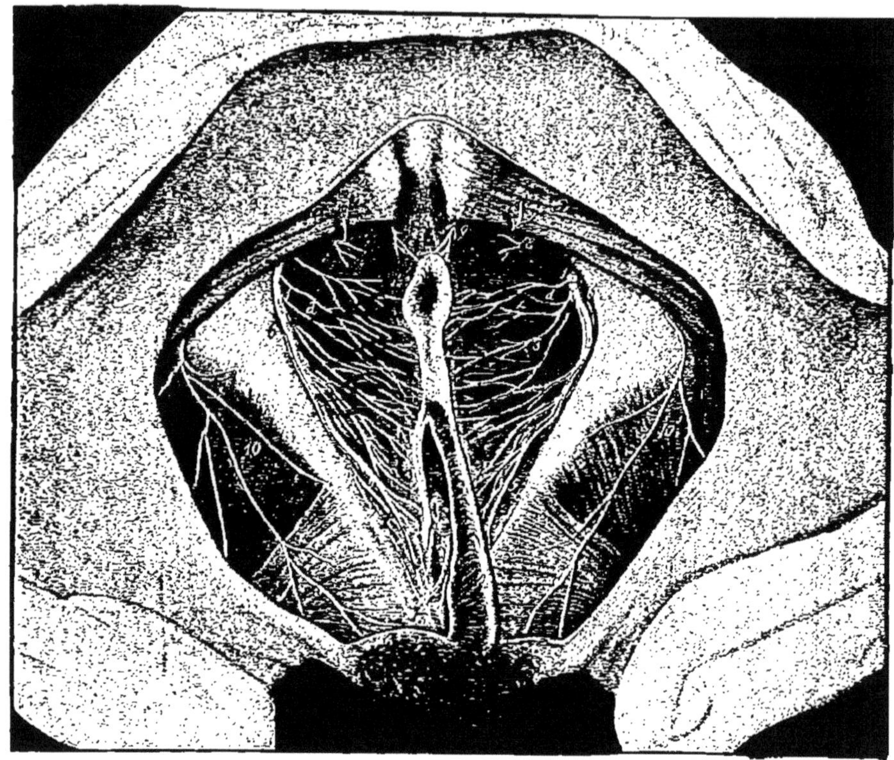

Fig. 63. — *Périnée de la femme. Muscles, artères et nerfs.*

a, grand fessier. — *b*, sphincter externe de l'anus. — *c*, constricteur du vagin. — *d*, releveur de l'anus. — *e*, transverse profond du périnée. — *f*, muscle ischio-clitoridien. — 1, nerf honteux interne. — 2, nerf hémorroïdal externe. — 3, nerfs périnéaux destinés aux muscles et la peau du périnée. — 4 et 5, nerfs labiaux postérieurs. — 6, nerf dorsal du clitoris qui passe au-dessus du muscle ischio-clitoridien et se répand en 7 dans le gland du clitoris. — 8, rameau cutané du périnée. — 9, nerf ano-coccygien pour la partie postérieure du sphincter externe de l'anus. — 10, rameau cutané du périnée.

Dans la partie antérieure du périnée, il reste encore à préparer un muscle qui reproduit absolument l'ischio-caverneux de l'homme, mais qui est moins développé, c'est l'ischio-clitoridien. La masse graisseuse qui remplit le creux ischio-rectal est en général plus développée chez la femme que chez l'homme : l'enlever avec précaution pour mettre à nu l'aponévrose du creux ischio-rectal, qui se comporte comme chez l'homme ; il en est de même du releveur de l'anus, qui ne présente rien de particulier à la femme. Au-dessous du constricteur du vagin se trouve le bulbe du vagin ; plus loin, les vaisseaux et nerfs du périnée qui, d'une manière générale, conservent la disposition qu'ils affectent chez l'homme.

b. Péritoine pelvien chez la femme.

Les organes du petit bassin s'invaginent partiellement de bas en haut dans le péritoine qui les recouvre dans une partie de leur étendue.

Le rectum commençant au niveau de la partie gauche du promontoire appartient complètement au petit bassin. Il se comporte chez la femme absolument comme chez l'homme, avec cette différence cependant qu'il s'enfonce plus profondément dans la concavité sacrée plus développée chez la femme, à moins que cette concavité ne soit remplie par un fort coussinet adipeux. Après avoir tapissé le rectum, le péritoine se porte en avant et en haut sur le vagin et sur la face postérieure de l'utérus, formant à ce niveau un profond cul-de-sac, le cul-de-sac recto-utérin. La partie supérieure du vagin, la face postérieure de l'utérus tout entière sont recouvertes de péritoine. Latéralement, le péritoine se porte sur la trompe et les ovaires en formant un large pli, le ligament large. Ce ligament s'étend des bords de l'utérus vers les parties latérales du bassin ; là ses feuillets se continuent avec le péritoine qui recouvre le psoas.

C'est dans le bord supérieur de ce pli que se trouvent les trompes. Elles se portent de l'utérus vers la paroi latérale du bassin en décrivant une courbe à convexité antérieure et supérieure. Latéralement, la trompe s'ouvre dans la cavité péritonéale en dehors de l'ovaire.

Les ovaires sont placés dans la partie postérieure du ligament large, l'extrémité externe étant sur un plan plus élevé que l'interne. L'ovaire est fixé en dehors à la ceinture pelvienne par le ligament infundibulo-pelvien et en dedans, à l'utérus, par le ligament utéro-ovarien (1). Les deux ligaments sont recouverts par le péri-

(1) *Ligamentum ovarii proprium*.

toine. Les ovaires sont suspendus par leur pédicule vasculaire ; les vaisseaux atteignent le hile en passant par le ligament infundibulo-pelvien. C'est pour cette raison que le bord postérieur ou hile regarde en haut, et le bord libre convexe en bas. Le grand axe de l'ovaire se dirige d'avant en arrière. Le ligament large l'entoure en lui formant une sorte de capsule, à laquelle on donne le nom de bourse ovarienne.

Le ligament large renferme encore en avant le ligament rond. Ce ligament se détache de la partie supérieure du bord de l'utérus au-dessous de la trompe. Il soulève le péritoine en forme de pli, gagne le canal inguinal, le traverse et va se fixer au pubis et aux deux piliers de l'orifice externe du canal inguinal. Ce cordon renferme des fibres musculaires lisses et striées.

En arrière, l'utérus est fixé par deux larges trousseaux fibreux qui se portent du col de l'utérus sous le péritoine, vers le sacrum, embrassant à droite et à gauche le rectum ; ce ligament se termine partie dans l'aponévrose du bassin, partie sur la portion supérieure de la face antérieure du sacrum, sur la deuxième sacrée en général. Ces deux ligaments sont formés de fibres lisses revêtues de péritoine. On leur donne encore le nom de replis de Douglas, de ligaments utéro-sacrés ou encore de muscles rétracteurs de l'utérus. Ils divisent le cul-de-sac recto-utérin, ou cul-de-sac de Douglas, en trois parties : l'une moyenne, profonde, deux latérales moins accentuées. Toutes sont en général remplies par des anses d'intestin grêle.

En avant, l'utérus n'est revêtu de péritoine que jusqu'au niveau de son col. Arrivé là, le péritoine se porte en avant et gagne la vessie qu'il recouvre complètement. Le péritoine forme ainsi, entre la vessie et l'utérus, un cul-de-sac, le cul-de-sac vésico-utérin. La portion de l'utérus non recouverte du péritoine est unie à la vessie par un tissu conjonctif lâche. Du sommet de la vessie, le péritoine passe sur la paroi abdominale antérieure. Il est soulevé sur la ligne médiane par le cordon oblitéré de l'ouraque. Le pli qui résulte de cette disposition forme le ligament moyen de la vessie; le péritoine se comporte vis-à-vis de la paroi chez la femme comme chez l'homme.

c. UTÉRUS.

Les connexions de l'utérus ont été le sujet d'études récentes ; on a cherché à déterminer sa situation chez le fœtus, le nouveau-né, la vierge, la femme aux différents moments de la grossesse et après la naissance. Anatomistes, anatomo-pathologistes, accoucheurs ont rassemblé un grand nombre de documents, ont mis en évidence quelques points nouveaux et en ont éclairci beaucoup de douteux. Dans notre étude sur la topographie de l'utérus, nous signalerons surtout ces faits.

Au point de vue de la situation de l'utérus dans le petit bassin, les anciens anatomistes professaient que l'utérus avait son grand axe parallèle à l'axe du bassin. Vers 1860, certains anatomistes prétendirent que l'utérus s'appuyait en arrière sur le rectum, d'autres soutinrent au contraire qu'il venait peser en avant sur la vessie. En réalité, l'utérus, en rapport en avant et en arrière avec des organes dont le volume subit des variations continuelles, n'occupe pas une situation fixe. Il faut seulement admettre qu'il y a pour l'utérus une position moyenne ou intermédiaire comme pour tous les organes du corps ; c'est cette situation qu'il est nécessaire de déterminer. D'après mes recherches, l'utérus ne répond pas exactement à l'axe du bassin, mais il ne repose pas non plus immédiatement ni sur le rectum, ni sur la vessie.

Un utérus de vierge est presque complètement recouvert de péritoine et situé de telle sorte que son col et sa portion vaginale sont placés au-dessous du grand diamètre de l'excavation, tandis que la partie la plus élevée du fond de l'utérus répond à un plan mené du bord supérieur de la symphyse au milieu de la première sacrée. Le corps de l'utérus, les trompes, les ovaires sont situés à égale distance du plan du détroit supérieur et de la partie la plus large de l'excavation. Un utérus dont les moyens de fixité sont normaux, dont le corps est droit, ne peut pas plus s'appuyer en arrière sur le rectum qu'en avant sur la vessie. J'en donnerai comme preuve la figure 64. J'ai dû, sur cette pièce, repousser très fortement l'utérus en arrière en lui imprimant un

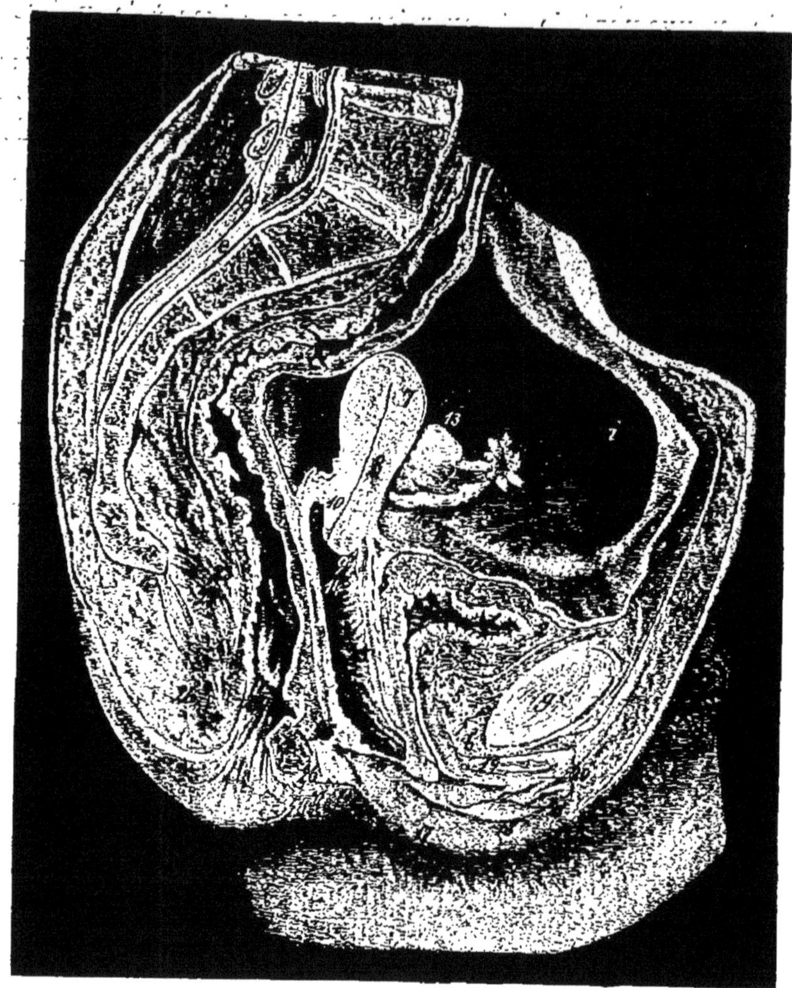

Fig. 64. — *Coupe sagittale d'un bassin de femme : le bassin a été durci d'abord dans l'alcool.*

a, cinquième lombaire. — *b*, première sacrée. — *c*, coccyx. — *d*, dure-mère incisée. — *e*, prolongement du sac dure-mérien. — *f*, masse sacro-lombaire. — *g*, symphyse pubienne. — *h*, grand droit de l'abdomen. — *i*, face interne de la paroi abdominale. — *k*, excavation vésico- et *l* excavation recto-utérine. — *m*, cordon de l'artère ombilicale oblitérée. — 1, paroi postéro-supérieure de la vessie. — 2, sommet de la vessie avec l'ouraque. — 3, fond de la vessie. — 4, urèthre. — 5, plexus veineux et muscles coupés transversalement devant l'urèthre. — 6, ligament sous-pubien. — 7, fond. — 8, corps. — 9, portion vaginale de l'utérus : les lèvres du col sont inégalement développées. — 10, col de l'utérus. — 11, trompe. — 12, son orifice abdominal. — 13, ovaire. — 14, vagin. — 15, colonne antérieure. — 16, hymen. — 17, grandes lèvres. — 18, petites lèvres. — 19, corps caverneux du clitoris. — 20, clitoris. — 21, prépuce du clitoris. — 22, rectum. — 23, couche musculaire longitudinale du rectum. — 24, sphincter interne de l'anus. — 25, muscle ano-coccygien. — 26, sphincter externe.

certain mouvement de rétroversion, pour arriver à le mettre en contact avec le rectum. Quand le rectum est dilaté, il peut devenir très voisin de l'utérus et même entrer en contact avec lui. De même, je ne puis appliquer l'utérus sur la face postérieure de la vessie; cependant, quand la vessie se dilate, elle peut venir toucher l'utérus; mais ni la vessie ni le rectum ne soutiennent l'utérus, au moins dans la station verticale. L'utérus est fixé dans sa situation par les ligaments ronds qui maintiennent le fond en avant lorsqu'ils ont leur tension normale, et par les ligaments utéro-sacrés qui unissent solidement le col de l'utérus au sacrum. Quant aux ligaments larges, ils sont plus longs que le diamètre transverse du bassin et, par suite, je ne puis les considérer comme véritable moyen de fixité de l'utérus. Je pense que les anses d'intestin grêle qui descendent dans le bassin viennent se loger dans le cul-de-sac de Douglas. J'ai de même observé que des anses de l'S iliaque, dans le cas où il présentait une certaine longueur, venaient occuper le fond du cul-de-sac recto-utérin, et c'est seulement au-dessus de lui que se trouvaient les anses d'intestin grêle.

d. VAGIN.

Le vagin, dans sa partie supérieure, s'insère sur la partie inférieure de l'utérus de telle sorte qu'une portion de ce dernier et son orifice inférieur font saillie dans le vagin (portion vaginale de l'utérus) et sont accessibles au toucher. Le vagin est un canal aplati d'avant en arrière, dont les parois se touchent; il s'insinue entre la vessie et l'urèthre en avant, le rectum en arrière. Le cul-de-sac postérieur du vagin (1) est seul recouvert de péritoine. En avant, le péritoine passe du col de l'utérus sur la vessie sans descendre jamais sur le vagin. Les connexions de l'utérus et du vagin contribuent jusqu'à un certain degré à fixer l'utérus, ce qui se comprend sans peine, mais elles ne fixent que le col; le fond et le corps de l'utérus restent à peu près indépendants.

Au point de vue des rapports du vagin et de la vessie, on peut

(1) *Fornix vaginæ.*

constater que le bas-fond de la vessie est uni lâchement au vagin, de telle sorte qu'il peut se dilater et se déplacer. Le même tissu conjonctif lâche unit le rectum et le vagin. Plus bas, il s'unit plus intimement à tous les organes qui l'entourent.

Au niveau de l'orifice inférieur du vagin se trouve l'hymen. En dehors, vis-à-vis de l'hymen, on aperçoit le bulbe, corps allongé présentant une longueur d'environ 4 centimètres. Il correspond au

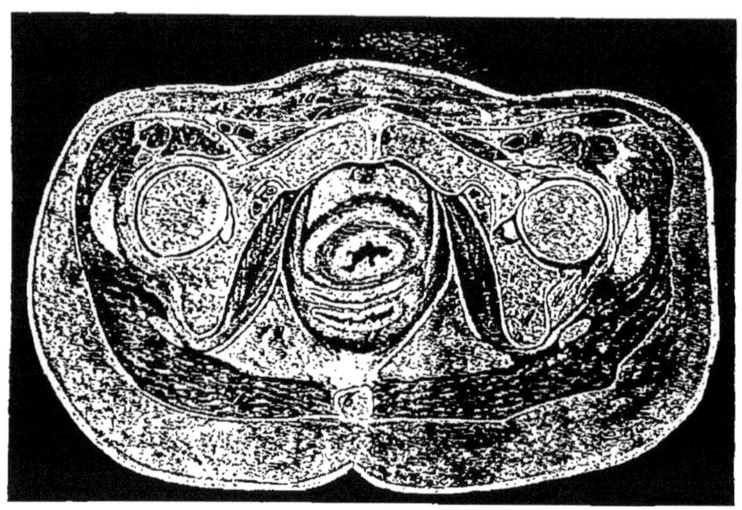

Fig. 65. — *Coupe horizontale du bassin de la femme au niveau de la hanche.*

1, ischion coupé au niveau de la petite échancrure sciatique. — 2, branche horizontale du pubis. — 3, symphyse du pubis. — 4, tête du fémur et ligament rond visible à sa partie interne. — 5, capsule fibreuse de l'articulation. — 6, coccyx. — 7, grand fessier. — 8, obturateur interne. — 9, psoas iliaque avec la bourse séreuse sous-jacente. — 10, coussinet adipeux du mont de Vénus. — 11, pyramidal. — 12, veine fémorale. — 13, artère fémorale ; entre l'artère et le muscle psoas-iliaque (9) apparaît le nerf crural coupé transversalement. — 14, vaisseaux obturateurs. — 15, tissu conjonctif prévésical. — 16, vagin. — 17, rectum. — 18, releveur de l'anus. — 19, graisse du creux ischio-rectal. — 20, nerf ischiatique.

corps spongieux de l'urèthre de l'homme. Effilé à sa partie antérieure, le bulbe du vagin devient de plus en plus épais à sa partie postérieure ; en avant, il entre en connexion avec le gland du clitoris ; de sa partie postérieure partent des veines qui forment une des principales origines de la veine honteuse interne.

Le bulbe recouvre une glande acineuse, glande de Bartholin ou de Tiedemann, placée sur le côté interne du bulbe et un peu en arrière de lui. Son conduit excréteur s'ouvre sur les parties latérales du vestibule du vagin, un peu au-dessous de l'hymen, et sécrète un liquide clair qui lubréfie l'entrée du vagin.

L'urèthre de la femme, long de 3 centimètres, est un canal à parois épaisses, légèrement incurvé, qui naît de la partie inférieure de la vessie et qui s'ouvre à 1 centimètre environ du gland du clitoris, sur la paroi supérieure du vestibule, par un orifice plissé, l'orifice externe de l'urèthre. L'urèthre de la femme possède des parois épaisses. Il est uni si intimement au vagin, en bas et en arrière, qu'on a décrit à ce niveau un véritable septum uréthro-vaginal.

La double musculature de l'urèthre de la femme, l'une striée, l'autre lisse, explique l'épaisseur de la paroi, mais cette paroi est facilement extensible.

5. Éviscération du bassin.

On peut pratiquer cette opération d'une manière variable, suivant le but qu'on se propose. S'agit-il seulement d'étudier un organe isolé, il suffit de le séparer avec un instrument tranchant ou avec la main des parties environnantes. Mais si on veut étudier les organes dans leurs connexions réciproques, la préparation présente d'assez grandes difficultés et demande un certain exercice.

a. BASSIN DE L'HOMME.

Après avoir ouvert la cavité abdominale et avoir enlevé les organes qu'elle renferme, à l'exception des reins et des capsules surrénales, saisir le rein gauche de la main gauche, l'isoler de sa capsule adipeuse, ainsi que la capsule surrénale, et préparer l'uretère en tirant sur l'organe et en l'isolant des vaisseaux et les nerfs jusqu'au niveau de l'articulation sacro-iliaque. Agir de même pour le rein droit. Libérer ensuite les testicules et les canaux déférents. Dans ce but, écarter les deux jambes, tirer les bourses en arrière avec la main gauche, tendre la peau et l'inciser sur le testicule et le cordon ; saisir le testicule avec la main gauche et isoler cet organe et le cordon jusqu'à l'orifice externe du canal inguinal en prolongeant, si cela est nécessaire, l'incision cutanée. Agrandir le canal inguinal par une incision horizontale arrivant jusqu'à la ligne médiane ; on peut alors soulever le cordon jusqu'à l'orifice inguinal interne, et suivre le canal déférent jusque dans le petit bassin ; couper les vaisseaux spermatiques dans la fosse iliaque. Cette préparation terminée, relever les testicules sur le rein correspondant.

Saisir ensuite l'uretère et le canal déférent, les tirer pour tendre le péritoine, inciser celui-ci circulairement sur le détroit supérieur, séparer le rectum et la vessie de la paroi du bassin en déchirant le tissu conjonctif lâche qui les unit à ces parois jusqu'à l'aponévrose pelvienne.

Séparer alors les organes du diaphragme. Tirer fortement le pénis en arrière et en bas, mener de droite à gauche au-dessus des poils du mont de Vénus une incision transversale profonde et détacher les parties molles de la symphyse pubienne jusqu'au corps caverneux, prolonger cette incision à droite et à gauche le long de l'ogive pubienne et de la ceinture osseuse du bassin jusqu'à la pointe du coccyx ; mettre à nu les muscles du périnée en traversant la graisse ; faire pénétrer le couteau au-dessous de la symphyse, la pointe tournée en haut et en arrière, couper en sciant toutes les parties molles en suivant exactement les insertions du plancher périnéal au squelette ; après avoir ainsi pratiqué une ouverture suffisante, faire sortir du bassin par cet orifice tous les organes l'un après l'autre ; tirant ensuite le rectum en avant, quelques traits de couteau suffisent pour le détacher du coccyx.

b. BASSIN DE LA FEMME.

Les organes de la femme sont plus faciles à extraire, en raison de la largeur plus grande du bassin ; l'opération ne diffère que par les points suivants : couper le ligament rond de l'utérus avec le péritoine au niveau de l'orifice interne du canal inguinal, couper le péritoine et isoler le ligament rond et l'uretère comme on a fait chez l'homme du canal déférent et de l'uretère. Sur la région pubienne, pratiquer une simple incision concave en bas devant les grandes lèvres et pénétrer jusqu'au niveau de l'insertion des corps caverneux du clitoris. Quand ces derniers sont séparés du squelette osseux, se comporter comme pour l'ablation des organes du bassin chez l'homme.

Dans ces différentes opérations, il faut éviter de comprimer avec les doigts les ovaires et les trompes.

FIN.

TABLE DES MATIÈRES

I. — MEMBRE SUPÉRIEUR.

II. — MEMBRE INFÉRIEUR.

III. — TÊTE.

IV. — COU.

V. — CAVITÉ THORACIQUE.

VI. — ABDOMEN.

VII. — BASSIN.

TABLE DES FIGURES

4495-93. — Corbeil. Imprimerie Éd. Crété.

www.ingramcontent.com/pod-product-compliance
Ingram Content Group UK Ltd.
Pitfield, Milton Keynes, MK11 3LW, UK
UKHW020112200726
13856UKWH00002B/510